La Belle, Claire:
Heilung von der Seele her - Was du säst wirst du ernten
Band 2: Alterskrankheiten, Tod -/ Übergang, Kinderkrankheiten,
Die Bedeutung der 7 x 7 Jahre.

Interesse an Durchlichtungsanalysen?
Kontakt über:
http://clairelabelle.de
E-Mail: clairelabelle@gmx.de
Tel.: 0162-6275700

erweiterte Neuauflage , August 2009

Umschlagbild: Stefan Bamberg

Buchauslieferung:
Ramona Meybohm, Kirchhuchtinger Landstr. 243
28259 Bremen, Tel./Fax: (0049) (0)421-8061923,
E-Mail: ramona.meybohm@nord-com.net

ISBN 978-3-00-023092-9

Claire La Belle

Heilung von der Seele her

Was du säst wirst du ernten

Band 2

Alterskrankheiten
Tod / Übergang
Kinderkrankheiten
Die Bedeutung der 7 x 7 Jahre

Inhalt:

Vorwort

Was Du säst, wirst Du ernten: Dieses Wort wurde uns von Christus vor rund 2000 Jahren gegeben... und es stimmt. Es stimmt mehr als je zuvor, weil die Krankheiten der Erde immer mehr zunehmen und jeder sich fragt: Warum habe ich das? Was ist los mit mir? Warum muss ich so viel leiden?

Wer die Arbeit in der Altenpflege kennt, der weiß, warum viele Krankheiten so entstehen, wie sie entstehen, denn das Leben und der Lebensverlauf zeigen es ihnen deutlich auf.

Jede Krankheit hat einen Bezug zu dem Leben, was man geführt hat. Hat man die ersten 7 x 7 Jahre seines Lebens, die Phase, in der man durch Einsicht und Erfahrung lernt, hinter sich gebracht, so kommen die „Zipperlein“ in genau den Bereichen, die man noch nicht bearbeitet hat oder nicht bearbeiten wollte – aus Stolz, aus Herrschsucht, aus traditionellen Verhaltensweisen, aus Nicht-Loslassen-Wollen von lieben Gewohnheiten etc. Dort, ziemlich genau mit 50 Jahren, beginnen die Alterskrankheiten. Hat sich schon einmal jemand gefragt, warum ausgerechnet mit 50 so viele Krankheiten ihren Anfang nehmen?

Im ersten Band „Heilung von der Seele her – Vom Zeh bis zur Haarspitze durch den gesamten Körper“ haben wir die Stellen der Reihe nach besprochen, an denen sich gewisse Themen niederschlagen, auch bereits in der Alterstufe zwischen 0 und 49 Jahren. In diesem Buch sollen jetzt die unbearbeiteten Themen des Lebens angeschaut werden, die sich in Alterskrankheiten niederschlagen. Diesem Thema sei der erste große Abschnitt gewidmet.

Alterskrankheiten

Alzheimer

Die Alzheimerpatienten sind Menschen, die wirklich, im wahrsten Sinne des Wortes, die Orientierung verloren haben. Sie sind sehr, sehr egobezogen. Andere Menschen mussten immer nach ihrer „Pfeife tanzen". Sie wollten ihr Leben lang meist gar nichts anders zulassen, hören und erfüllt sehen, als ihre eigenen Ansichten. Alles musste so laufen, wie sie das wollten. Sie sind sehr eigenwillig und haben sich so dermaßen von Gottes Willen abgewendet, dass sie sich nur noch um sich selbst drehen. Durch dieses Nur-Um-Sich-Selber-Drehen verlieren sie die Orientierung. Sie sind auf ihrem gesamten geistigen Entwicklungsweg orientierungslos. Sie haben nie gelernt, auf etwas oder jemanden anderen zu hören als auf sich selbst. Selbst auf das, was der Schutzengel ihnen über die innere Stimme sagen will, wird nicht mehr gehört. Dies kann nach dem Ableben fatale Folgen für die Seele haben. Denn nach dem Tod wird der Mensch von seinem Schutzengel abgeholt, und wenn die Seele jetzt nicht hören will, findet sie den Weg ins Lichtreich nicht. So „sausen" sie in den Seelenreichen umher, und wissen nicht wohin, weil sie sich nie in eine göttliche Ordnung einfügen wollten. Ja, sie merken lange Zeit nicht einmal, dass sie gestorben sind und bleiben noch erdverbunden in der gewohnten Umgebung. Angehörige von Alzheimerpatienten berichteten uns, dass sie die Gegenwart ihrer verstorbenen Angehörigen noch sehr lange sehr deutlich gespürt haben.

Ein krasses Beispiel dieser Erdverbundenheit und Orientierungslosigkeit haben wir zu Beginn unserer Altenpflegetätigkeit in einer Stadt in der Nähe von Basel erlebt. Unsere erste Patientin war schwer an Alzheimer erkrankt und starb nach anderthalb Jahren intensivster Pflege. Immer wieder meldete sie sich im Seelenkörper bei uns, weil wir zum Schluss ihre einzigen Bezugspersonen waren. Nach einer Weile war eine weitere Patientin so nahe am Übergang, dass die Kinder beschlossen, sie reanimieren zu lassen. Diese Patientin war aber sehr gläubig und strahlte Zeit ihres Lebens eine intensive Liebe aus. Sie hatte keine besonders auffallende Krankheit. Doch sie freute sich bereits heimzugehen und hatte auch zu dem Übergang eine gute Beziehung. Bereits vor der Reanimation hatte ihre Seele den Körper schon verlassen. Doch die Seele der Alzheimer Patientin lauerte schon darauf, sich noch ein paar Tage Erdenleben zu holen, weil sie offensichtlich nicht bereit war, diese Erde zu verlassen und in die Seelenreiche zu gehen, in denen sie weiterlernen konnte. Sie zog während der Reanimation in den Körper ein und produzierte auf diesem dieselben Effekte, die sie als Patientin in ihrem Erdenkörper gehabt hatte: Klappern des Unterkiefers, eine schnauzige Art und Weise, mit den Menschen zu reden. Selbst die Kinder dieser Frau, deren Körper nun von einer für sie fremden Seele besetzt worden war, bemerkten den Unterschied, weil „ihre Mutter" sie nicht mehr erkannte und für sie völlig wirres Zeug in einem völlig fremden Tonfall redete. Die Pflegerin, die die andere Seele ja noch als Mensch erlebt hatte und sie deswegen kannte, redete mit der neu eingezogenen Seele und ermahnte sie, wieder aus diesem Körper auszuziehen und Ruhe zu geben. Sie nannte sie regelrecht bei ihrem alten Namen. Erschreckt blickte die Seele aus den Augen des übernommenen Körpers die Pflegerin an, weil sie sich ertappt fühlte. Eine ganze Woche intensivsten Gespräches und Belehrungen über ihre Umorientierung brachten die Seele endlich dazu, wieder den Körper dieser Frau zu verlassen und endlich ihre Lernebenen aufzusuchen. Dadurch wurde der Körper dieser gläubigen Frau wieder frei.

So stark können die Auswirkungen dieser Orientierungslosigkeit sein.

Alzheimerpatienten sollten lernen, auch auf andere zu hören, und das, was diese sagen, auch gelten zu lassen.

Dazu kommt noch, dass sich an Alzheimerpatienten sehr gerne Seelen festsetzen, die mit ihnen ihren Schabernack treiben und sie zu Taten animieren, die sie im klaren Zustand nie getan hätten. Ebenso flüstern sie ihnen Worte ein, die sie sonst nie gesagt hätten, die manchmal sehr verwirrend auf das Umfeld wirken.

Physische Mitauslöser dieser Krankheit: Gefördert wird die Erkrankung auch durch Handys und andere Arten von Verstrahlungen. Aus diesem Grunde sollte man wirklich sein Haus oder seine Wohnung einmal ausmessen lassen von jemandem, der sehr gute und feine Geräte hat. Wir haben dies gerade jetzt machen lassen, und unser Ingenieur stellte fest, dass selbst in einem Haushalt ohne Fernsehen und ohne DECT-Telefon gewaltige Verstrahlungen feststellbar sind. **Die Frequenz unserer Zellen läuft auf 50 Millihertz,** doch die Belastung von ungeerdeten Geräten, sei's Lampen, an denen die Erdung fehlt (das dritte Kabel), sei's ein Zimmerspringbrunnen, den wir dann ganz schnell geerdet haben, betrug bereits 40 000 Millivolt, also 40 Volt. Mit der Berührung dieses Brunnens konnte man an uns eine Lampenbirne zum Leuchten bringen. Welche Zelle hält das schon lange aus? Auf die Dauer muss der Elektrosmog uns krank machen, deswegen können wir uns nur am besten schützen, indem wir hier alle Fehlerquellen ausschließen. Wichtig ist es auch, den **Schlafplatz zu entstören**. Unser Schlafplatz wird kontinuierlich von den DECT-Telefonen der Nachbarn „beschossen." Denn **DECT-Telefone strahlen immer, auch wenn man nicht telefoniert**. Wir werden ihnen die **CT-1-Plus-Telefone empfehlen, die nur dann strahlen, wenn man telefoniert**. Sie kosten nicht einmal so viel wie ein Essen für zwei Personen im Restaurant und schützen uns in der Ruhezeit vor ungewollten Einstrahlungen. Gehen sie nicht darauf ein, müssen wir unseren Schlafplatz mit **Abschirmgardinen** schützen, wie sie im Militär verwendet werden. Noch besser wäre es natürlich, so sie wieder zu Kabeltelefonen greifen würden, welche man bei Bedarf auch mit Hilfe einer kleinen Telefonanlage in allen wichtigen Räumen installieren kann, so wie wir es gemacht haben.

Das Verstrahlt-Werden mit seinen Nebenwirkungen steht uns allen bevor, wenn wir uns nicht bereits im Noch-gesunden-Zustand schützen.

Die nächste große Fehlerquelle sind **Rieselhilfen aus Aluminiumverbindungen.** Diese Rieselhilfen setzen sich im Gehirn fest. Bei jedem Alzheimer Patienten wurde bisher eine überhöhte Belastung mit Aluminium festgestellt, welches der Körper überhaupt nicht in der Lage war abzubauen. Wichtig ist es also, naturbelassene Produkte (Salze, Gewürze etc.) zu nehmen, denen keine Rieselhilfen zugesetzt sind. Diese bekommt man im Bioladen.

Ein weiterer enormer Störfaktor ist **raffiniertes Kochsalz** (Natriumchlorid). Natriumchlorid ist ein Gift für den Körper und braucht zu seiner Neutralisation Zellwasser. Der Körper entzieht dieses Wasser den Zellen, wodurch die **Zellen absterben**, insbesondere auch die Gehirnzellen. Die Alzheimer Krankheit ist ein Absterben der Gehirnzellen. Die Zwischenräume zwischen den einzelnen Windungen, die normalerweise sich übergangslos aneinanderreihen, werden immer größer, immer mehr Zellen sterben ab, und dadurch setzen immer mehr Funktionen aus, so dass zum Schluß der Patient die einfachsten Sachen nicht mehr allein bewältigen kann und sich weder an seine Mitmenschen und auch nicht mehr an seinen eigenen Namen und sein eigenes Schicksal erinnert. Er geht regelrecht wieder in einen embryonalen Zustand zurück (Endstadium), mit über der Brust gekreuzten Armen, die er auch nicht mehr lösen lassen will, und stets gesenktem Kopf.

Zur Verhinderung dieses Absterbens ist es wichtig, auf **gutes unraffiniertes Vollsalz (Kristallsalz, Himalayasalz, gutes Steinsalz) zurückzugreifen.** Kochsalz ist für Alzheimer Patienten – und nicht nur für die, sondern für alle Menschen - Gift und muss unbedingt vom Speisezettel verschwinden.. Es sollte möglichst auch kein Meersalz, auch kein unraffiniertes Meersalz sein, denn dieses ist heute einfach zu sehr verschmutzt, und bereits kleine Schmutz- und Giftpartikel haben eine große Auswirkung, wie aus der Homöopathie erkennbar; (siehe Buch von Peter Ferreira: „Wasser und Salz", Ina Verlag).

Wichtig für den Aufbau der Zellstruktur ist **lebendiges Quellwasser,** am besten selbst aus einer guten Quelle in der Nähe abgefüllt. Gekauftes Mineralwasser mit Kohlensäure ist wertlos, da die Kohlensäure die kristalline Struktur des Wassers zerstört. Stilles Mineralwasser wird meist ozonisiert, was ebenfalls die kristalline Struktur zerstört. Das Ozonisieren braucht nicht auf der Flasche angegeben zu werden. Hinzu kommt noch, dass die Wässer meist aus großer Tiefe gefördert werden, wo das Wasser noch unreif ist und noch keine kristalline Struktur aufgebaut hat. Ein Wasser ist erst reif, wenn es von allein an die Oberfläche tritt. Dann ist auch das Wasser in seiner kristallinen Struktur stabil und verkeimt auch infolgedessen nicht. So bleibt einem bei dem katastrophalen Vorgehen bei den meisten käuflich zu erwerbenden Wässern fast nur noch der Weg zu einer hoffentlich vorhandenen Quelle, an der man dann sein Wasser in **Glasflaschen (!)** abfüllt. Glasflaschen erhalten die kristalline Struktur und geben keine Lösungsmittel ab, wie es Plastikflaschen tun.

Sehr gut ist es, wenn man sein Wasser, bevor man es trinkt, dem Sonnenlicht ausgesetzt hat, weil dadurch alles, was das Wasser an negativen Schwingungen aufgenommen hat, gereinigt wird und so ein wirklich lebendiges Wasser entsteht. Durch das Sonnenlicht kommt die Liebeausstrahlung Gottes auf diese Erde.

Wasser und Salz in ihrer natürlichen Form sind wahre Lebenselexiere für den Menschen und können auch einem Alzheimerpatienten bei seiner Umorientierung helfen.

Wer kann, sollte seinen Körper auch durch **richtiges** Fasten (Siehe Buch Prof. Arnold Ehret: „Die schleimfreie Heilkost", Waldthausen-Verlag) von Schadstoffablagerungen und Verschleimungen befreien. Dies sind sehr wirksame Mittel, um auf der physischen Ebene Alzheimer zu heilen, was natürlich nur Erfolg haben kann, wenn der Mensch ernstlich daran geht, in Bezug auf die oben erwähnten Verhaltensweisen seine starre Lernverweigerung abzulegen, und bereit wird, Neues anzunehmen und hinzuzulernen. Dies beim Alzheimerpatienten zu erreichen, stellt für die beteiligten Angehörigen und Helfer wohl eine intensive Arbeit dar. Es ist wichtig, ihm immer wieder klar zu machen, dass es nicht so schlimm ist, einen Fehler zu machen, da man einfach beim nächsten Mal ja versuchen kann, es besser zu machen. Schlimm ist, wenn der Patient absolut auf stur stellt und nichts dazulernen möchte und auch nicht bereit ist, von anderen das Aufmerksammachen auf einen Fehler anzunehmen. Wenn man allein dieses Lernstück mit dem Alzheimerpatienten geschafft hat, ist man schon einen guten Schritt weiter.

Demenz

Das Seelenbild zwischen Alzheimer und Demenz überschneidet sich ein wenig. Der Alzheimerpatient ist orientierungslos, und der demente Patient weiß nicht mehr, was er getan hat oder tut. Wie diese zwei genau gegeneinander abzugrenzen sind, sei jedem überlassen. Die Demenz zeigt immer wieder ein Seelenbild eines sich einkerkernden Wesens. Die Seele zeigt in diesem Falle Zäune auf, die im Laufe der zunehmenden Demenz immer höher werden, bis sie zu Bretterverschlägen werden, in die der Mensch sich total eingepfercht hat. Oft sehen die Seelen der Dementen nur noch einen Ausweg Richtung Ewigkeit, der ihnen dann als eine unendliche Weite auch offensteht. Durch was dieses Gefühl des Lebens innerhalb eines wachsenden Bretterverschlages kommt, ist mir ein Rätsel, da ich mit den meisten meiner dementen Klienten nicht mehr sprechen konnte. Es kommt mir aber von ihrer Lebenshistorie her so vor, als ob sie in einem Ohnmachtgefühl lebten, sich gegen irgend jemanden, der ihnen nahesteht, nicht durchsetzen zu können. Mir wurde irgendwie bewußt, dass sie sich in keiner Weise artikulieren konnten, und dass dieses Unvermögen schließlich die seelische Ursache des Mechanismusses war, der anschließend als Demenz in ihrem Körper fortschritt. Allen gemein war eine unendliche Sehnsucht nach Erlösung aus diesem Gefängnis, die aber nur durch den Übergang in die schönen feinstofflichen Ebenen möglich schien.

Im Physischen half eine Umstellung der Medikamente auf Naturheilmittel, die der Naturheilarzt ihnen empfahl. Dadurch wurde der Gartenzaun wieder kleiner, überschaubarer und der Zustand der Klienten besserte sich merklich. Das Lächeln wurde wieder offener, die Augenkommunikation (bei den Patienten mit fehlender Sprache) wieder deutlicher und das Zurückziehen in sich selbst löste sich ein wenig. So ist zu vermuten, dass der medizinische

Effekt der gegebenen Pharmazeutika zu der Verbarrikadierung in dieses Seelenhaus führte. Diese Pharmazeutika bewirken ja oft nichts anderes als eine Ruhigstellung des Patienten und wirken so nervenlähmend, was aber für die Lebendigkeit und das Sich-Ausdrücken, auch ruhig einmal das Aufbäumen des Patienten gegen eine unhaltbare Situation ebenso lähmend wirkt. Die Seele des Patienten wird, statt dass sie freigesetzt wird, in einen immer enger werdenden Käfig eingesperrt, und genau das spiegeln die Zellinformationen dieser Klienten wider.

Wichtig für die Hinterfragung bei beginnender Demenz (Bitte nicht erst warten, bis der Zustand zur Pflegebedürftigkeit führt!)

- Wie ist meine Situation?
- Kann ich mich gegen jeden, der um mich herum lebt, adäquat ausdrücken und so meine Persönlichkeit wahren?
- Wenn nicht, was muss ich verändern, um wieder ich selbst zu werden und mich und meine Persönlichkeit in all ihren Facetten zu wahren?
- Habe ich alle physischen Faktoren (Belastung durch Schwermetalle wie Amalgam und unverträgliches Kronenmaterial) ausgeschaltet? Wenn Amalgam vorhanden war, habe ich es aus dem Körper ausgeleitet? Habe ich alle im Mund vorhandenen Metalle auf ihre Verträglichkeit untersuchen lassen?
- Esse ich noch Kochsalz mit Rieselhilfen, die aus Aluminium bestehen und vergifte so meinen Körper auf dreierlei Weisen: Durch das giftige Natriumchlorid, durch das hinzugefügte Aluminium durch die Rieselhilfen und durch das addierte giftige Jod und Fluor? Wenn ja, so stelle ich schnellstens auf Vollsalz um, welches alles 84 Elemente

unseres Körpers beinhaltet und den Körper ernährt statt vergiftet.

- Nehme ich schon Medikamente? Wenn ja, welche Auswirkungen haben sie auf mein Gemüt? Kann ich mir nicht gedächtnisfördernde Medikationen vom Naturheilarzt verschreiben oder verordnen lassen, wie zum Beispiel Lecithin und Gingko?
- Sorge ich genügend für die Leichtigkeit und Sauerstoffaufnahmenfähigkeit meines Blutes, zum Beispiel durch Rote-Beete-Saft und genügend Petersilie (macht das Blut dünnflüssig und hellrot)
- Habe ich alle Leichengifte, die durch fleischliches Eiweiß entstehen, ausgeschlossen?
- Habe ich die Mikrowelle für meine Nahrungszubereitung abgeschafft, weil sie die Zellen der Nahrung zerstäubt und von der Lebendigkeit nichts übrigläßt (siehe Bericht über die Mikrowelle in Heilung von der Seele her, Band 1)
- Habe ich Impfungen gemieden, welche starke Langzeitdepotgifte in Form der als Hilfsstoffe getarnten Beigaben enthalten, welche die einzigen und eigentlich „Wirksubstanzen“ in den Impfstoffen sind. Siehe hierzu den Anhang zum Thema Impfen insbesondere „Impfen – ein leicht durchschaubarer Betrug“. Impfausleitung beim klassischen Homöopathen kann helfen.

Sind all diese Voraussetzungen erfüllt, so kann man davon ausgehen, dass man das Beste für sich und seine Gesundheit getan hat. Eine Paracelsusklinik, die Patienten aus der anliegenden Psychiatrie mitbehandelte und Ausleitungen von Schwermetallen machte und Nahrungsumstellungen empfahl, durfte mit Erstaunen feststellen, dass die von ihnen behandelten Patienten sehr bald aus der Psychiatrie entlassen werden konnten und auch nicht mehr wiederzukommen brauchten. Dies ist wiederum ein weiteres Zeichen dafür, wie sehr sich auch unsere Seele gegen die induzierten Zustände auf dieser Erde wehrt. Kann sie es nicht, wird der Mensch nicht nur physisch, sondern auch seelisch krank. Die Seele leidet ebenso wie der Körper unter unpassenden Zuständen. und wehrt sich dann, wie im Falle von Demenz, durch Flüchten in eine andere Welt.

M. Parkinson

Der Parkinson in seiner bekannten Form ist eine Zitterkrankheit. Geht man der Geschichte des Parkinsonpatienten auf die Spur, so merkt man, dass diese Patienten andere Menschen zum Zittern gebracht haben. Oft sind es die Angehörigen oder die eigenen Kinder, die den Therapeuten in Therapiegesprächen über die (früheren) Verhaltensweisen des Patienten aufklären. Die Aufgabe des Therapeuten ist es nun, mit dem Patienten Rückschau zu halten. Der Patient muss sich ehrlich fragen: „Gab es Menschen, die durch meine Worte oder Taten erzittern mussten?“

In meiner jetzigen Tätigkeit betreue ich schon lange einen Parkinsonpatienten mit der zittrigen Art des Parkinsons. Seine Kinder, insbesondere sein ältester Sohn, bestätigten mir, dass sie oft vor dem Vater erzittert sind, und der Älteste hat heute noch Mühe, ihm zu vergeben, und meidet jeden Kontakt, soweit wie er kann. Dennoch ist es auch für die Angehörigen wichtig, dem Parkinsonpatienten zu vergeben, sonst bleiben sie energetisch an ihn gebunden.

Ein sehr gutes Beispiel ist wohl der bekannteste Boxer aller Zeiten, ehemals Cassius Clay, heute umgetauft zu Muhamed Ali. Seine Gegner hatten gegen ihn kaum eine Chance. Das Schlimmste an ihm waren neben seinen harten Schlägen seine hämischen, verachtenden und zutiefst beleidigenden Gesten und Worte. Wieviele Menschen sind vor ihm erzittert? Er bekam schon mit Mitte Dreißig die Parkinsonsche Krankheit, als für den Schöpfer klar war, dass ein normales Umdenken in seiner Seele nicht mehr zu erwarten war. Ab diesem Moment trat die Krankheit ein, die das letzte Mittel zum Nachdenken und Umdenken werden soll. Heute ist alles Erzittern, welches Menschen in seiner Gegenwart spürten, auf ihn zurückgefallen, um ihn zum Nachdenken anzuregen – und jetzt kann er wirklich nichts anderes tun außer darüber nachdenken, warum er diese Krankheit hat – vielleicht erreicht er durch ein stilles Um - Vergebung - Bitten noch etwas Erleichterung. Menschen, die Parkinson bekommen können, sind z.B. Richter, die falsch richten, oder Henkersleute (z. B. in den USA), ungerechte Chefs, oder Menschen, die scharf mit Worten geurteilt haben oder eben Menschen, vor deren Gewalt andere Menschen auch physisch erzittert sind...

Die betroffenen Menschen müssen lernen, dass sie sich bei den Seelen und bei den Menschen, die jetzt hier auf der Erde vor ihnen gezittert haben, zutiefst entschuldigen. Denn mit dem Zittern ging immer Hand in Hand, dass ihre Mitmenschen sich unter ihrer „Fuchtel", unter ihrer harten und oft auch ungerechten Hand, nicht entsprechend ihrer Persönlichkeit entfalten konnten. Bei Parkinson steckt auch ein gewisser Hochmut in den Patienten, der ihnen nicht erlaubt, sich vor anderen schwach oder hilflos zu zeigen, und nun sind sie durch die Krankheit auf andere angewiesen und selbst völlig hilflos, was ihnen erlaubt, den Charakterzug des Annehmens und des Demütig-Werdens zu üben. Ihnen gelingt einfach nichts mehr – ein Zustand, der für sie früher untragbar gewesen wäre. Selbst das Glas, was man zum Munde führen möchte, zittert so, dass man nicht einmal mehr trinken kann. Man braucht auf einmal die kontinuierliche Hilfe eines Mitmenschen, im Idealfall dessen, den man zum Zittern gebracht hatte, damit sich die Situation durch Mitleid und gegenseitiges Verstehen wieder klären kann.

Die zweite Form des Parkinson ist der versteifende Parkinson. Der Mensch als ganzes wird immer steifer, so dass er schließlich fast wie ein Brett daliegt und jede Bewegung ihm wehtut. Ursache hierfür ist eine absolut steife und festgefahrene Haltung, gekoppelt mit einer absolut rechthaberischen Art in der aktiven Lebenszeit. Ein Klient hatte diese Erscheinungsform. Seine Frau erzählte uns sein Leben und ihr Leiden: Er erlaubte sich alles: Alkohol, andere Frauen, er war zwar tüchtig im Beruf, aber alle mussten springen, wenn er einmal brüllte. Sein Verantwortungsgefühl hörte auch an der Bürotüre auf. Danach ging es in die Wirtschaft, wo er noch einmal den Großen markieren konnte. Seine Frau hatte die häuslichen Aufgaben samt der Kindererziehung praktisch allein zu bewältigen. Der Gram lag ihr noch so dermaßen in den Knochen, dass sie ihn in diesem steifen Zustand nicht einmal mehr besuchen wollte – sie hatte einfach genug. Nach seinem Übergang probierten wir, ihren Gram zu lösen, aber einfach ist es nicht, zumal sie ihn mit Psychopharmaka unterdrückt. Ein zweiter Patient, den jemand von uns betreut, ist so aggressiv, dass er jedem Menschen für das, was er subjektiv und individuell nicht für richtig empfindet, eine runterhauen würde. Dieser Patient wird, je wütender er wird, immer steifer, so dass seine Glieder absolut gelähmt werden. Für ihn ist es wichtig zu erfahren, dass nur eine Umstellung seiner Haltung ihn wieder – im wahrsten Sinne des Wortes „weich" machen kann.

Ich möchte von einem weiteren Fall eines extrem versteiften Parkinsonpatienten berichten, den wir betreut hatten. Er war ebenfalls in seinem Leben fast mit allen seinen Mitmenschen verstritten. Seine Frau hatte unter ihm schwerstens zu leiden und starb vor Gram. Eine seiner Töchter beging Selbstmord aufgrund seiner Tyrannei. Eine weitere Tochter besuchte ihn in seiner Krankheitsphase sehr oft und kümmerte sich sehr um ihren Vater. Gegenüber ihren Mitmenschen und so auch gegenüber den Pflegekräften konnte sie sehr unleidlich und verachtend sein. Erst als ihr Vater schon gestorben war, was ihr sehr nahe ging, weichte auch sie auf und entschuldigte sich sogar für Verhaltensweisen, welche schon mehr als ein Jahr zurücklagen. Es machte den Eindruck, als wenn nun die Seele ihres verstorbenen Vaters auf sie entsprechend rückwirkte und sie so das starke Bedürfnis verspürte, ihr Leben zu bereinigen, wiedergutzumachen, um Verzeihung zu bitten, weil sie merkte, dass sie dabei war, immer mehr in die gleichen Verhaltensweisen, wie ihr Vater sie gelebt hatte, zu gelangen. Es war nun sehr schön zu beobachten, wie sie so das Lebensthema des Vaters in sich überwand und ein sichtlich gütigerer Mensch wurde.

Amputationen

Amputationen entstehen oft, wenn der Mensch an Altersdiabetes erkrankt ist. Altersdiabetes wurde in „Heilung von der Seele her“ Band 1 schon besprochen. Sie entsteht, wenn der Mensch sein Leben lang Anerkennung erhalten und auf sich bezogen hat. Das Gegen- oder Heilungsprogramm zu dieser seelischen Ursache liegt im Abgeben der Bewunderung an den Schöpfer, der uns ja immerhin den Grund der Bewunderung und Anerkennung als Charakterzug oder Talent mit in die Wiege gelegt hat. Dann kehrt in den Charakter auch wieder Bescheidenheit ein und die Krankheit verschwindet Stück für Stück.

Die zweite Seite der Diabetes ist die Kehrseite: Sucht der Mensch – oft vergeblich - , nach Anerkennung für seine (geleisteten) Werke, so stellt sich ebenfalls die Altersdiabetes ein. Bei einer Patientin ist diese im Moment sehr stark ausgebildet: Sie hatte ein hartes Leben, ist durch den Krieg gegangen, hat mitten in den Mühen des Wiederaufbaus ihre Kinder bekommen und großgezogen, die Kinder sind heute tüchtige Unternehmer und arbeiten zum Teil im Betrieb des Vaters weiter. Dass ihnen genau deswegen die Zeit fehlt, ihre mittlerweile verwitwete Mutter non-stop zu betreuen und dass die Mutter aus dem Gefühl heraus, jetzt verlassen und einsam von ihren Kindern links liegen gelassen worden zu sein, Diabetes entwickelt hat, ist eigentlich eine automatische Folge. Im Gegenprogramm kann man nur versuchen, die Mutter etwas von den Kindern abzukoppeln, ihr zu verstehen zu geben, dass die Kinder heute genau so viel zu tun haben, wie sie als Mutter ihrer Kinder zu tun hatte. Sie sollte in einem Kreis Gleichaltriger, Gutgesinnter ihren Hobbies nachgehen können und dadurch immer etwas haben, worauf sie sich freuen kann. Sie braucht Menschen um sich herum, die sie für das, was sie noch kann, lieben und achten. In ihrem Falle sind es Gesellschaftsspiele, die sie sehr geschickt spielt, und Ausgehen und sich unterhalten in Cafés. Sie ist also nicht so dement, dass sie keine fröhlichmachenden Charakterzüge mehr in sich trüge, nur diese müssen verstärkt gefördert werden.

Diese Altersdiabetes ist oft auch eine Folge von zu starken Spülmitteln, wie man es in den Entwicklungsländern beobachten kann, in denen die sogenannte Zivilisation erst Einzug gehalten hat. Hier in Paraguay haben bereits 35 % der Bevölkerung Diabetes. Würden sie auf die alten Spülmittelhilfen wie die Bitterorange Abebu zurückgreifen, mit der unsere biologischen Spül- und Putzmittel auch hergestellt werden, so würde ihnen nichts passieren. Es ist traurig zu beobachten, wie das, was von der Zivilisation kommt, ohne Hinterfragen einfach so angenommen wird, wo das Bewusstsein der Deutschen, die nach biologischen Grundlagen fragen, schon weiter (zurück-zur-Natur-)entwickelt ist. Eine Bitterorange, einfach halb aufgeschnitten, putzt jeden angebrannten Kochtopf wieder blitzblank und wird deshalb auch in Orangenputz- und Spülmitteln verwendet. Ebenfalls fördert Margarine die Diabetes indirekt stark, da Margarine ein vollkommen künstliches unverdauliches Fett ist, welches den Stoffwechsel zerstört. Butter kann als ein Grundpfeiler der Ernährung angesehen werden. Es verhält sich also genau umgekehrt, als wie uns immer die Werbung weis machen wollte[1].

Die Amputationen sind oft im verstärkten Verlauf der Diabetes nötig. Oft haben sie als Ursache auch das starke Rauchen („Raucherbein"). Betreffend die Amputationen hatten wir vor einiger Zeit folgenden Fall: Ein älterer Patient, der immer das geistige Wissen um den Energiekörper und seine Funktionen total abgelehnt hatte,

---

[1] siehe hierzu auch http://gandhi-auftrag.de/ernaehrungsluegen_fette.htm

rief bei seiner Tochter an und sagte ihr sinngemäß folgendes: „Mädchen, Du hast mir ja immer von dem Energiekörper erzählt und dass alle Schmerzen und das, was man getan hat, darin gespeichert sind. Ich habe Dir ja nie geglaubt. Aber jetzt weiß ich, dass Du Recht hast. Weißt Du, warum? Seitdem sie mir den Fuß bis zur Wade abgenommen haben, habe ich Schmerzen wie verrückt am nicht vorhandenen kleinen Zeh! Wenn das alles Quatsch gewesen wäre, was Du mir erzählt hast, dann könnte ich ja dort keine Schmerzen mehr haben! Aber ich habe sie! Jetzt weiß ich, dass Du Recht hattest, als Du mir die gesamten Zusammenhänge erklärtest!" Seine Tochter lachte und freute sich im Stillen, dass der liebe Gott doch wieder eine Möglichkeit gefunden hat, ihrem vorher so verstockt reagierenden Vater die Lektion über das Existieren des Geistkörpers, der Seele, nahezubringen, und ihn gleichzeitig fühlen zu lassen, dass in diesem Energiekörper alle Informationen des Lebens und der Art, in der man es geführt hat, abgespeichert sind. Da nützt auch eine Amputation nichts! Die seelischen Ursachen muss man trotzdem aufarbeiten, denn sonst bleiben sie in dem Energiekörper gespeichert und reagieren als Phantomschmerz weiter.

Ein Patient hatte genau damit enorme Schwierigkeiten. Seit über 50 Jahren tat ihm seine nicht vorhandenen Hand weh, die er im Krieg verloren hatte. Er kam deswegen zu einer Durchlichtungsanalyse und ich sah, dass er seinen Peinigern aus dem Krieg immer noch nicht vergeben hatte. Ich bat ihn, um seiner eigenen Verbitterung willen, die sich überall im Körper in Form von Wanderschmerzen breit gemacht hatte, diesen Menschen doch zu vergeben, egal, ob sie noch am Leben sind oder nicht. Die Vergebensarbeit kommt auf jeden Fall an. Er konnte es nur langsam, widerwillig und unter Tränen, weil es ihm wirklich sehr schwer fiel. Die gesamten Gefühle aus der Kriegszeit kamen wieder hoch. Doch das Ergebnis war, dass er mir ein halbes Jahr später berichtete: „Ich bin jetzt so froh! Meine nicht vorhandene Hand, die ich empfindungsmäßig immer zu einer Faust geballt hatte und die mir manchen Krampf im Oberarm (der ja physisch noch da war!) bereitet hatte, ist jetzt endlich entspannt! Ich habe keinen Krampf mehr! Gott sei Dank!“ Seitdem hat sich der gesamte Körper des Mannes und auch seine Seele entkrampft und ist wieder ausgewogener geworden. Er schimpft auch nicht mehr so viel. Auch seine Verbitterung ist gewichen, was auch seiner Familie und dem gesamten familiären Klima sehr zugute kommt.

Dasselbe Phänomen, dass die Glieder selbst nach der Amputation noch schmerzen, obwohl sie physisch nicht mehr da sind, hörte ich auch immer wieder von Kriegsverletzten. Die Lösung ihrer Probleme liegt darin, dass sie denen vergeben, die ihnen die Kriegsverletzung zugefügt haben, weil nur so sich der seelische Schmerz aus dem Seelenkörper lösen kann. Er löst sich dann bei beiden: Bei dem Opfer, welches die Schmerzen durchzustehen hatte, und auch in der Seele das Täters lässt der Schmerz langsam nach, der nach dem Gesetz von Ursache und Wirkung die Schmerzen auszutragen hat, die er seinem Opfer zugefügt hat.

Also selbst bei amputierten Gliedern ist es wichtig, in die seelische Ursache der Amputation und ihrer eventuell noch vorhandenen Speicherungen hineinzuschauen, damit auch die hier vorhandenen Charakterzüge und Speicherungen noch gelöscht werden können.

Depressionen

Altersdepressionen haben im Gegensatz zu den im Jugendalter oder jungen Erwachsenenalter erlebten Depressionen oft die Ursache in diesem Leben: Unerledigtes aus der Jugend- und jungen Erwachsenenzeit zeigt sich hier in der Depression. Lassen Sie mich genauer ausführen, was damit gemeint ist: Musste man in der Jugendzeit an einem Krieg teilnehmen, wie das noch bei vielen unserer älteren Mitbürgern der Fall ist, und war man gezwungen, einen „Feind" zu erschießen oder durch Abwurf von Bomben zu töten, so werden sich diese ungelösten zwischen-seelischen Konflikte im Alter wieder melden. Die Seelen, die durch diese Person getötet worden sind, hängen ihr quasi an den Fersen und verursachen, je länger die Zeit voranschreitet, immer mehr Probleme. In der aktiven Lebenszeit kann man diese auftauchenden Probleme vielleicht noch durch Hyperaktivität im Beruf oder in der Freizeit wegschieben, doch je mehr der Mensch zur Ruhe kommt, oft gezwungenermaßen, desto weniger lässt sich dieses bewerkstelligen. Gerade bei Menschen, die im Krieg in höheren Positionen waren, lässt sich immer wieder die Ursache als Grund für die Altersdepression, die sich im Anfang oft als Übermüdung und Lustlosigkeit, in der Folge als Nicht-mehr-lachen-wollen und ständige Energiearmut darstellt, festmachen. Die Opferseelen reagieren daraufhin so, dass sie sich an die Tagesenergie des Täters heranmachen, sich regelrecht an ihm festsaugen und sich von seiner Energie ernähren, nach dem Motto: „Warte, wenn ich jetzt schon deinetwegen nicht mehr leben darf, dann will ich Dir wenigstens zeigen, was es heißt, nicht mehr richtig leben zu können!" Das ist reinste Rache. Diese Seelen müssen ihre Rachegelüste verlieren, damit der Mensch wieder frei von ihnen leben kann. An manchen Menschen mit starken Depressionen hingen schon Hunderte, ja einmal sah die Klientin selbst Millionen von Seelen. Bitte ich diese Menschen in der Durchlichtungsanalyse, ihre Mitmenschen, die durch sie ums Leben gekommen sind, um Vergebung zu bitten, so lassen diese Seelen meistens los und die Tagesenergie steht dem Klienten wieder zur Verfügung. In dem Moment des Um-Vergebung-Bittens sehen die Opferseelen auch, geführt durch ihren Schutzengel, die nächst höhere und recht schöne Lernebene, in die sie hereinkönnen, sobald sie sich von ihrem Täter gelöst haben. Dadurch fällt ihnen das Vergeben oft leichter. Im Moment der tiefen Vergebung arbeiten nämlich mindestens vier Wesen eng zusammen: Der Schutzengel des Täters, der ihn zum Um-Vergebung-Bitten anregt, der Täter, der anschließend um Vergebung bittet, der Schutzengel des Opfers, der das Opfer zum Vergeben anregt und ihm in diesem Moment auch die nächst schönere Ebene zeigen darf, und das Opfer, welches vergibt. Durch das Um-Vergebung-Bitten wird der Täter nämlich auch seine unterschwellig immer wieder hochsteigenden Schuldgefühle los, die manchen Menschen auch enorm plagen können und oft auf Menschen im Umfeld übertragen werden, die mit dem wahren Konflikt gar nichts zu tun haben. Typisch dafür sind solche Sätze wie: „Ich glaube; Du liebst mich nicht!“, weil der Täter sich von irgend jemandem nicht geliebt fühlt – aber das muss bei weitem eben nicht sein Partner oder seine Partnerin sein! Diese liebt den Täter meistens nämlich sehr und ist ihm zur Hilfe auf den Weg gegeben worden. Aber die nicht sichtbare Seele, um die es in der Opfer-Täter-Verbindung geht, verursacht dieses immer wiederkehrende Gefühl des Nicht-Geliebt-Werdens, weil sie sich ja dem Täter gegenüber Rache geschworen hat. Deswegen sollte man diese Gefühle der Depressiven durchaus ernst nehmen, nur ist die Ursache nicht immer im Jetzt und bei den ihn jetzt umgebenden Menschen zu suchen, sondern muss oft in der Jugend- oder jungen Erwachsenenzeit, oder in Vorinkarnationen gesucht werden. Schon manche Ehe ist dadurch gerettet worden, dass man dieses Projektionsthema rechtzeitig erkannt hatte, bevor der „Täter“ seinen Partner oder seine Partnerin zu Unrecht beschuldigt, ihn nicht zu lieben. Ebenso können auch Seelen, die hier noch im irdischen Körper weilen und dem „Täter“ irgendetwas nicht vergeben haben (Schluß gemacht, obwohl man sich liebte; als alleinerziehende Mutter sitzengelassen worden; Alkoholprobleme; angeschossen und schwer verletzt worden, und ähnliche Problematiken) zu ähnlichen Effekten führen. In diesem Fall ist in der Durchlichtungsanalyse der betroffene Mensch sehr genau zu sehen, oft in der Gestalt, die er zum Zeitpunkt des Konfliktes hatte. Der ältere Mensch erkennt nach der Beschreibung diese Person oft sehr schnell und kann mir in der Folge auch den Konflikt beschreiben. Frei macht dann nur gegenseitiges Verzeihen – da nützen auf die Dauer auch keine Psychopharmaka. Diese unterdrücken nur den aufsteigenden Konflikt, der jetzt endlich zur Lösung drängt und sich deswegen so vehement meldet! Wenn diese Zusammenhänge in den Psychiatrien endlich einmal anerkannt würden, dann könnte manchem Menschen heute sehr schnell geholfen werden.

Vorgehensweise bei vorinkarnatorisch bedingten Depressionen: Ich frage meine Klienten zuerst, zu welchem Land sie eine besondere Beziehung haben. Diese Beziehung kann extrem positiv oder extrem negativ sein – beide Varianten geben Aufschluß darüber, wo das Karma herrühren kann. Dann bitte ich sie, über Träume zu berichten, die in der Zeit der höchsten depressiven Phasen, die noch ohne Psychopharmaka erlebt wurden, hatten und was in diesen Träumen passiert. Oft erzählen die Klienten, dass sie von Menschen oder Seelen verfolgt werden und dann versuchen, wegzulaufen, aber es gibt auf dem Weg überhaupt kein Ende. Sie können laufen und laufen, und die Seelen bleiben ihnen immer im Abstand auf den Fersen. Schweißgebadet wachen sie oft auf. Dann ist es an der Zeit, den Menschen zu sagen, dass sie sich in der Meditation doch einfach einmal umdrehen sollen, sich mutig vor diese Seelen stellen sollen und sie um Vergebung bitten. Das Ergebnis ist meistens verblüffend: Viele der Opferseelen hören tatsächlich und geben Ruhe, lassen also den Täter los, weil sie nur auf diesen Moment des Um-Vergebung-Bittens gewartet haben.

Einmal wurde nach dem Besuch vor Ort in dem Land, wo sich das Geschehen früher abgespielt hatte, meiner Klientin klar, was vorgefallen war, und sie bat ein Millionenheer von Geschädigten und getöteten Soldaten um Vergebung. Diese saßen rund um einen Hügel, auf dem sie sich befand, und alle hörten zu. Bis auf ganz wenige konnten sie nach der Um-Vergebung-Bitten-Rede tatsächlich die Vergebung erteilen, und meine Klientin war innerhalb von Minuten von ihrer schweren Depression erlöst. Die ganz hartnäckigen Seelen wurden dann trotzdem aus ihrer Aura weggeführt, weil dieser Anteil, deren Trotz, nicht mehr zu ihr gehörte.

Findet man also die Ursache der Depression, so ist diese oft sehr schnell verschwunden. Ein Klient berichtete mir nach einer Sitzung, in der er sein Thema erklärt und die vielen Übertragungsversuche von Schuldzuweisungen auf die Kindheit, den Vater, die Mutterbeziehung usw., was üblicherweise alles heranzitiert wird, aufgegeben und sein Selbstmitleid abgelegt hatte, dass er nach dem Finden des Ergebnisses ganz beglückt ausrief: „Da kann ich ja froh sein, dass es mir heute überhaupt noch so gut geht, nach dem, was ich damals selbst angestellt hatte!“ Von Stund’ an war er gesund und sehr dankbar und zufrieden, dass sein Schicksal nicht noch schwerer ausgefallen war. Er verstand jetzt die Zusammenhänge und warum er sich ein für die Menschheit nach außen hin so schweres Schicksal aufgebürdet hatte, er verstand auch sehr gut, dass er sich dieses Schicksal zur Abtragung selbst ausgesucht hatte und war fast, seinem eigenen Gerechtigkeitssinn entsprechend, verblüfft, dass es nicht noch härter ausgefallen war. Er erklärte, dass, wenn er sein eigener Richter gewesen wäre, sein Urteil über ihn selbst härter ausgefallen wäre. Zum

Glück gibt es aber noch die Güte Gottes!...Aus Dankbarkeit engagierte er sich sozial und ist heute ein gut integrierter Mensch, der anderen mit dieser Thematik auch gezielt weiterhelfen kann.

Wichtig bei Depressionen ist also zu wissen, dass sie nicht von ungefähr kommen und auch nicht ohne Ursache sind. Helfen allerdings kann man den Menschen erst, wenn sie aus der Depression selbstständig herauswollen und auch stark und bereit genug sind, ihr Thema anzuschauen,. Es muss sichergestellt sein, dass sie nach der Aufklärung nicht in Selbstzerwürfnisse verfallen, aus denen dann noch schwerere Konflikte entstehen können: „Was war ich für ein schlechter Mensch! Jetzt ist es ganz klar, warum ich nie wieder geliebt werden kann! Also dann lohnt es sich nicht – dann kann ich ja auch gleich Schluß machen!" Diese Gedankengänge sind absolut kontraproduktiv und müssen durch ein langsames Klären, welches in diesem Fall vor der Aufklärung kommen muss, dass man unendlich geliebt wird und dass das Leben einen Sinn hat, stabilisiert werden. Erst die Stabilisierung und die Sicherheit, dass dieser Mensch an sich selbst keine Hand mehr anlegt, kann die Voraussetzung für eine gelungene Aufklärung in oben beschriebenen Sinne bieten.

Unter dem Kapitel „Selbstmord" habe ich die fürchterlichen Situationen beschrieben, die die Seele erleben muss, wenn sie in die Selbstmordebenen geht. Beschrieben ist dies im dem Buch „Jenseits der Finsternis" von Angie Fenimore. Eine gute Aufklärung gibt die Homepage „www.gandhi-auftrag.de/Selbstmord.htm" mit dem Artikel „Selbstmord – und was dann", die es sich lohnt, herunterzuladen und dann einmal in Ruhe durchzulesen. Viele Depressive mit Suizidtendenzen haben durch diese Seite schon die Finger von sich gelassen! „Dann ist es ja noch schwerer", sagte mir einmal eine Klientin, die diese Tendenzen auch hatte und durch das Lesen einem klaren Überblick bekam, was ihr denn dort alles blühte. „Dann stehe ich lieber hier die 80 Jahre durch und mache das Beste daraus.“ Was ihr auch gelungen ist...

Schwindel

Der Schwindel hat die gleiche Ursache wie die Depressionen, nur dass die Seelen, die sich an den Menschen geheftet haben, noch vehementer auf Rache sinnen. Sie wollen nicht nur an seiner Tagesenergie saugen und ihn dadurch völlig energie- und tatenlos machen, sondern sie möchten zusätzlich auch noch, dass ihm genau das zustößt, was er / sie ihnen zugefügt hat. So provozieren sie Turbulenzen, die sich im Kopf als Schwindel zeigen und dadurch Unfälle, Stolpern, schweres Hinfallen ohne äußeren Grund, Stolpern von einem Hocker oder einer Trittleiter, Fallen von Leitern und viele ähnlich gelagerte Schäden verursachen. Die Seelen lauern regelrecht darauf, wann der Mensch sich wieder in eine Situation begibt, in der diese Schäden entstehen können, und siedeln sich genau dann um den Kopf des Menschen an, um diese Turbulenzen zu verursachen. Der Mensch kann oft später überhaupt nicht angeben, warum er vom Stuhl oder Hocker gefallen ist oder warum er von der Fahrbahn abgekommen ist und den Unfall verursacht hat. Irgend etwas hat ihn „schwindelig“ gemacht. Hier gilt es, besonders im Wiederholungsfalle, wo der Mensch allmählich schon Angst entwickelt, sich in eine ähnliche Situation überhaupt zu begeben, der Ursache auf den Grund zu gehen: „Welche Seelen hängen noch an Dir und warum?“

Ein wirklich ausgezeichnetes Beispiel zeigt der in den 80-er Jahren gezeigte Film „Flatliner“, in dem sich (was man aber bitte schön nicht tun sollte!!!) junge Medizinstudenten freiwillig in ein Nahtoderlebnis begaben, um zu schauen, ob es wirklich ein Weiterleben nach dem Tode gibt. Alle drei stellten sie fest: „Unsere Sünden haben sich manifestiert!“ Der Initiator dieses Experimentes hatte in seiner Jugendzeit einen anderen Jungen durch hämische Worte, Sticheleien und Schütteln der Äste vom Baum fallen lassen. Der Junge fiel so unglücklich, dass er von einem metallenen Zaunpfahl durchbohrt wurde und an den Folgen starb. In seinem Fall tötete er auch noch einen Hund, den er unter sich begrub. Die Seele dieses getöteten Jungen heftete sich nun an die Fersen dieses Medizinstudenten und verursachte so viele Unfälle, dass er völlig vernarbt aussah. Sie gab keine Ruhe, bis dass der Medizinstudent sich noch ein zweites Nahtoderlebnis zufügte und bei diesem den Tod des Jungen ausgleichen wollte. Doch im letzten Moment, nach bereits 9 Minuten Nahtodszeit, vergab die Seele des Jungen diesem Studenten und er konnte mit letzter Kraft zu seinem Körper zurückkehren. Ein nicht nachahmenswertes Beispiel, wie stark eine Seele einen lebenden Menschen verfolgen und für dessen Unglück sorgen kann... in meiner Praxis wahrlich kein Einzelfall. Wir führen die Lösungen über die Vergebensarbeit herbei, wobei der Seele erklärt wird, dass sie ja auch an den Täter gebunden bleibt, solange sie ihm nicht vergibt. Diese Perspektive erleichtert der Opferseele den Weg zur Vergebung und sie läßt die Täterseele dann eher frei. Helfen tut der Opferseele auch der Gedanke, dass die Täterseele so oder so für ihre Tat ja noch eine Weile abtragen muss, bis sie gesühnt ist. Das bleibt der Täterseele allerdings nicht erspart, geschieht aber oft durch den leichteren Weg des Abdienens, zum Beispiel durch soziales Engagement oder einen entsprechenden Beruf, oft einen Heilberuf.

Auch der Film „Ghost - Nachricht von Sam“ behandelt diese Thematik und zeigt ganz gut auf, wie erdgebundene Seelen noch mit anderen „abrechnen“ können. Hier wird ansatzweise auch gezeigt, wie die Seelen, nachdem sie vergeben haben, vom Licht in eine höhere Ebene geholt werden können. Doch ob die Ebene nach vollzogener Rachsucht noch so schön ist, wage ich zu bezweifeln. Besser ist es, man wendet für sein Leben das Christuswort an: „Vater, vergib ihnen, denn sie wissen nicht, was sie tun!“

Entsteht Schwindel, sollte man sofort nachdenken. Denn Schwindel entsteht im Kopf, und im Kopf ist das Thema Barmherzigkeit

/Unbarmherzigkeit gespeichert (siehe Band 1 „Heilung von der Seele her"). Man muss sich also fragen: „Wo und wem gegenüber war ich einmal unbarmherzig?" Fällt mir die unbarmherzige Situation, an die ja meine Schwindelattacken gebunden sind, wieder ein, so sollte ich unmittelbar die beteiligte(n) Seele(n) um Vergebung bitten. Oft geht es besser, wenn man sich nicht unmittelbar an die Seele selbst wendet, sondern Christus um Schutz und Vermittlung bittet, da Er über den Schutzengel noch einen weiteren Einfluß auf die Seele ausüben kann.

Wenn man diese Verzeiharbeit aus ganzem Herzen und ehrlich getan hat, kommt man wieder ins innere Gleichgewicht. Das innere Gleichgewicht stabilisiert auch das äußere Gleichgewicht.

Nun kann der Schwindel auch durch den Blutkreislauf ausgelöst werden. Die seelische Ursache, die zu diesem Zentrum gehört, ist die Hartherzigkeit. Die Hartherzigkeit verleitet die Menschen dazu, ohne nachzudenken, oft sogar ohne Skrupel einen Befehl auszuführen. Der Mensch tut einfach das ihm Anbefohlene, ohne auf die leise warnende Herzensstimme zu hören.

Die Schwindel im Kopf entstehen dann, wenn der Täter selbst der Initiator der unbarmherzigen Aktion war, also der Befehlsgeber oder Anstifter. Er ist dann nicht nur für die Schäden der Opfer verantwortlich, sondern ebenso für die Schäden, die die Ausführenden geistig, seelisch und körperlich erlitten haben. Ebenso ist er verantwortlich für alle Folgeschäden, die durch sein Tun bzw. durch das Geben seines Befehles in der Folge entstanden. Ein wunderbares Buch zu diesem Thema ist das Buch „Zurück ins Leben" von Dannion Brinkley. Er, ein Killer der amerikanischen Regierung, angestellt zum Ermorden „unerwünschter" Personen, wird von einem Blitz, der durch die Telefonleitung ging, als er während eines Gewitters telefonierte, getroffen und ist zuerst tot. Er erzählt, wie seine Seele während dieser Todesphase alle Leiden, die er je einem Menschen zugefügt hat, und alle Folgeleiden, wie zum Beispiel das Leid der Angehörigen und sogar das Leid der noch nicht gezeugten Kinder, die durch diesen Mann eigentlich zur Welt kommen wollten, erleiden musste. Es war nur Qual. Er musste zurück ins Leben mit der Behinderung, die der Blitzschlag bei ihm hinterlassen hatte, doch er hatte in der Folge die Möglichkeit, sein Tun wiedergutzumachen, was ihm auch gelang. Er starb noch ein zweites Mal an der Schwäche seines Herzens und durfte in diesem zweiten Nahtoderlebnis sehen, um wieviel sich sein Lebensfilm durch Nachdenken, Abtragen und soziales Engagement schon verbessert hatte. In der Zwischenzeit litt auch er an gewaltigem Schwindel, der ihn immer wieder zu Boden warf und ihm zeigte, wieviel Leid er angerichtet hatte. Nach dem zweiten Nahtoderlebnis war der Schwindel weg.

Menschen ab einem gewissen Alter frage ich immer zuerst nach bekannten Krisenpunkten: „Wie hast Du über Deine Schwiegertochter/Deinen Schwiegersohn gedacht?“ Wird der Mensch an der empfindlichen, das heißt, die Ursache aufdeckenden Stelle „erwischt“, so kann er sich meistens nicht verstecken, weil die Gefühle unmittelbar heraussprudeln. Durch diese spontane Reaktion weiß der geschulte Therapeut, dass er den wunden Punkt entdeckt hat und kann dort mit dem Patienten weiterarbeiten. Oft genügt auch ein Ansprechen einer nicht-krisenbehafteten Person, um den Patienten dazu zu bringen, über die krisenbehaftete Person zu sprechen, indem er einfach die Annahme des Therapeuten korrigiert..

Menschen, die an Schwindel leiden, sollten sich fragen: „Seid Ihr wirklich nett zu euren Angestellten gewesen? Wie habt ihr euch eurem Partner, Kindern, Verwandten, Freunden, Nachbarn oder Kollegen gegenüber verhalten? Habt ihr jeden Menschen immer so behandelt, wie ihr selbst gerne behandelt werden möchtet?“ Selbst, wenn die Taten immer „makellos“ gewesen sind, so können doch die Gedanken, die man über die entsprechende „Krisenperson/en" gehabt hat, schon diesen „Schwindel" auslösen. Auch in der Beziehung hat „Schwindel" etwas mit „Schwindeln" zu tun: Man spielt dem anderen ein Haltung vor, die man in Wirklichkeit gar nicht hat. Statt einmal aus der Haut zu fahren und gewisse Sachen oder Themen anzugehen und zu lösen, wenn sie aktuell sind, wird „gute Miene zum bösen Spiel gemacht". Der andere ahnt oft gar nicht, was er „verbrochen" haben soll und kann aus dem Grunde auch nichts ändern. Ein klares, offenes, austauschendes, liebevolles Wort zur rechten Zeit hilft, Konflikte auf beiden Seiten zu vermeiden und den eben beschriebenen Spätschäden vorzubeugen. Die Schwindelanfälle sind oft gekoppelt mit dem fortschreitenden Alter, weil erst in dieser Zeit der „Schwindel" über die Haltung, die man einem Mitmenschen gegenüber einnahm, herauskam. Oft kommt dieser Gedankenschwindel auch zeitgleich mit einer wachsenden Demenz, in der der Patient die Wahrheit herausplappert, ohne sich dessen noch bewußt zu sein. Doch der geschulte Therapeut hört fein auf die Zwischentöne und weiß anschließend, warum gewisse Symptome sich jetzt erst im Körper des Menschen zeigen. Die Seelen, die einem Menschen auf den Fersen hängen, müssen nicht immer Schon-Gestorbene sein. Sie können durchaus auch noch leben und nur mit der Gedankenkraft diese Schwindelstürze verursachen. So erlebten wir es, dass ein Parkinsonpatient immer wieder sehr schwer fiel und nur schwer bis oft gar nicht mehr aufstehen konnte. Er lag dort stundenlang am selben Fleck, bis der Pflegedienst wieder den nächsten Einsatz hatte. Ein Sohn ist von ihm wenig liebevoll behandelt worden. Dieser Sohn brachte es nicht fertig zu vergeben. Erst auf dem Sterbebett des Vaters konnte er es, und daraufhin ging ein Leuchten und eine Klarheit über das Gesicht des Mannes, die spüren ließ, dass jetzt die Situation geklärt war und er in Frieden gehen konnte. Zu diesem Zeitpunkt hörten die selbst im Liegen auftretenden Schwindel ganz auf.

Ohnmacht

Ohnmachtsanfälle gab es zu allen Zeiten, und im Mittelalter wird besonders in höheren Schichten von verstärkten Ohnmachtsanfällen berichtet. Was will eine Seele bewirken, wenn der Körper in Ohnmacht fällt? Nun, meistens ist dies eine Flucht der Seele aus unliebsamen Situationen. Menschen fallen in Ohnmacht durch Schockerlebnisse, wenn die Seele das Erlebte oder Gehörte nicht mehr verkraften kann. Diese Situationen entstehen natürlich nicht nur im Alter, sondern können auch schon in der aktiven jungen Erwachsenenzeit auftreten. Beobachten konnte ich dieses bei jungen Frauen, die sich in gewissen Situationen überfordert fühlen und einfach in sich zusammensackten. Ein Streit mit dem Mann, bei dem man nicht mehr weiterweiß oder nicht weiß, wie man sich Gehör verschaffen kann, eine zu lange Trotzphase der Kinder, die unbedingt ihren Willen durchsetzen wollen...und die Seele flieht. Sie hält es nicht mehr aus.

Eine Schutzfunktion hat der Ohnmachtsanfall dann, wenn Schmerzen zu groß werden und die Seele sich für kurze Zeit aus dem Körper zurückzieht, bis dass in irgendeiner Art Hilfe kommt, sei es in Form von schmerzstillenden Mitteln oder in Form einer seelischen Beruhigung.

Ohnmachtsanfälle entstehen oft auch im Alter, wenn die Seele das Gefühl hat: „Niemand kümmert sich mehr um mich“ oder „Ich werde nicht adäquat versorgt“ bzw. „nicht so, wie ich es wünsche“. Oft spielt einfach auch die Feststellung eine Rolle, dass man gewisse Sachen einstens konnte, die man nun mit fortschreitendem Alter einfach nicht mehr (allein) bewältigt. Es ist der Wunsch zur Flucht, gekoppelt mit dem Gefühl des Unvermögens.

Ich hatte eine ältere Klientin mit Schwindel und Ohnmachtsanfällen, die in einem Altenheim untergebracht war. Da sie sehr unter ihren Schwindel- und Ohnmachtsanfällen litt und teilweise dement war, bat ich Gott-Vater, mit ihrer Seele die Verzeiharbeit durchführen zu dürfen. Ich erhielt vom Vater die Erlaubnis dazu. Als ich sie ein paar Tage später wieder besuchte, traute ich meinen Augen kaum. Ihr ging es sichtlich besser und sie konnte sich auch wieder sicherer auf den Beinen bewegen. In vielen Fällen habe ich jetzt festgestellt, dass das Reden mit der Seele und das geistige Fürbitten auch dann zu der gewünschten Erlösung führen kann, wenn die Seele des Patienten mitarbeitet, selbst wenn man physisch mit der Person nicht mehr reden kann oder sie im Äußeren nicht bereit ist, über diese Art von Problemen zu sprechen. Natürlich ist es immer besser, wenn der Betroffene seine Vergebens- oder Verzeiharbeit selbst angeht, denn das Selbst-Erkannte führt einfach zu einer tieferen Erkenntnis. Aber selbst wenn das nicht möglich ist, schafft die Seele des Menschen doch an diesem Problem weiter, wenn man mit ihr über den Gedankenapparat redet.

Klimakterische Beschwerden

Klimakterische Beschwerden sind bei jeder Frau anders. Eine Frau leidet sehr unter den Hitzewallungen, während eine andere nervös und launisch wird, eine weitere beklagt sich darüber, dass die Regel nur noch sehr unregelmäßig kommt und man dadurch überhaupt nicht weiß, auf was man sich verlassen soll: „Bin ich in meinem Alter doch noch einmal schwanger geworden oder setzt die Regel einfach aus?“ Es ist eine Zeit der Verunsicherung, in der die Frau sich wirklich in einem Umbruch befindet, der auch vom Partner erst einmal verstanden werden muss. Oft geht diese Zeit Hand in Hand entweder mit einer verstärkten Ablehnung der Sexualität, manche Frauen bleiben einfach „trocken“, obwohl sie gern mit ihrem Schatz zusammen sein würden, während andere noch einmal einen verstärkten Drang nach Zuwendung verspüren und durch die verstärkte, wenn auch unregelmäßige Hormonausschüttung auch noch einmal den Wunsch nach einem Baby verspüren. Nicht selten hört man heute, dass eine Frau mit 53 noch einmal ein Wunschbaby geboren hat, was in früheren Zeiten verpönt gewesen wäre. Warum nicht?

Dabei ist das „Risiko“, ein geistig behindertes Kind zu gebären, nicht größer als bei jungen Frauen. Diesen Fällen, in denen sich geistig behinderte Kinder inkarnieren, liegen völlig andere Gesetzmäßigkeiten zugrunde als man das bisher angenommen hat. Dazu lesen Sie bitte das Kapitel über Behinderungen (siehe Band 3).Wollen Seelen als behinderte Kinder auf die Welt kommen, so suchen sie sich oft einfach eine geduldigere Mutter aus, und erst eine Mutter in gereiftem Alter kann oft das Liebepotential aufbringen, welches es braucht, um ein behindertes Kind zu lieben und zu pflegen.

Im Laufe unserer Therapietätigkeit haben wir festgestellt, dass Frauen, die weiterhin eine gesunde sexuelle Beziehung mit ihrem

Partner pflegen, viel weniger Probleme mit dem Klimakterium haben als Frauen, die sich alleingelassen und abgestoßen vorkommen. Diese Zeit ist wie ein Tanz auf dem Schwebebalken: Ein Rückzug aus der Beziehung birgt die Gefahr in sich, dass der Partner seinen zweiten Frühling bei einer jüngeren Liebe auslebt, ein Sich-gehen-Lassen führt oft dazu, dass der Partner sich abgestoßen fühlt. Wenn also die depressiven Phasen kommen, sollte man zuerst der Depression auf den Grund gehen und zuerst probieren, seinen Partner möglichst nicht mit den eigenen Gefühlswallungen zu belasten. Anschließend, nach gelöstem oder zumindestens überdachtem Problem empfiehlt sich ein Bad in einem Hallenbad, am Meer oder in einer Therme. Wie gut und heilsam Wasser für diese Zeit ist, ist kaum zu beschreiben. Es reinigt nicht nur den Körper, es reinigt ebenso auch die Aura von allen möglichen Gedanken. Auch die Sauna leistet hierzu einen gesunden Beitrag. Wer, wie ich, etwas stärkere Pölsterchen angesetzt hat und sie auf dem normalen Wege mit Diäten und FDH einfach nicht wegbringt (Jojo-Effekt nach zwei Dutzend Abmagerungskuren), sollte lernen, mit ihnen zu leben. Ich konnte nie dauerhaft abnehmen. Ich bin heute schon Vollwertvegetarierin, vegan, aber mein Körper ist der eines typischen Flüchtlingskindes: „Na, wenn's nicht mehr gibt, dann reduzieren wir einfach den Grundumsatz!“ Und damit musste ich mich einfach abfinden. Als die erneute Einstellung in den Schuldienst nach der Mutterschaftspause anstand, musste ich wegen meines Gewichtes zum Arzt. Nach einer Woche kam der Befund: „Wir müssen Ihnen noch einmal Blut abnehmen. Ihr Blut ist verwechselt worden.“ „Aber wieso denn?“ fragte ich den Arzt, da ich das Pieksen nicht so sonderlich liebe. „Das ist das Blut einer 18-Jährigen!“antwortete mir der Arzt. Ganz erfreut rief ich aus: „Aber das ist ja toll!“ „Wieso wissen Sie das? Woher kommt denn das gute Blut?“ fragte mich der Arzt. „Ich bin Vollwertvegetarierin!“ „Ach, das erklärt alles!“, rief der Arzt aus. Und ich wieder erstaunt: „Wieso?“ „Die Eisenwerte sind so niedrig wie bei einer Achtzehnjährigen, kein hoher Cholesterinspiegel, keine Blutzuckererhöhung. Also Diagnose: Konstitutionsbedingte Adipositas!" Nun, ich musste mich damit abfinden, allerdings stellte ich mir selbst eine Bedingung: Ich möchte straff bleiben! Wenn ich schon nicht abnehmen kann, dann soll mein Körper mich wenigstens lange gesund tragen können! Dazu helfen heute die Bodyfit-Studios, die speziell auch für diese Frauenprobleme ausgelegt sind. Sie helfen insbesondere auch, sein meistens angeknackstes Selbstwertgefühl wieder aufzubauen. Wer, wie ich, dazu weder Zeit noch Gelegenheit hat, der besorge sich doch ein medizinisches Trampolin, am besten mit einer Haltestange, so dass man dieses Gerät bis ins hohe Alter benutzen kann. Ich fand es so schön: Auf all den Reklameschildchen für Trampolins waren diese feschen Frauen abgebildet mit hautengen Leggings und darübergezogenem Gymnastikanzug, die einem die blanken Komplexe einjagen können, aber auf dem Trampolin, welches ich mir gewünscht hatte, war eine sehr betagte Dame zu sehen, die im Plisseerock, sich an der Stange festhaltend, ihre Lauf- und leichten Hüpfübungen machte. Diese Reklame hat mich so beeindruckt, dass ich wußte: Dieses Trampolin ist genau das richtige für mich! So soll es sein: Auch in schwierigen Zeiten soll es noch benutzbar für dich sein, auch, wenn du kaum über den Rand krabbeln kannst. Bis heute ist das Trampolin, welches zusammenklappbar ist und gut in einer Tasche versorgt werden kann, sogar auf Reisen mein ständiger Begleiter und gibt mir immer ein gutes Gefühl, sehr viel für meine Gesundheit getan zu haben, ohne allzusehr die Gelenke zu belasten. Auch die Hitzewallungen haben sich seit der regelmäßigen Benutzung sehr stark reduziert, weil man einfach „ausgetobt" ist, man hat seine Energie in kostbaren Körperaufbau umgewandelt. Jetzt ist speziell mein Körper zwar noch kein Gramm leichter, aber er ist straff und hält gut. Vielleicht hat die eine oder andere Klientin ja das Glück und verliert durch das regelmäßige Training auch etwas von dem, was ihr persönlich zu viel ist. Vielleicht kann diese Klientin mir dann einmal erzählen, wie sie es geschafft hat.

Eine weitere regelmäßige große Hilfe sind regelmäßige Spaziergänge an frischer Luft. Unser Körper braucht eigentlich immer, aber speziell in Umbruchzeiten, viel Sauerstoff. Wer sich nicht dazu überwinden kann, sich selbst regelmäßig spazieren zu führen, vor allen Dingen in wunderschönem naßkalten Regenwetter, der lege sich doch einen, oder besser noch zwei, kleine Hundchen zu, die dann einfach, ohne dass man lange fragt, ausgeführt werden wollen. Dabei lernt man auch die Schönheit eines Regentages kennen, die mystische Wirkung der Natur bei Nebel oder einfach den Spaß im frischgefallenen Schnee. Auch in puncto Kleidung wird man da sehr erfinderisch. Man achtet nicht mehr auf die Schönheit, sondern auf die Rundumwärme und Pfotensicherheit. Ein Schianzug, einfach über die normale Tageskleidung gestreift, tut da gute Dienst und hält einfach rundherum warm und trocken. Ein Paar Handschuhe dazu und eine Pudelmütze auf – und schon ist man zur Freude des/der Kleinen schon fixfertig angezogen. Und wenn man nach so einem Überwindungs-Spaziergang wieder nach Hause kommt, ist man so durchgeatmet und fühlt sich frisch wie noch nie – wetten, dass? An gut durchwanderten Tagen lassen die klimakterischen Beschwerden auch stark nach – ich merke den Unterschied immer dann, wenn ich aufgrund anderweitiger Beschäftigungen nicht zu meinen regelmäßigen Hundespaziergängen gekommen bin. Zwei Hundchen sind übrigens wirklich einfacher zu haben als einer – sie haben wenigstens für die Zeiten, wo wir keine Zeit für sie haben, einen Spielgefährten. Voraussetzung ist natürlich, dass sie in etwa gleich alt sind und sich gut vertragen. Wir haben zwei Westies, die am selben Tag gezeugt wurden, und die wir als Welpen bekommen haben. Der Unterschied zu dem Leben mit nur einem Westie ist riesengroß und sehr erfreulich, wir sind aus der Pflicht, ständig

Beschäftigungstherapeuten zu spielen, entlassen, weil sie sich einfach viel mit sich selbst beschäftigen. Doch wenn wir dann einmal Zeit für sie haben, freuen sie sich königlich! Die Erlebnisse mit ihrem/n Vierbeiner/n schildert die Autorin packend in ihrem Buch „Nini“ (erscheint im selben Verlag)

Aber auch wenn aufgrund von einer Wohnsituation oder einer Krankheitssituation kein Tierlein ins Haus kann, ist es doch wichtig, sich selbst in der frischen Luft spazierenzuführen, ob es nun Jogging (sanftes Laufen), Wogging (schnelles Spazierengehen mit ausgiebigen Armbewegungen) oder Strolling (gemächliches Spazierengehen mit Betrachten der Natur und Pausen) ist – raus muss sein, auch wenn es später mit dem Gehwägelchen ist. Diese Disziplin muss man sich einfach anerziehen, denn man tut dem Körper keinen besseren Dienst als mit Bewegung an frischer Luft. Warum? Nun, sehen Sie sich einmal einen Ofen an. Brennholz stopfen wir meistens, in Form von Kalorien, genug hinein. Aber was braucht ein Ofen, damit das Holz richtig verbrennt und nicht rußt und verschlackt? Sauerstoff – Luftzufuhr! Nun, in gewisser Beziehung ähnelt unser Körper einem solchen Holzofen. Auch wir brauchen, um unsere Nahrung richtig zu verbrennen, Sauerstoff und Luftzufuhr, sonst verschlackt uns das beste Essen, und aus dieser Verschlackung entstehen die unerwünschten Nebeneffekte, die wir im Alter gar nicht so sehr lieben.

Im Klimakterium werden von den Ärzten gern Hormone verschrieben. Diese sollen die Nebeneffekte wie Hitzewallungen und den zu raschen Abbau des Hormons Östrogen und den anderen beteiligten Hormonen verzögern oder gar so aufhalten, dass der Körper den Eindruck hat, sie werden immer noch im gleichen Maße produziert. Nebeneffekt dieser Hormonbehandlungen ist ein erhöhtes Krebsrisiko, da der Körper die artfremden Hormone eigentlich gar nicht richtig verarbeiten kann. Dadurch entsteht Wildwuchs im Körper – also Krebs.

Helfen kann man sich hier auf eine eigentlich ganz einfache Weise, wenn man weiß, dass der Körper in der Lage ist, pflanzliche Bestandteile sehr wohl in körpereigene Bausteine umzuwandeln. Ein den weiblichen Hormonen sehr ähnlicher Stoff ist das Öl der Nachtkerze. Es enthält Inhaltsstoffe, die im Körper ohne weiteres zu den fehlenden Hormonen umgebaut werden können und deswegen auch die klimakterischen Beschwerden lindern bzw. von Fall zu Fall sogar ganz ausschalten können. Mittlerweile gibt es einige gute Medikamente mit rein pflanzlichen Wirkstoffen auf dem Markt, die aus dem Öl der Nachtkerze oder der Silberkerze in Verbindung mit weiteren pflanzlichen Stoffen hergestellt werden. Eine gute Hilfe soll auch der Mönchspfeffer sein., der auch in einigen Medikamenten vorkommt. Ob er jedoch, wie in einem Artikel in der Zeitschrift „Natur und Heilen" beschrieben, eventuell Libidorückgang bewirkt, müßte jede Patientin für sich selbst prüfen und dann eventuell die Notwendigkeit (oder auch nicht) für ihre eigene Situation entscheiden. Ich persönlich möchte gern mein Libido behalten, auch über die Zeit des Klimakteriums hinweg, und ich weiß, dass viele Frauen so denken wie ich. Man möchte doch seinen Partner nicht in die Arme einer jüngeren treiben, bloß weil das eigene Libido nachgelassen hat...Damit provoziert man ja sprichwörtlich den zweiten Frühling des Partners, dessen Libido nach wie vor ungeschmälert ist und es bis ins hohe Alter ja auch durchaus bleiben kann!

Im Klimakterium besteht noch ein weiteres Risiko: das ist der Krebs. Ich habe Frauen erlebt, die Brustkrebs entwickelten, weil sie ihre Kinder nach dem Fortgang aus dem Hause im wahrsten Sinne des Wortes nicht mehr „stillen" konnten. Das Stillen endet wahrlich nicht mit dem Abstillen des Babys, sondern weit später, erst, wenn das geliebte Kind sich aus dem Haus entfernt hat, sei es nun durch Studium oder Beruf oder durch eine Zuwendung zu einem eigenen Partner und den Wunsch nach der Gründung einer eigenen Familie. Auf einmal fallen die Mütter in das Loch der Selbstaufgabe – sie fühlen sich nicht mehr gebraucht und dadurch zu nichts mehr nütze. Um diesem Zustand vorzubeugen, sollte man sich rechtzeitig mit diesem Lebensabschnitt auseinandersetzen: Was mache ich, wenn meine Kinder aus dem Haus gehen? Was wollte ich schon immer tun und habe es in der Zeit der Kindererziehung einfach nicht geschafft oder wollte die Kinder durch meine Interessen nicht zu kurz kommen lassen? Worauf richteten sich meine Ideale? Jetzt kommt die Zeit, wo ich an die Erfüllung all dieser Fragen denken kann. Auch das Reisen, welches man, bedingt durch Schulferien und Geldmangel, in der Familienzeit nicht machen konnte, bekommt vielleicht in dieser Zeit einen neuen Stellenwert : „Ich wollte doch schon längst einmal .... kennenlernen!“ Oft nützen diese Reisen auch sehr viel, um noch einmal in vergangene Leben hereinzuschnuppern und zu spüren, ob dort ein noch zu erledigender Rest übrig geblieben ist. Solche Reisen veranstalte ich mit meinen Klienten viel, und oft kommen da völlig ungeahnte Konfliktlösungen, insbesondere für Muster, deren Ursache man bisher beim besten Willen nicht erkennen konnte, zum Vorschein. Reisen hält fit und lehrt Umdenken – und bringt meistens auch die Dankbarkeit mit sich, wie gut wir es in unserem Heimatland doch haben im Vergleich zum Rest der Weltbevölkerung! Reisen läßt uns auch die anderen, in unserem Heimatland lebenden Menschen anderer Kulturen viel besser verstehen. Ich habe meine Klasse türkischer Frauen, denen ich Deutsch unterrichte, erst dann richtig verstanden, nachdem ich einmal in der Türkei gereist bin und Land und Leute und die Mentalität kennengelernt habe.

Wichtig für die Krebsprophylaxe ist jedenfalls: Man darf sich nicht hängenlassen, nicht aufgeben und schon gar nicht sich selbst bemitleiden. Dies sind die besten Nährböden für Krebserkrankungen. Deshalb zeigen auch immer wieder Menschen, die genau diese Haltungen abbauen, eine oft spontane und für den Arzt unerklärlich Heilung vom Krebs.

Mit 49 ist man erst auf dem Zenith!

Wenn man sich das klar macht, weiß man, dass man erst auf der Hälfte des Lebens angelangt ist und dass man sich einfach richtigerweise überlegen sollte, wie man die zweite Hälfte des Lebens gestalten will. Selbst der Eintritt in das Rentenalter bedeutet erst, dass man 2/3 des Lebens hinter sich gebracht hat und im Normalfall und bei der wachsenden Lebenserwartung ein Drittel noch vor uns liegt! Hier stellt sich auch die Frage der Berufung: das heißt, der Erfüllung unseres Lebensauftrags. Fragte doch einmal ein Mann einen Weisen, woran man erkennen könne, wann der Lebensauftrag erfüllt sei. Antwortete dieser: „Wenn Du des Morgens aufwachst und feststellst, dass Du noch atmest, so ist der Lebensauftrag noch nicht erfüllt!"

Viele Sachen mit innerem Gehalt kann man unter der Sicherheit einer regelmäßigen Rentenzahlung auch viel besser machen!

Das Leben ist mit dem Klimakterium noch lange nicht zu Ende, im Gegenteil. Suchen Sie sich eine neue Aufgabe und Herausforderung. Sehr ungesund ist es, nur herumzusitzen und zu lamentieren. Ich habe Frauen erlebt, die mit Beginn des Klimakteriums zu mir kamen und nach der Lebensaufgabe fragten. Oft zeigte sich ein völlig neuer als der bisher ausgeübte Beruf und in durchweg allen Fällen, in denen die Frau bereit war mitzumachen, gelang sogar noch die dazugehörige Ausbildung! Ob es Gesundheitsberaterin oder Heilpraktikerin war... eine Klientin von mir hat noch mit 60 Jahren die Heilpraktikerprüfung mit Bravour bestanden!

Rheuma

Rheuma – autsch – alles tut weh! Warum? Was löst das Rheuma aus? Nun, in erster Linie sind umweltbedingte Faktoren Verstärker für Rheuma, sie können jedoch nur wirken, wenn die seelischen Faktoren, die die Auslöser für das Rheuma sind, vorhanden sind. Welche seelischen Faktoren lösen Rheuma aus? Es sind folgende Faktoren:

Zuerst einmal das Festhalten an allem Materiellen. Alles Materielle ist vergänglich und insofern dem Verfall unterworfen. Beständig bleibt nur das Geistige, das Spirituelle. Ich kann meinen Partner als Körper nicht festhalten. Wenn für ihn die Stunde des Überganges gekommen ist, muss ich ihn loslassen und in seine Lernebenen ziehen lassen. Ich kann mich, meine materielle Hülle, nicht an meinem Partner festhalten. („Ich muss doch für ihn sorgen. Er kommt allein nicht zurecht!") Ist für mich die Stunde des Überganges gekommen, so muss auch ich ihn loslassen können und frei in meine Lernebenen aufsteigen können.

Das letzte Hemd hat keine Taschen: Ich kann nichts von der Erde mitnehmen außer ein reines Herz. Also lohnt es sich nicht, hier Besitztümer anzuhäufen und an deren erfreulichen Annehmlichkeiten zu hängen. Wir dürfen hier ordentlich und angenehm leben – dagegen hat der Schöpfer nichts einzuwenden, solange alles auf einem ehrlichen Boden gewachsen ist - , aber wir sollten nicht an diesen Besitztümern hängen, sonst kann es uns passieren, dass wir noch über unser Leben hinaus daran gebunden bleiben und wie die „Schloßgeister" von unserem Besitz nicht loslassen können.

In dem Moment, wo wir nicht mehr klammern und das Leben seinen natürlichen Gang fließen lassen, „fließt" auch der Körper wieder und das Rheuma stellt sich ab. Dann erst bekommen wir auch Appetit auf gesundere, Rheumafaktoren abbauende Nahrung, um unseren Harnsäurespiegel wieder ins Basische zu bewegen. In dem unerschlossenen Zustand hat es meist keinen Sinn, einen Menschen dazu zu bewegen, vollvegetarisch essen zu lernen – er wird es nicht können, weil er noch zu sehr am „Fleischlichen“ hängt. Dieser Hang wirkt sich über die Psyche auch ganz physisch aus. Ist das Thema in Bearbeitung: Lösen von allem Materiellen und allen materiellen, auch menschlichen Hüllen – wir treffen einander als Seelen sowieso wieder – dann kann der Mensch auch von der Psyche her sich eher den gesunden, vegetarischen, basischen Lebensmitteln zuwenden. Dadurch baut er die Harnsäure in seinem Körper ab und die Körpersäfte werden wieder dem Ur-Klima des Körpers angepaßt. Der Körper sollte auf eine Struktur angehoben werden, wo der Morgenurin einen Ph-Wert von 7,25 -8,0 aufweist, dann sind die körperlichen Faktoren weitestgehend gebremst.

In Wechselwirkung zwischen der lichtvollen, basischen Nahrung und der psychischen Loslösung von allem, woran man einst geklammert hat, wird man eine zunehmende Leichtigkeit feststellen. Diese Leichtigkeit muss sich nicht in Kilos auswirken, sondern einfach in dem Gefühl von Schmerzrückgang und zunehmender Beweglichkeit. Dr. Schnitzer und viele andere Ärzte entdeckten den Segen der Rohkost, wenn der Körper wieder umgestellt ist und sie sachte aber sicher verträgt. Unter der Rohkost verloren die meisten Menschen ihr Rheuma, wenn die seelischen Ursachen gleichzeitig bearbeitet wurden.

Ein sehr gutes weiteres Mittel, um Rheuma abzubauen, sind die von Dr. Stratz und Kollegen entwickelten Kältekammern, wie es sie zum Beispiel in der Rheumaklinik in Bad Säckingen gibt. In diesen Kältekammern strömt trockene Kälte aus Düsen, flüssiger Stickstoff mit minus 176 ° und der Mensch steht dort , angetan mit Bikini, Ohrenschützern, Handschuhen und Sandalen und hüpft und springt in dieser trockenen Kälte. Sie wirkt sich so wohltuend auf den Körper aus, weil der Körper, um unter dieser Kälte nichts zu erleiden, körpereigenes Kortisol ausschüttet. Nach sechs Wochen Kur mit täglicher Kältetherapieanwendung hat der Körper soviel Kortisol aufgebaut, dass er meist für ein Jahr schmerzfrei bleibt. Wird zusätzlich an den seelischen Ursachen gearbeitet, kann es sein, dass nach dieser körpereigenen Wärmeentwicklung durch die äußere Kälteeinwirkung wie im Hochofen alle Rheumafaktoren verbrannt werden und der Mensch gar nicht mehr eine zweite Therapie machen muss, wenn er dem Körper keine neue Belastung zufügt.

Eine automatische Kältetherapie erleben wir hier in Paraguay: Keines der Häuser hier besitzt Heizungen. Aber die Temperaturen fallen trotzdem auf bis zu 6 ° C am Abend und manchmal auch bis zu 2 ° C nachts. So. Dazu sind sie kaum isoliert. Also, was in Deutschland verboten ist: Hier sitzt man mit Mütze, Schal und vier Wollpullovern übereinander am Abendbrottisch oder im Büro, 3 Hosen übereinander, aber man hat kein Rheuma! Als mir in Peru die Menschen zum ersten Male sagten, dass Heizungen Rheuma fördern, konnte ich es kaum glauben. Jetzt weiß ich es, nachdem wir unseren ersten paraguayischen Winter dabei sind durchzustehen. Es gibt zwar auch immer wieder Tage, wo die Temperatur tagsüber auf 17 – 24 ° C ansteigt, aber abends ist es eben innen so frisch wie draußen...kein Rheuma! Der Körper muss sich stark machen.

Wichtig für den Nicht-Wiederaufbau von rheumatischen Faktoren sind ebenfalls das Vermeiden von Zucker. Es gibt mittlerweile eine Zuckerserie, die genau darstellt, dass der Verzehr von entmineralisiertem Weiß- und Rohrzucker Tod auf Raten darstellt, weil peu à peu alle Körperfunktionen in Mitleidenschaft gezogen werden. Nicht schaden dagegen tun die Ur-Zucker, naturbelassene Vollrohrzucker wie Ur-Süße, in denen das ganze Rohr verarbeitet wurde. Der mineralische „Abfall“, das Beste am Zucker, wird dann wieder in der isolierten Melasse verkauft. Warum läßt man es nicht gleich zusammen, wie es die Natur und richtigerweise bietet? Sinnigerweise wird die Melasse, die bei der Zuckerherstellung „abfällt", auch als Tierfutter verkauft, weil die Produzenten genau um den reichen Mineralgehalt der Melasse wissen: Dort sind nämlich in richtig aufeinander abgestimmter Form alle Mineralien enthalten, die der Körper zu seinem Aufbau und seiner Erhaltung braucht.

Auch im Weißmehl ist außer dem Kohlehydratkern nichts mehr enthalten. Deswegen ist es wichtig, vollwertige Getreide zu verzehren, die der Körper auch gut und leicht aufschlüsseln kann wie zum Beispiel Quinoa oder Hirse. Beide Getreide sind kleberfrei (glutenfrei) und verkleben aus diesem Grunde die Darmzoten, die für die Aufnahme der lebenswichtigen Stoffe da sind, nicht, sondern fördern durch ihren hohen Gehalt an Lichtpartikeln noch die „Lichtigkeit" und Fließbereitschaft des Körpers.

Arthrose, Arthritis und Gicht

Arthrose, Arthritis und Gicht haben eine ähnliche Vordisposition wie das Rheuma. Das Rheuma ist meistens generalisiert, das heißt, es tritt im ganzen Körper auf. Die Arthrose und Arthritis zeigen Stellen an, an denen man in diesem oder einem früheren Leben einem Menschen einmal unendlich wehgetan hat. In diesem Leben kann es sich um Schläge gehandelt haben, die man einmal ausgeteilt hat, es können Peitschenhiebe sein, die man auf Mensch oder Tier verteilt hat. Aber sehr oft zeigen sich in der Arthrose oder Arthritis auch Stellen, an denen man in einer früheren Zeit Menschen wehgetan hat. So zeigten sich Stellen, an denen im Mittelalter gefoltert wurde: Man denke nur an die verbundenen Bretter mit den winzigen Aussparungen für Handgelenke und Knöchel, die immer fester zusammengezogen wurden, um eine Aussage zu erzwingen, und diese Aussage wurde dann oft „freiwillig" geliefert, um den bestialischen Schmerzen zu entkommen. Das Opfer, welches diese Schmerzen aushalten musste, hat, solange es nicht verziehen hat, Phantomschmerzen in den betroffenen Gelenken, die sich aber in Grenzen halten und an das Unverziehenen erinnern, doch der Täter hat regelrecht Arthrose oder Arthritis, meist recht schmerzhaft, denn er befindet sich ja in der Austragung. Selbst nach der Vergebensarbeit läßt der Schmerz nur sehr allmählich nach. Erwiesenermaßen nützt in diesem Falle sogar eine Operation sehr wenig. Selbst wenn das betroffene Gelenk gereinigt, ausgeschabt oder gar ersetzt wird, schlägt sich die Belastung auf ein anderes Gelenk nieder, denn der Tatbestand muss ja ausgetragen werden. So kannte ich einmal eine Frau, die recht bissig zu ihrer Umwelt war. Ihr Mann durfte seine Kinder, die er sehr liebte, nicht mehr regelmäßig sehen, und auch ansonsten hatte sie allerlei an ihm und seinen Gepflogenheiten auszusetzen, bis er schließlich verstummte. Ihr Knie zeigte eine ausgesprochen schwere Arthrose. Eine teure Knieoperation brachte auf dem einen Knie etwas Erleichterung, doch dann schlug die Belastung ins andere Knie, welches sich in der Folge schwer entzündete: Die Ursache war nicht ausgetragen, die Verhaltensweise war nicht geändert, und so musste ein weiteres Gliedmaß die Austragung übernehmen.

Daheraus erkennen wir, dass es unendlich wichtig ist, beim Auftauchen jedes Schmerzes in den Schmerz hineinzufragen, was er uns denn signalisieren möchte, und ob wir etwas an unserem jetzigen Verhalten ändern möchten. Unser damaliges Verhalten schlägt sich nämlich meist im Verhalten dieses Lebens wieder nieder, auch wenn es vielleicht nur gedanklich sein mag. So erzählte mir einmal eine gute Bekannte von ihrer Mutter, die schwere Hüftarthrose hatte: „Meine Mutter kann aber gar nicht unter das Kapitel Hüfte = üble Nachrede fallen, wie es in Band 1 „Heilung von der Seele her“ beschrieben wurde. Sie ist immer so nett zu allen Menschen.“ Kurze Zeit später erzählte sie mir, wie ihre Mutter allmählich dement geworden sei und nun nicht aufhöre, über all die Menschen, von denen sie bisher immer so süß gesprochen habe, zu schimpfen und über sie herzuziehen. „Ich merke, dass die Aussage doch stimmt“, sagte sie. Viele Menschen können ihr wahres Gesicht oft auch jahre-, ja jahrzehntelang hinter einer freundlichen Maske verbergen, selbst gegenüber ihren engsten Angehörigen. Ein in früheren Zeiten sehr straffreudiger Herr, der seinen Kindern immer schnell auf die Finger geschlagen hat, hatte jahrelang Schmerzen an seinen Händen: Die Finger schliefen ein, taten weh und es bedurfte enormer Anstrengungen, um diese weiterhin beweglich zu halten.

Wurden in diesem Leben keine Ursachen gefunden, so bezog sich der Schmerz oft auf ein früheres Leben, welches auch schon unendlich weit – für unsere Begriffe – zurückliegen konnte. Ich hatte schon Menschen kennengelernt, die Sklaventreiber waren und mit Peitschenhieben und sonstigen Strafen nicht gespart haben. Ihre Schultern, Schulterblätter und insbesondere die Brustwirbelsäule waren befallen und taten enorm weh. Durch die Vergebensarbeit, die sich in diesen Fällen an die Seelen in den Seelenreichen wendet und dort genauso schnell ankommt wie ein Gedanke hier auf der Erde bei einem Mitmenschen, konnten die seelischen Ursachen gelöst werden. In der Folge wurden die starken Schmerzen gelindert, und physikalische Therapie, Massagen und Naturheilmittel begannen allmählich zu helfen.

Die wichtigste Frage, die ein von Arthrose oder Arthritis, Gicht oder partiellem Rheuma befallener Mensch sich stellen sollte, ist: Wo habe ich meinem/n Mitmenschen einmal wehgetan? Welche Situationen steigen in einer stillen Stunde da in mir auf? Habe ich bereits über einen längeren Zeitraum versucht, diese aufsteigenden Situationen zu unterdrücken und statt dessen mich selbst zu rechtfertigen? Warum habe ich das getan? Wenn ich mir ehrlich gegenüberstehe, wen habe ich so behandelt, wie ich selbst auf keinen Fall behandelt werden möchte? Zu wem habe ich Worte gesagt, die ich keinesfalls über mich hören möchte? Wem gegenüber habe ich mich emotional oder konkret grausam verhalten?

Die Beantwortung dieser Fragen führt mich immer näher an die seelischen Ursachen meiner Krankheit heran, und da, wo ich mich ehrlich und ohne verdrängen zu wollen, anzuschauen bereit bin, zeigen sich auch die inneren Gefühle oder Bilder, die mir auf meiner Spurensuche weiterhelfen.

Eins kann mir auch noch weiterhelfen: Die recht Seite zeigt oft die konkreten Hiebe, die ich ausgeteilt habe. Die linke Seite zeigt mir, wo ich emotional meinen Mitmenschen verletzt habe. Deswegen zeigt sich in vielen Fällen die Arthrose oder Arthritis zuerst auf der linken Seite, an der Stelle der emotionalen Verletzung, die ich Menschen zugefügt habe. Die konkreten Verletzungen sind eher rar. Wird jedoch das linke Gliedmaß „repariert“, zum Beispiel durch eine Operation, so übernimmt das rechte Gliedmaß die Stelle der Austragung, auch wenn die Tat nur emotional erfolgte.

Die Gicht bezieht sich in vielen Fällen auch auf das Raffen, das bedeutet: Der Mensch orientiert sich an materiellen Werten und deren Anhäufung und sieht darin den Sinn seines Lebens. Gleichzeitig, und das ist das Schlimme, läßt er aber Menschen unter seiner Raffgier leiden. Sie kommen entweder emotional zu kurz oder werden materiell so kurz gehalten, dass sie im Vergleich zu dem, was eigentlich vorhanden ist, nur einen Bruchteil erhalten. Der größte Teil geht zu dem Menschen, der seiner Raffgier frönt. Gelder werden angelegt in Lebensversicherungen, Rentenversicherungen, Aktien und Fonds und schlußendlich leidet die Partnerschaft so dermaßen unter diesem Kurzgehaltenwerden, dass der freier leben wollende Partner oft ausbricht und in diesem Moment bricht der Geiz des gichtigen Partners durch: Alles wird rechtzeitig auf seinen Namen überschrieben, ehe der Partner richtig merkt, dass das gemeinsame Kapital nur auf dem Konto des einen Partners verschwunden ist! Immer wieder erlebe ich solche Fälle, wo gemeinsam erwirtschaftete Gelder verschwinden oder wo Ehepartner in Trennungsphasen ihrem getrennt lebenden Partner so wenig Geld zukommen lassen, dass es zum Himmel schreit. Oft haben die geschädigten Partner nicht einmal den Mut, sich gegen diese Schädigung zur Wehr zu setzen. In diesem Falle erkläre ich ihnen aber, dass es wichtig ist, dieses zu tun, denn dadurch wird das Ego des raffgierigen Partners abgeschmolzen. Kommt nämlich ein so raffgieriger Partner eines Tages an seinen Lebensfilm, so wird er feststellen, aß nur eine sehr dunkle Ebene auf ihn wartet, in der er mühsam das Teilen lernen muss. Oft klagen diese Partner nach dem Übergang ihre Hinterbliebenen an: Warum hast Du es mir denn nicht deutlicher gesagt, wie wichtig es ist, dass ich teile? Du hast es doch gewußt!

Um diese Situation zu vermeiden, müssen wir handeln. Immer wieder ermutige ich die Benachteiligte, sich zur Wehr zu setzen und einen offiziellen Versorgungsausgleich anzustreben, der ihnen auch gebührt. Denn nur dadurch lernt die Seele des Raffgierigen teilen, und kann in bessere Ebenen aufsteigen. Ist dies nicht möglich und sind Gelder schon verbracht oder verpraßt worden, so ermutige ich die Menschen, ihren Mitmenschen zu vergeben, damit sie nicht noch einmal dieselbe Situation miteinander aushandeln müssen, was automatisch der Fall wäre, wenn keine Vergebensarbeit erfolgt. Täter und Opfer sind so lange aneinander gebunden, bis das Opfer seinem Täter vergibt. Nach dem Gesetz der Vergebensarbeit wird das entstandene Loch nach dem Vergeben auch wieder ausgeglichen: Entweder durch verstärkte Mithilfe freundlicher Menschen oder durch einen Zufluß von Geldern, die vorher durch den Groll gestaut waren. Oft läuft der Ausgleich auch darüber, dass der Mensch rein körperlich wieder schmerzfreier und damit stärker wird und in der Folge eine kleine Tätigkeit annehmen kann, die ihm das Verlorene zurückersetzt und ihm zusätzlich noch netten sozialen Kontakt beschert. Also: Vergeben lohnt sich – es muss nur wirklich aus der Tiefe sein, also auch aus dem Emotionalkörper heraus. Wie kann ich das erkennen: Wenn ich meinen Fall noch einmal schildere und kein Groll mehr in mir aufsteigt, sondern nur noch die Sicherheit: „Der Schöpfer macht schon alles richtig. Sein Gesetz von Ursache und Wirkung wirkt und wird auch meinen Partner richtig schulen, dass er merkt, was er alles verkehrt gemacht hat. Früher oder später wird er es auch wissen..." In diesem Falle bin ich frei und kann den Gichtpartner oder den raffgierigen Partner ohne Groll seiner Wege ziehen lassen, ohne mich emotional weiter an ihn zu binden, sei`s im Nachtragen oder auch – aufgepaßt! – in der Schadenfreude, wenn die Austragung auf ihn zukommt. Auch die Austragung muss emotionslos einfach als Wirkung des Gesetzes von Ursache und Wirkung gesehen werden, wenn sie wirklich emotionslos sein soll.

Weil viele Partner das einfach nicht schaffen, erfolgt oft vor der Austragung eine Trennung. Die volle Austragung erfolgt in dem Falle meistens erst dann, wenn der schuldlosere Partner vom verschuldeten getrennt ist und dieser die Austragung dann, ohne den schuldlosen Partner zu belasten, angeht. Da die Austragung oft über den Körper erfolgt, sollte der schuldlose Partner nicht noch zusätzlich mitbelastet werden, was im Falle eines Zusammenlebens automatisch der Fall wäre.

Der gichtbehaftete oder arthrose- oder arthritiskranke Mensch kann zur Selbstschulung sich folgende Aufgabe stellen: „Ich lasse mein gesamtes Leben noch einmal an mir vorüberziehen. Diesmal versetze ich mich aber nicht in meine Lage, sondern in die Lage meiner Mitmenschen. Wie sieht bei diesem veränderten Rollenspiel meine Gefühlslage aus? Wo würde ich mich und meine Reaktionen als Mitmensch nicht aushalten können?“ An diesem Punkte angekommen bin ich am Kern der Sache: Da, wo ich meine eigenen Reaktionen als mein Mitmensch selbst nicht ausstehen könnte, habe ich mich verschuldet. Denn niemand reagiert anders als ich selbst, wenn ich mich selbst in meinen Handlungen erlebe. Also begebe ich mich jetzt an die Arbeit und „wasche“ meine Reaktionen und Handlungen auf, ich entschuldige mich für sie. Erst dann kann mein Rheuma-, Arthrose-, Arthritis- oder Gichtpaket leichter werden. Mit diesen Gedankengängen fällt auch eine Handlungsweise weg, die sich immer wieder bei den Menschen zeigt: „Ich bin der Mittelpunkt der Welt. Um mich und meine Bedürfnisse hat sich alles zu drehen, egal wie die Mitmenschen darunter leiden.“ Diese Haltung muss dringend abgebaut werden und zugunsten einer gleichberechtigten und alle Menschen in derselben Wertigkeit sehenden Sichtweise geändert werden. Sonst hat’s die Seele eines Tages schwer...

Im Physischen ist nach vollzogener Vergebensarbeit auf folgendes zu achten: Auch Arthrose und Arthritis sind heilbar. Die schnelle Art und Weise sind zerriebene Hühnerknorpel, die der Körper, so schnell, wie er kann, an die defekten Stellen anbaut. Diese gibt es mittlerweile auch als Pulver zu kaufen. Dazu ist es wichtig, eine säurefreie Ernährung zu sich zu nehmen, bestehend aus Kombinationen von säuernden und basischen Obst- und Gemüsesorten, die in ausgewogenem Maße zu sich genommen werden sollten, so dass der Körper das Säure-Basen-Gleichgewicht halten kann. Wie schon in dem Kapitel „Rheuma" beschrieben, zeigt der Morgenurin, wie übersäuert oder basisch ich bin. Ein gutes Gewissen darf ich erst dann haben, wenn der Morgenurin dauerhaft den PH-Wert 8,0 anzeigt. In diesem Wertebereich habe ich meinen Körper mit der richtigen Säure-Basen-Kombination versorgt.

Speziell säuernd wirken alle Süßigkeiten und sämtliche Fleisch- und Wurstwaren sowie ein Übermaß am Fisch. Auch Käse wirkt säurebildend und zudem anlagernd. Das in ihm enthaltene Lab arbeitet auch im Blut weiter und verdickt es, was für die Gerinnung des Blutes eine katastrophale Auswirkung hat und zu Thrombosebildung führt. Oft genug ist die Arthrose aufgrund der Nahrungszusammensetzung auch mit Thrombosebildungen gekoppelt.

Deswegen empfiehlt sich auch hier eine gute Vollwertkost, die mit möglichst vielen basisch wirkenden Obst- und Gemüsesorten ausgestattet werden soll.

Zusätzlich ist das Kastaniensuppenrezept von Hildegard von Bingen zu empfehlen:

1 Teelöffel Hildegard-Suppe mit 1 Eßlöffel Dinkelmehl und 1 – 2 Eßlöffel Eßkastanienmehl verrühren mit 1/3 l Wasser aufkochen und die daraus erhaltenen Suppe kurz vor dem Schlafengehen

trinken. Im Schlaf wird das Kastanienmehl langsam aufgenommen und an den fehlenden Stellen des Körpers zu Knorpelmasse aufgebaut. Dieser Prozeß geht zwar etwas langsamer als der Anbau des Hühnerknorpels, gibt aber dafür die Garantie, dass der Knorpel wirklich aus körpereigenem Material aufgebaut wird und dementsprechend gut hält.

Polyarthritis

Die Polyarthritis ist eine Krankheit, bei der sich die Finger und die Zehen ganz von allein nach außen verbiegen und sehr weh tun. Fast niemand hat bisher ein Mittel gefunden, diese Deformation aufzuhalten. Bei Patienten mit Polyarthritis frage ich zuerst immer nach dem Umfeld: Hat der Klient etwas verloren, zum Beispiel seine Heimat, sein Gut, seinen Hof, sein Haus während des Krieges? Lag irgendwo ein arger Verlust vor, eventuell auch ein menschlicher? Hat der Klient seinen Partner verloren, sei's durch Scheidung, sei's durch innere Abwehr, wenn dieser noch physisch anwesend sein sollte, sei's durch eine weitere Beziehung, die dieser innerhalb der Ehe eingegangen ist? Oder hat er / sie seinen Beruf verloren, an dem er stark gehangen hat?

Polyarthritis ist eine Klammerkrankheit. Diese Menschen schaffen es nicht, einen einmal erlittenen Verlust zu überwinden. Sie klammern sich an das Thema fest und erzählen auch immer wieder davon. Sie können nicht loslassen und schon gar nicht begreifen, dass manche Lösung eine Lösung zum Besseren ist. Eine Frau erzählte mir im Rahmen ihres Kuraufenthaltes einmal, dass sie fürchterlich von ihrem Mann betrogen und hintergangen worden sei. Der Mann habe sie sogar verlassen. Sie schimpfte in den höchsten Tönen über diesen unmöglichen Mann – aber wenn man sie fragte, ob sie denn nicht mit ihm Schluß machen und mit einem anderen Partner ein neues Leben anfangen wolle, so war das unmöglich, ausgeschlossen und kommt sowieso nicht in Frage – dann hat man ja nichts zum Schimpfen und zum Klammern mehr, stellte ich fest, denn war es nicht ihr Mann, so hörte sich die Geschichte über ihre Schwiegerfamilie und ihre Schwager/Schwägerinnenbeziehungen und über Kollegen und ihre eigenen Kinder ähnlich an. Sie brauchte immer etwas, an dem sie sich negativ schimpfend festhalten konnte, statt zu verzeihen und neu anzufangen. Sie konnte nicht loslassen, so sehr man ihr auch Alternativen aufzeigte. Die Platte des Gejammeres spielte sich immer wieder von vorne ab.

Was macht man da als Therapeut? Nun, in diesem Falle fühlte ich mich auch recht hilflos, und, gewarnt durch dieses Erlebnis, frage ich zuerst die Patienten, die mit der Frage nach der seelischen Ursache von Polyarthritis kommen, ob sie denn überhaupt etwas an ihrem Leben ändern wollen. In manchen Fällen, insbesondere im Anfangsstadium dieser Krankheit, hat die umfassende Aufklärung über diesen Klammermechanismus, der eben im Kopf beginnt und sich in den Gliedmaßen äußert, ein solches Umdenken bewirkt, dass die Menschen tatsächlich in der Lage waren umzudenken und ihr Leben neu umzugestalten, denn um das geht es letztendlich. Man muss das Zerfließende abfließen lassen, ohne Groll dabei zu entwickeln, und in der Lage sein, aus dem neu gebotenen Brachland wieder eine wertvolle Weide für Gottes Willen in sich selbst zu entwickeln. Wenn dieser sich anschließend manifestiert, wird der Klient erstaunt feststellen, dass es sich gelohnt hat, denn der Neubeginn ist weit besser als der alte Zustand. Es ist vergleichbar mit dem, dass ein Mensch ein Güllefaß ausleeren soll, um es zu putzen und anschließend als Frischwasserreservoir zu nutzen, aber er hält dermaßen an seiner Gülle fest, dass sie ihm zum Schluß den ganzen Körper vergiftet. Sicher, den Mut zum Neubeginn muss man aufbringen, aber wer das Positive dahinter sieht, der hat diese Krankheit schon halb überwunden. Wenn er auch in Gedanken nicht mehr schmollt, wird der Körper auch in Zukunft sauber und schmerzfrei bleiben. Bezeichnerderweise haben nämlich viele Polyarthritispatienten gleichzeitig Schmerzen im Iliosakralgelenk, dem Ort des Grolles (siehe „Heilung von der Seele her“, Band 1, Kapitel Rückenschmerzen). Kommen dazu noch Flüche über den einst so geliebten Menschen, über das verlorene Land oder Gut, oder sogar Flüche gegen Gott, der ja nun wirklich nichts für den Unfug, der auf dieser Welt veranstaltet wird, kann, sondern den Menschen nur traurig zuschauend den freien Willen lassen muss, so schlagen sich diese zusätzlich noch im Magen nieder und verursachen ein Dauerunwohlsein, welches durchaus in Magengeschwüren enden kann. Die Koppelung dieser drei Krankheiten ist sehr oft zu bemerken, die Polyarthritis gekoppelt mit Groll, der sich im „Ischias", in Ischialgien niederschlägt, und mit Magenbeschwerden.

Das einfachste, wenn auch schwierigste Mittel gegen diese Beschwerden ist die Annahme des Schicksals und die Dankbarkeit darüber, selbst wenn man im Heute nicht weiß, warum etwas so ist – es hat seinen Sinn, wie man oft erst rückschauend bemerken wird. Es wird nur wahrscheinlich auch das einzige wirklich wirksame Mittel sein, denn über diesen Weg des Loslassens und Vergebens wird gerade der so gelagerte Klient noch öfters geführt werden müssen, und das Klammern zu verlernen und loszulassen, freizuwerden von der Erdenschwere. Beim Durchgang durch den Lichttunnel[1] muss der Mensch nämlich in der Lage sein, alles loszulassen, was ihn an die Erde bindet, sonst kann er nicht durch diesen Lichttunnel in die ewige Heimat zurückkehren und bleibt an die Erde mit ihrer Schwere gebunden. George Ritchie hat in seinem Buch genügend Beispiele für erdgebundene Seelen und ihre Aufenthaltsorte auf der Erde gegeben.

---

[1] Siehe George Ritchie: „Rückkehr von morgen", Larmann-Verlag

So wie der Geist verknöchert ist, so verknöchert auch der Körper. Und so wie der Geist immer wieder frisch schimpft und hadert, so entzünden sich auch die Gelenke und schmerzen dementsprechend.

Weichteilrheumatismus

Der Weichteilrheumatismus entsteht dann, wenn die Menschen anderen subtil wehtun. Diese Haltung kann sich dann entwickeln, wenn der Mensch zum Beispiel total anders denkt als er redet. Er redet nach außen schön, denkt aber ständig über den anderen „Du A....rmleuchter". Die Seele des anderen spürt es zwar, der Mensch kann es aber nicht einordnen, weil er ja nur die gesprochenen Worte hört. Diese Haltung des zwiespältig denkenden Menschen verursacht den Weichteilrheumatismus. Oft sind es auch die Menschen, die ein „Mobbing" verursachen. Nach vorne hin tun sie schön, und hinterrücks wird über den betreffenden Menschen geredet und sein Wesen zunichte gemacht. Über ihn wird gemeckert, auch wenn das Getane gar nicht schlimm ist und nicht mehr Fehler gemacht werden als jedem normalen Menschen unterlaufen. Alles, was der „angepeilte" Mensch tut, wird zunichte gemacht.

Viele der Weichteilrheumatiker sollten auch einmal ihre Haltung überprüfen:

- Stelle ich noch arge Forderungen an meine Umwelt?
- Verlange ich noch Kadavergehorsam, wie es mir eigentlich gar nicht zusteht?
- Lasse ich den anderen auch einmal entsprechend seinem Denkmuster handeln oder spreche ich ihm jede Qualifikation ab?
- Erwarte ich, dass der andere mir meine Wünsche von den Augen abliest oder spreche ich sie ruhig und gelassen aus, ohne zu erwarten, dass der andere meine Wünsche und Bedürfnisse „hellsichtig" erahnt?

Für den Weichteilrheumatiker ist es also unbedingt erforderlich, dass er alle Erwartungen an seine Mitmenschen abstellt, sich liebevoll und genau auszudrücken lernt und den Gegenüber so belässt, wie er ist, mit all dessen andersartigen Denkweisen und Vorstellungsmustern. Seine Aufgabe ist es, den Mitmenschen so zu sehen, wie er sich darstellt, und ihn in Liebe anzunehmen, und daraufhin erst erwartungslos den zwischenmenschlichen Kontakt – auch in der Pflege und Bedürftigkeit – in liebevoller Zuwendung, die aber echt sein muss, herzustellen. Mit dieser Akzeptanz des anderen, wie er ist, verschwindet mehr und mehr der Weichteilrheumatismus, der nichts anderes als ein kontinuierliches „Sauer-Sein" darstellt.

Im Physischen braucht der Mensch mit Weichteilrheumatismus eine sehr basische Nahrung. Fleisch und harnsäurebildende Lebensmittel müssen weggelassen werden, der PH-Wert des Morgenurins sollte ständig auf 7,5 sein, um Schmerzfreiheit zu gewähren. Dazu gehört nun einmal eine gewisse Kostumstellung auf nicht säurebildende Nahrung.

Ebenso, wie im Kapitel „Alzheimer" beschrieben, muss das Umfeld weitestgehend strahlungsfrei sein, da die heute immer stärker werden Strahlung ebenfalls unsere Zellen angreift und zersetzt. Dazu lohnt es sich, die Wohnung mit feinsten Geräten einmal richtig ausmessen zu lassen, damit Störfelder abgebaut werden können. Erst, wenn die Zellen des Körpers wieder auf 50 Milllihertz schwingen dürfen, statt, wie heute mittlerweile fast überall üblich, Hochfrequenzen ausgesetzt zu sein, kann der Körper sich regenerieren.

Der Übergang, bei uns immer noch der „Tod“ genannt

Wenn trotz bester Vorsichtsmaßnahmen und trotz guter Pflege des Körpers die Uhr des Lebens dennoch abgelaufen ist, so braucht man wirklich keine Bedenken zu haben. Warum? Der Tod ist nichts. Er existiert nicht. Nanu? Wieso denn das?

Der Tod ist lediglich ein **Herausschlüpfen aus der Hülle des Körpers** und die Seele, sprich: das gesamte Bewusstsein in der Form des Menschen, steht neben dem Körper und hört alles, sieht alles, was um ihn herum geschieht. Deswegen: Vorsicht, was man in Gegenwart eines Verstorbenen über ihn redet! Woher wissen wir das? Nun, in den letzten Jahrzehnten haben immer wieder Menschen Nahtoderlebnisse gehabt, wo wirklich der Arzt schon den Totenschein ausgestellt hat, also waren diese Menschen wirklich physisch tot. Lassen Sie uns einmal hören, was George Ritchie als junger Soldat über seinen Tod berichtet[1]:

Er wurde mit einer Lungenentzündung ins Lazarett eingeliefert. „Meinen Sie, dass sie eine Minute stehen können?“ fragte (d)er (Arzt)...Er tippte auf eine kleine Rundung. „Können Sie Ihr Kinn darauf legen? So ist es richtig. Jetzt halten Sie mal für eine Sekunde die Luft an.“ Die Männer ließen meine Arme los und gingen mit dem Techniker hinter die Schutzwand. Ich hörte es klicken und surren.

---

1 George Ritchie: „Rückkehr von morgen“, Francke-Verlag, ISBN 3–88224–837-8, Seiten 26 - 28

Das Surren hörte nicht mehr auf. Im Gegenteil, es wurde lauter. Das Surren war in meinem Kopf, und meine Knie waren plötzlich wie aus Gummi. Sie knickten um und ich fiel hin, und in der ganzen Zeit wurde das Surren noch lauter.

Mit einem Ruck setzte ich mich hin. Wie spät war es? Ich blickte zum Nachttisch, aber sie hatten meinen Wecker mitgenommen. Ich schaute mich um. Ich war in einem kleinen Raum, den ich nie zuvor gesehen hatte...Meine Uniform war nicht auf dem Stuhl! Ich schaute darunter. Dahinter...Wo sonst konnten sie es in diesem kleinen Verlies gelassen haben? Vielleicht unter dem Bett? Ich drehte mich um und erstarrte.

Jemand lag **in** diesem Bett!

Ich ging einen Schritt näher. Es war ein ziemlich junger Mann mit kurzem braunem Haar. Er lag sehr still. Aber...das war doch unmöglich! Ich war doch gerade aus diesem Bett aufgestanden! ...Ich eilte aus dem kleinen Raum und schaute mich um...Direkt gegenüber von mir stand die Tür zum Medikamentenraum offen, das Licht war an, aber kein Sani. Ich...trat hinaus in den Korridor. Ein Feldwebel kam mir entgegen...“Entschuldigen Sie, Feldwebel" sagte ich. „Haben Sie den Sani der Station vielleicht gesehen?“ Er antwortete nicht. Blickte mich noch nicht einmal richtig an. Er ging nur geradewegs auf mich zu, ohne langsamer zu werden. „Passen Sie auf!“ schrie ich und sprang zur Seite.

Im nächsten Augenblick war er an mir vorbei und ging den Korridor hinunter, so als hätte er mich nie gesehen, und ich konnte nicht begreifen, warum wir nicht zusammengestoßen waren. (...) Angenommen, ich war derjenige, der irgendwie verändert war. Wie wäre es, wenn ich auf irgendeine, unmögliche, unvorstellbare Weise meinen Körper verloren hätte, meine Fähigkeit, Dinge zu greifen, mit dieser Welt in Berührung zu kommen? Sogar gesehen zu werden?... Und plötzlich erinnerte ich mich an den jungen

Mann, den ich im Bett in dem kleinen Krankenzimmer gesehen hatte.

Wie, wenn das womöglich... ich gewesen wäre? Oder nur der stoffliche, feste Teil von mir, der auf irgendeine unerklärliche Weise von mir getrennt wurde?...und so fing die ungewöhnlichste Suche an, die jemals stattgefunden hatte : Die Suche nach mir selbst... In der nächsten Schlafkammer – keiner. Das Bett war abgezogen. In der letzten: Ich zuckte zurück, erschrak. Da war jemand im Bett, aber das Laken war ihm ganz über den Kopf gezogen worden, nur die Arme lagen außerhalb der Decke. Merkwürdig steif und gerade sahen diese Arme aus, unnatürlich, die Handflächen nach unten gekehrt...

Am dritten Finger der linken Hand war eine kleine goldene Eule auf einem Oval eines schwarzen Onyx.

Langsam kroch ich vorwärts, die Augen auf die Hand gerichtet. Ich empfand irgendetwas Schreckliches daran...Der Mann in diesem Bett war tot! Ich empfand dasselbe Widerstreben wie das letzte Mal, als ich in einem Raum einer toten Person gegenüberstand. Aber... wenn das mein Ring war, dann – dann war ich es, der von mir getrennte Teil, der da unter dem Bettlaken lag. Bedeutete das etwa, dass ich...

Es war das erste Mal während dieses ganzen Erlebnisses, dass das Wort „Tod" in Verbindung mit dem erschien, was geschehen war.

Aber ich war doch nicht tot! Wie konnte ich tot sein und gleichzeitig hellwach! Ich dachte...Der Tod war etwas anderes. Tod war... ich wusste es einfach nicht. Verbleichen. Nichts. Ich war ich, hellwach, nur ohne den Körper, mit dem ich mich sonst bewegte!

Wie wahnsinnig griff ich nach dem Betttuch und versuchte, es zurückzuziehen, versuchte, die Gestalt in dem Bett zu enthüllen.

Doch all meine Anstrengungen bewirkten nicht einmal die geringste Luftbewegung in dem kleinen Raum."

Hier sieht man, wie die Seele den Tod empfindet – sie weiß es nicht einmal, dass sie tot ist! Und so ist es tatsächlich: Die Seele schlüpft aus dem Körper heraus und bewegt sich, wundert sich nur über die Schnelligkeit, mit der sie sich in ihrem schwerelosen Zustand bewegen kann – sie sieht alles und hört alles. Daher kommt es, dass manche Seelen über Jahrhunderte noch nicht wissen, dass sie tot sind, und verbleiben in ihrer Wohnstätte, gehen täglich zur Arbeit, beschimpfen den, der da auf einmal auf ihrem Stuhl sitzt – und werden nicht gehört![1] „In einem Raum saß ein grauhaariger Mann in seinem Schreibsessel und diktierte einen Brief in den rotierenden Zylinder. Hinter ihm stand, nicht zwei Zentimeter von ihm entfernt, ein anderer Mann, vielleicht zehn Jahre älter, und versuchte wiederholt, nach dem Mikrofon zu schnappen, als wollte er es der Hand des anderen entreißen.

„Nein!" schrie er, „wenn Du 100 Gros bestellst, werden sie mehr berechnen. Nimm 1000 Gros auf einmal! Pierce hätte dir ein besseres Angebot gemacht. Warum hast Du Bill den Job übergeben?" Er fuhr unaufhörlich fort, korrigierte, gab Aufträge, während der Mann auf dem Stuhl ihn anscheinend weder sah noch hörte."

Da wundert es einen auf einmal nicht mehr, dass immer wieder erzählt wird, dass es in alten Schlössern und Gemäuern „spukt". Nichts anderes als Seelen sind es, die einfach nicht wissen, dass sie ihr Erdenleben schon beendet haben. Ebenso fühlt es sich oft nachts in der U-Bahn an, als ob sie rappelvoll wäre, während in Wirklichkeit nur wenige Menschen darin sitzen. Wenn man be-

---

[1] George Ritchie, a.a.O.: Seite 43

denkt, dass sich dort oft Unmengen von Seelen aufhalten, die den Weg ins Licht noch nicht angetreten haben, wundert einen nichts mehr.

In einem Schloss in der Nähe von uns hieß es auch, es spuke nachts. Ein absolut ungläubiger, wissenschaftlich denkender Mensch wollte das Gegenteil beweisen. Er nistete sich eine Nacht im Gästezimmer ein. Auf einmal ging um Mitternacht die Türe auf und im fahlen Licht sah er eine durchscheinende Gestalt, die es schaffte, ihm die Bettdecke wegzureißen. Er schrie auf und saß senkrecht im Bett, während die Gestalt ihm Zeichen machte, mitzukommen. Aus dem großen Saal, in dem erwiesenermaßen nichts stand, ertönte leise Spinettmusik. Er ging mit dieser Gestalt die Treppe herunter und sah noch mehr von diesen durchsichtigen Gestalten, alle gekleidet im Stile der Epoche, sich zu den Klängen dieses Spinetts drehen. Sie forderten ihn sogar auf mitzutanzen. Bis um vier Uhr dauerte der Tanz, und dann war auf einmal alles weg – wie weggeblasen. Nun wusste dieser wissenschaftlich denkende Mensch, dass es sehr wohl Seelen gab, die in den Schlössern fest hängen und dort durchaus noch ihr „Leben" weiterleben, obwohl er es nie zuvor geglaubt und alle verlacht hatte, die ihm solches schon berichtet hatten. Von da an war er von seinem Unglauben kuriert.

Wie die Seelen es im körperlosen Zustand im Laufe der Zeit schaffen, dass sie solche Energien aufbringen, dass sie Dinge bewegen können, weiß ich nicht, aber es geht. Sie haben ja auch genug Zeit zum Üben – sie sind ja schon „tot". Immer wieder berichten Menschen, gerade auch von den noch „bewohnten" Schlössern in Schottland, dass auf einmal Türen in Höhen von Türmen aufgehen, an die kein Mensch herankommt, nicht einmal mit der längsten Leiter. Dann bleibt die Türe auf einmal eine Weile offen, so, als ob jemand lüften wollte, und nach einiger Zeit schließt sie sich wieder, aber ohne vom Wetter oder Wind bewegt worden zu sein. Na ja, die Turmstube ist dann offensichtlich noch bewohnt, obwohl niemand – oder nur wenige Menschen - den Bewohner physisch sehen kann...

In meiner Arbeit habe ich immer wieder Anfragen von Menschen, die mich bitten, in ihren alten Häusern nachzuschauen, ob noch eine Seele darin wohnt. Ungute Gefühle, zuschlagende Türen ohne Wind, knarrende Treppen, obwohl niemand auf ihnen läuft, und ähnliche Phänomene zeigen die Aktivitäten hängengebliebener Seelen an. Ich rede dann mit den Seelen und bitte sie, doch zu erkennen, dass sie nicht mehr unter den Lebenden weilen und dass sie jetzt eine andere Ebene aufsuchen mögen, in die sie mit ihrem „Lichtwesen an der Seite“ gehen.

Lichtwesen an der Seite? Wieso denn das? Hören wir einmal zu, was George Ritchie weitererzählt:[1]

„Voller Verzweiflung sank ich letztlich vor dem Bett nieder...Dort, gerade dort war meine eigene Gestalt und Substanz, jedoch so weit entfernt von mir, als ob wir verschiedene Planeten bewohnten. War das der Tod? Die Trennung eines Teiles der Persönlichkeit von dem Rest?

Ich war mir nicht sicher. Das Licht in dem Raum begann, sich zu verändern, plötzlich bemerkte ich, dass es heller wurde, viel heller, als es vorher gewesen war...Ich war erstaunt, wie die Helligkeit zunahm. Sie kam von nirgendwo her und schien überall gleichzeitig zu sein...Alle Glühbirnen dieser Station konnten nicht so viel Licht ausstrahlen. Alle Birnen der Welt konnten es nicht! Es war unmöglich hell: Es war wie das Licht von einer Million Schweißbrennern, die auf einmal arbeiteten...Jetzt sah ich, dass

---

1 George Ritchie, a.a.O. Seite 36 ff.

es nicht ein Licht war, sondern ein Mann, der den Raum betreten hatte, oder vielmehr ein Mann aus Licht, obwohl dies genauso wenig möglich war für meinen Verstand wie die unbeschreibliche Intensität der Helligkeit, die seine Gestalt ausmachte.

In dem Moment, als ich ihn wahrnahm, bildete sich in meinem Sinn ein Befehl wie von selbst: „Steh auf!“ Die Worte kamen aus meinem Inneren, dennoch hatten sie eine Autorität, wie sie meine Gedanken nie hatten. Ich sprang auf meine Füße, und als ich das tat, bekam ich die erstaunliche Gewissheit: „Du bist in der Gegenwart des Sohnes Gottes!“

Ja, das ist wirklich das Erstaunlichste, auf das wir uns freuen dürfen: Beim Übergang ist **Gottes Sohn, Christus, in Wirklichkeit die Lichtgestalt, die uns alle abholt**! Viele Nahtoderlebnisse berichten von derselben Lichtgestalt, doch nicht alle erkennen Ihn. Sie berichten einfach von „der Lichtgestalt an ihrer Seite.“ Doch so sicher, wie Christi Wort ist: „Niemand kommt zum Vater denn durch Mich“, genauso sicher ist es, dass Er uns selbst abholt. Nur bis die Seele erkennt, dass Er es ist, vergehen manchmal noch lange Zeiten, in denen sie Ihn erst kennen lernen muss. Aber ebenso sicher, wie Er sagte, dass Er 99 Schäfchen stehen lassen würde, um das 100ste zu holen, genauso sicher ist er neben jedem von uns, wenn es an den Übergang geht. Nur müssen wir dann auch bereit sein, ihm zu folgen. Und das ist das Wichtigste, was uns aus der Erdenschwere entbindet und uns von dem Planeten Erde wegzieht: **Wir** müssen bereit sein, Ihm zu folgen, sonst kann Er uns nicht weiterführen, weil wir dem freien Willen entsprechend sonst auch in der Erdatmosphäre hängen bleiben würden und somit auch zu den erdgebundenen Seelen gehören würden, die verzweifelt versuchen, hier ihr Leben weiterzuführen, ohne gesehen und gehört zu werden! Also lösen wir uns aus der Erdatmosphäre und gehen wir mit Ihm, wenn er dereinst neben uns steht! Er versprach uns ja: „In Meines Vaters Haus sind viele

Wohnungen!“ Oh ja, die Wohnungen auf allen Ebenen, entsprechend dem Bewusstseinszustand des Menschen angepasst, sind so vielfältig, dass wir uns davon keine Vorstellung machen können. Jeder kommt nach diesem Erdenleben genau in die richtige Ebene, wo es nicht zu hell und nicht zu dämmerig ist, damit, wie in einer guten Schule, die Seele weder unter- noch überfordert ist. Dort kann sie entsprechend ihrem Reifegrad weiterlernen.

Selbstmord

Selbst, wenn eine Person Selbstmord begangen hat, ist Er an ihrer Seite, nur muss Er sie in die Selbstmörderebenen ziehen lassen. Dass es dort nicht gerade gemütlich ist, zeigt der Nahtodbericht von Angie Fenimore: „Jenseits der Finsternis“.[1]

„Ich schloss die Augen und wünschte den Tod herbei, Sofort sah ich etwas, das ich für das strahlende, durch meine Augenlider dringende Morgenlicht hielt...

Joanne hatte mir den Tod als Umarmung beschrieben, als warme, friedvolle Umhüllung, aber als ich hinüberging, war davon nichts da. Sie hatte mir von dem glänzenden weißen Licht erzählt. (...) Aber für mich gab es kein helles Strahlen, keine Arme, die darauf warteten, mich in die Gegenwart Gottes zu führen. Statt dessen war alles schwarz, als schwebte ich im Weltall und kein Stern würde leuchten.

Wo war ich? Um mich herum war alles schwarz. Meine Augen schienen sich anzupassen, und ich konnte klar sehen, obwohl es kein Licht gab. Ich war mir bewusst, dass ich auf etwas stand, was sich wie fester Boden anfühlte, aber da war nichts. Die Dunkelheit erstreckte sich in alle Richtungen und schien endlos, aber sie war nicht nur schwarz, sie war auch leer, ohne Licht. (...) Ich drehte den Kopf, um die dichte Finsternis zu erforschen, und sah rechts von mir Schulter an Schulter eine Handvoll anderer stehen, alles Teenager.

„Oh, wir müssen die Selbstmorde sein.“ Lachend öffnete ich den Mund, aber bevor ich die Worte formen konnte, purzelten sie her-

---

[1] Angie Fenimore: “Jenseits der Finsternis, Seite 111 und Seite 140 ff.

aus.(...) Dann wusste ich nicht, ob die anderen mich gehört hatten, bis der Junge neben mir reagierte. (...) Er sprach kein Wort mit mir. (...) Sein Gesicht war absolut ausdruckslos, seine Augen ohne Wärme oder Intelligenz. In gedankenloser Dumpfheit verharrten er und die anderen im Niemandsland der Dunkelheit. (...) Was auch immer sie dazu getrieben haben mochte, sich umzubringen – es war wahrscheinlich vorübergehend und lösbar. (...)

Ich landete am Rand einer dämmrigen Ebene und schwebte in der Dunkelheit, die sich erstreckte, so weit ich sehen konnte. (...) Der dichte, in sich feine Nebel besaß eine Masse – er schien aus Molekülen intensiver Dunkelheit zu bestehen – und konnte berührt und geformt werden. Sie war lebendig, diese Finsternis, und besaß eine Art Intelligenz, die absolut negativ, ja böse war. Sie saugte an mir, zwang mich zu reagieren und verwandelte meine Reaktionen dann in Angst und Grauen. Ich hatte in meinem Leben Schmerzen und Verzweiflung ertragen, die so groß waren, dass ich kaum noch handlungsfähig war, aber die drückende Qual dieser Beziehungslosigkeit war unvorstellbar.

Ich wusste, dass ich in einem Bereich der Hölle war, aber dies war nicht die typische „Feuer- und Schwefel“-Hölle, von der ich als kleines Kind gehört hatte. In meinen Kopf schob sich, geflüstert, das Wort „Fegefeuer“. (...)

Allmählich wurde ich mir eines kaleidoskopähnlichen Wirbels von Stimmen bewusst, und ich erkannte, dass die Kommunikation in diesem Reich mit Hilfe von Gedanken stattfand. Um mich herum hörte ich das Summen von Gedanken, als wäre ich in einem überfüllten, abgedunkelten Kinosaal und würde geflüsterte Gespräche auffangen. Es war schwierig, einzelne Gedanken zu unterscheiden, aber vor allen die einer Frau hoben sich ab. Sie war mittleren Alters, hatte eine hochaufgebauschte Frisur und rechtfertigte sich immer wieder; es war, als würde sie mit den Geistern ihrer Vergangenheit reden und versuchen, eine Schuldigen zu finden. Ich hatte den Eindruck, dass sie schon seit Jahren dort war und immer wieder dieselben dumpfen, sinnlosen Worte wiederholte, die niemanden von uns interessierten. Ich hatte ganz klar den Eindruck, dass sie Selbstmord begangen hatte.

Neben mir saß ein Mann, der ungefähr sechzig Jahre alt zu sein schien..(...) Als Bild des Jammers hockte er auf dem Boden, in schmutzigweiße Gewänder gehüllt und strahlte rein gar nichts aus, noch nicht einmal Selbstmitleid. (...) Ich wusste, dass seine Seele hier schon endlos lang vor sich hindämmerte. Ich war mir sicher, dass dieser Mann sich genauso selbst umgebracht hatte wie die Frau mittleren Alters. Seine Kleidung deutete darauf hin, dass er zur Zeit der Erdenmission Jesu Christi gelebt haben könnte. (...)

Als mein Verstand nach mehr Information verlangte, empfand ich eine riesige Enttäuschung: Ich schien meine gesamte Gehirnkapazität zu nutzen. Ich konnte alles um mich herum spüren und wissen, indem ich einfach in meinem Kopf eine Frage stellte oder in irgendeine Richtung blickte. Ich konnte unendlich viel erfahren, aber ich hatte keine Bücher, kein Fernsehen, keine Liebe, keine Privatsphäre, keinen Schlaf, keine Freunde, kein Licht, kein Wachstum, kein Glück und keinen Trost – ich brauchte kein Wissen zu erwerben, denn ich hatte keine Möglichkeit, es anzuwenden. Aber noch schlimmer war mein wachsendes Gefühl, ganz allein zu sein. Ich sehnte mich nach meinen Kindern und wollte nach Hause laufen, aber solche Gedanken schienen mir zwecklos. Die Finsternis hatte mich vereinnahmt und ich wurde bald wie alle anderen hier. Und ich würde unfassbar lange hier bleiben. Dies war der Ort, an dem die Hoffnung erstarb.

Dann hörte ich die Stimme einer ehrfurchtsgebietenden Macht: Sie war nicht laut, aber sie fegte über mich hinweg wie eine riesige Klangwelle. Die Stimme enthielt eine so wilde Wut, dass sie mit einem Wort das Universum zerstören konnte, aber auch eine so starke und unerschütterliche Liebe, dass sie wie die Sonne der Erde Leben zu geben vermochte. Ich duckte mich angesichts ihrer Gewalt und ihrer quälenden Worte:

„Ist es das, was Du wirklich willst?“

Die erhabene Stimme ging von einem Lichtpunkt aus, der bei jedem Donnerwort größer wurde, bis er wie eine strahlende Sonne hinter der schwarzen Nebelwand hing, die mein Gefängnis bildete. Obwohl das Licht sehr viel strahlender war als die Sonne, beruhigte sein tiefes rein weißes Leuchten meine Augen. Und ich wusste mit absoluter Sicherheit, dass ich in der Gegenwart Gottes war.

In dem Strahlen sah ich jetzt die Gestalt eines Mannes, der in wogende, atemberaubend weiße Gewänder gekleidet war. Perlenschimmerndes, prachtvolles Haar floß von einem edlen gerundeten Nacken auf Seine Schultern. Er war ein Lichtwesen im wahrsten Sinne des Wortes: Er strahlte nicht nur Licht aus oder wurde von ihm von innen erhellt, sondern schien aus dem Licht zu bestehen. Es war ein Licht, das Substanz und Dimension besaß, die wunderschönste herrlichste Substanz, die ich je gesehen hatte.

Ich spürte, dass von dem Licht Liebe zu mir ausging, und das verwirrte mich. Ich hatte nie das Gefühl gehabt, als würde ich die Liebe Gottes verdienen. (...)

Als ich die Gesichtszüge Gottes studierte, stellte ich verwundert fest, dass das, was ich in der Kirche und aus der Bibel gelernt und für bildlich bzw. symbolisch gehalten hatte, anscheinend wörtlich zu verstehen war: Unser Körper ist tatsächlich nach seinem Bild geschaffen. Diese Erkenntnis war überwältigend. Wahrscheinlich wegen des strahlendweißen Lichts kam Gott mir wie ein alter

Mann ohne Falten und mit einem jungen, starken Körper vor. Die Schultern waren breit, der Brustkorb gut entwickelt. Die Arme waren stark und die Muskeln deutlich sichtbar. Das scharfgeschnittenen Gesicht war kräftig und vollkommen und erhielt durch einen großen weißen Bart etwas Weiches. Noch eindrucksvoller als die körperlichen Charakteristika war für mich jedoch das Licht, das von ihnen ausging. Alle Schönheit, alle Liebe, alle Güte waren in dem Licht enthalten, das von Seinem Wesen ausströmte. (...)

Ich sah, dass niemand sonst auf der Ebene die Gegenwart Gottes bemerkte. Der Mann, der neben mir kauerte, konnte sehen, dass ich mich auf etwas konzentrierte, aber offenbar konnte er nichts hinter der Barriere erblicken. Andere redeten ahnungslos weiter.

Dann sprach Gott zu mir. Seine Worte schmerzten:

„Ist es das, was Du wirklich willst?“

Natürlich wollte ich nicht von meiner Familie und den Menschen, die mich liebten, getrennt sein, aber ich hatte keine andere Wahl. Ich hatte bei allem versagt, was mir wirklich wichtig war. (...) Ich war unfähig zum Erfolg, und den Schmerz der Misserfolge konnte ich nicht länger ertragen. Ich hatte das Gefühl, an diesen finsteren Ort zu gehören.

Jetzt explodierte Seine Stimme vor Energie: „Weißt Du nicht, dass es das Schlimmste ist, was Du tun konntest?“ Ich spürte Seine Wut und Seine Enttäuschung – weil ich aufgegeben und mich von Ihm und seiner Anleitung abgewendet hatte. (...) Ich hatte das Gefühl, in der Falle zu sitzen. Ich hatte keine andere Möglichkeit gesehen als zu sterben, bevor ich im Leben noch mehr Schaden anrichten konnte. Also antwortete ich: „Aber mein Leben ist so schwer...“

Meine Gedanken wurden so schnell mitgeteilt, dass ich sie noch nicht ganz beendet hatte, als ich schon Seine Antwort aufnahm:

„Du meinst, das war schwer? Es ist nichts im Vergleich zu dem, was Dich erwartet, wenn Du Dir das Leben nimmst.“ (...)

Plötzlich spürte ich eine andere Präsenz bei uns – dieselbe, die zu Beginn meines Übergangs in den Tod bei mir gewesen war (...) Ich erkannte, dass Er die ganze Zeit bei mir gewesen war, ich aber jetzt erst richtig fähig wurde, Ihn wahrzunehmen. Dann spürte ich Seine machtvolle und doch sanfte Persönlichkeit, und zwar so stark, dass ich jetzt sogar Seine Form bestimmen konnte (...) Das Licht leuchtete unverkennbar genauso wie das wundervolle Licht, das vom Vater ausging, aber meine geistigen Augen waren nicht in der Lage, es ganz anzublicken. Meine Fähigkeit, mit meinen Augen zu sehen, war irgendwie mit meiner Bereitschaft zu glauben verknüpft.

Die Lichtstrahlen durchdrangen mich mit unglaublicher Kraft, mit der Gewalt einer allesverzehrenden Liebe. Diese Liebe war so rein und mächtig wie die des Vaters, hatte aber eine ganz neue Dimension reinen Mitgefühls, vollständigen und vollkommenen Einfühlungsvermögens. Ich spürte, dass Er mich und meine Schmerzen nicht nur genau verstand – so, als hätte Er mein Leben gelebt -, sondern dass Er auch genau wusste, wie Er mich durch das Leben hindurchleiten konnte und meine Entscheidungen zu mehr Bitterkeit oder neuem Wachstum führen würden. Nachdem ich mein ganzes Leben lang geglaubt hatte, es würde sowieso niemand verstehen, was ich mitgemacht hatte, erkannte ich nun, dass es ein anderes Wesen gab, welches ebendies doch tat.

Dieses Mitgefühl war von tiefem Kummer durchzogen. Das Leid, das ich ertragen hatte, tat ihm weh, aber mehr noch bekümmerte ihn, dass ich nicht Seinen Trost gesucht hatte. Sein größter Wunsch war, mir zu helfen. Er beklagte meine Blindheit genauso, wie eine Mutter ein totes Kind betrauern würde. Plötzlich wusste ich, dass ich in der Gegenwart des Heilands der Welt war. Durch den Schleier der Finsternis sprach Er zu mir: „Verstehst Du nicht? Ich habe es für Dich getan.“ Als Seine Liebe und das Leid, das Er für mich getragen hatte, mich überfluteten, wurde meine geistigen Augen geöffnet. Ich begann genau zu sehen, was der Erlöser getan hatte, wie Er sich für mich geopfert hatte. Er zeigte es mir: Er hatte mich in sich aufgenommen, mein Leben in Seins eingeschlossen, sich meine Erfahrungen, mein Leiden zu eigen gemacht. Und so war ich einen Augenblick lang in Seinem Körper, sah die Dinge aus seiner Sicht und hatte sein Bewusstsein. Er ließ mich ein, damit ich selbst sehen konnte, wie Er meine Lasten auf Sich genommen hatte und wie sehr Er mich liebte.

Und ich wusste, wo ich geirrt hatte. Ich hatte an Seiner Existenz gezweifelt (...) Ich hatte gehofft, die Vorstellung von einem Erlöser, der Sein Leben für mich gab, wäre wahr, aber ich hatte Angst gehabt, es wirklich zu glauben. Um zu glauben ohne zu sehen, braucht man sehr viel Vertrauen. Mein Vertrauen war so oft missbraucht worden, dass nicht mehr viel übrig war. Und deshalb hatte ich mich so fest an meinen Schmerz geklammert, dass ich eher bereit war, mein Leben zu beenden, als meine Last abzugeben und so zu handeln, als könnte es einen Erlöser geben. Er wollte mich trösten und halten, aber meine Reaktionen auf die Lektionen des Lebens trennten uns. Er war schon mein ganzes Lebens hindurch für mich da gewesen, aber ich hatte Ihm nicht vertraut.

Jetzt verstand ich, dass der Erlöser ganz in mich hineinsah und wie die Ereignisse meines Lebens zu so viel Leid geführt hatten. Ich hatte nicht nur das Gefühl, dass Er mein Leben und meinen Schmerz genau kannte, so als hätte eigentlich Er mein Leben gelebt, sondern auch, dass er alles wusste, was mit mir zusammenhing. Er wusste, wie Er mich durch die Tücken des Lebens geleiten konnte. Er kannte meine Zukunft und wusste, wie meine Entscheidungen zu mehr Bitterkeit oder mehr Wachstum führen würden, je nachdem, was ich wollte und zu was ich bereit würden, je nachdem, was ich wollte und zu was ich bereit war. Da ich mein ganzes Leben lang gedacht hatte, niemand könnte verstehen, was ich durchgemacht hatte, wusste ich jetzt, dass es ein anderes Wesen gab, das wirklich alles verstand. Seine Liebe umgab mich, taute mich auf und schwemmte alle noch verbliebenen Gefühle der Wertlosigkeit aus mir heraus.(...) Ich sah jetzt, dass alles Leid meines irdischen Lebens vorübergehend sein würde und in Wirklichkeit zu meinem Besten war. Unsere Leiden auf Erden müssen nicht zwecklos sein. Auch die tragischsten Umstände lassen Menschen wachsen.

Das Leiden an diesem Ort, diesem Fegefeuer, diesem höllenähnlichen Zustand, war anders – sinnlos, überflüssig, erstickend. Dies war wirklich die Höllenqual – eine nutzlose und endlose Pein, die mich erwartete, weil ich mir das Leben genommen hatte...

Der Vater unterbrach meine Gedanken. „Ich habe dir gesagt, wie Du es schaffen kannst." (...) Ich sah jetzt, dass das Gebet der Schlüssel ist, um die Wahrheiten zu entdecken, die in Gottes geschriebenem Wort enthalten sind. (...)

Als Gott der Vater und Jesus mich lehrten, nahmen ihre Worte Kraft und Geschwindigkeit auf und verschmolzen dann, so dass sie im selben Augenblick dasselbe sagten. Sie hatten **eine** Stimme, **einen** Verstand und **eine** Absicht und ich wurde mit reinem Wissen überschwemmt. („Ich und der Vater sind eins", sagte Christus uns ja). (...)

Ich war mir schmerzlich des Leides bewusst, das ich meiner Familie und andern Menschen durch meine Schwäche angetan hatte. Aber jetzt sah ich, dass ich durch meinen Selbstmord das Gewebe der Verbindungen von Menschen auf der Erde zerstörte, das Leben von Millionen möglicherweise einschneidend veränderte, denn wir alle sind untrennbar miteinander verbunden, und die negative Auswirkung einer Entscheidung wird auf der ganzen Welt empfunden. (...) Meine Kinder würden durch meinen Selbstmord sicher schwer geschädigt. Dadurch, dass ich meine irdische Verantwortung aufgab, würde ich meine Kinder beeinflussen und vor allem meinen ältesten Sohn zu Entscheidungen veranlassen, die ihn von dem entfernen würden, was Gott mit ihm vorhatte. Mir wurde gesagt, dass Alex vor seiner Geburt damit einverstanden gewesen war, während seines Lebens auf der Erde bestimmte Aufgaben zu erfüllen (...) Ich wusste, dass der Schmerz über meinen Tod an ihm zehren, ihn herunterziehen und alle Hoffnung und alles Gute in ihm zerstören würde. Ohne mich würde er seine Aufgaben auf Erden möglicherweise nicht erfüllen können. (...)

Mir wurde gesagt, dass alles entweder gut oder böse ist. Es gibt keine Grauzone, keinen Zwischenzustand. Licht ist Licht und Finsternis ist Finsternis; und wie Öl und Wasser stoßen Finsternis und Licht sich ab. Manchmal sind beide eng ineinander verflochten, und es ist schwierig, sie unabhängig voneinander zu sehen, aber sie nehmen nie denselben Raum ein. Deshalb konnte Gott nicht in die Finsternis meines Gefängnisses kommen, sondern blieb vor der Grenze aus Nebel. Und deshalb konnte auch ich die Finsternis nicht verlassen. Ich war voll von Finsternis, und mein Geist konnte keinen Raum einnehmen, der voll Licht war. (...)

Gott hat unglaubliche Macht, Finsternis und Licht allein durch Seine Gedanken umzuverteilen. Wenn wir mit kraftvollen, frommen Worten des Lichts demütig bittend zu Ihm kommen, wird die Finsternis vertrieben. Sie wird durch heilende Wahrheit ersetzt, durch Licht, das uns befähigt, noch mehr Licht zu sehen. Gott, der ohne Finsternis ist, kann uns keine Finsternis geben. Er kann uns nur Wahrheit geben, das, was für uns am besten ist. Alle Antworten Gottes sind im Licht enthalten, und durch dieses Licht vermittelt Gott uns reines Wissen. **Die Wahrheit ändert sich nie.** Entweder wir akzeptieren sie und „kommen ins Licht“ oder wir verwerfen sie und bleiben in der Finsternis. (...)

Und da wir ewige Geschöpfe sind, gibt es so etwas wie einen letzten und absoluten Tod nicht. Wir sterben, um wieder zu leben, aber wo dies der Fall sein wird, hängt davon ab, wie wir auf Erden gelebt haben.(...) Die jüngst Verstorbenen, die auf der Ebene ankamen, wurden in weiße Gewänder gekleidet, aber diese Gewänder waren schmutzig. Wie stumme Schlafwandler, mit seitlich herabhängenden Armen, stiegen diese gefesselten Seelen in die Finsternis hinab, ihre ausdruckslosen Augen starrten ins Leere. Sie kamen aus derselben Richtung wie ich, dumpfe und hoffnungslose Opfer des Lebens, die sich darauf verlassen hatten, wirklich zu sterben; jetzt füllten sie den rückwärtigen Rand des Gefängnisses, während die Finsternis sich ausbreitete, damit sie Platz hatten. Es war traurig: Sie waren so jung und so tot. Als ich beobachtete, wie sie zu Dutzenden hereinmarschierten, wurde mir gesagt, dass die meisten von denen, die jetzt sterben, zu einem Ort der Finsternis gehen.

Die Hölle ist zwar auch eine bestimmte Dimension, vor allem aber ein Geisteszustand. (...) Wenn wir sterben, wird unsere geistige Verfassung sehr viel deutlicher, denn wir werden mit denen zusammengetan, die so denken wie wir. Diese Anordnung ist vollkommen natürlich und folgt aus dem Lebensstil, zu dem wir uns in dieser Welt entschieden haben. (...)

Mit jedem Lichtpartikel, den ich annahm, gehörte ich weniger zum Bereich der Finsternis. Ich hatte nicht gespürt, wie ich von der Oberfläche abgehoben hatte, aber jetzt schwebte ich über dem Feld der Finsternis und hinein in das Reich der huschenden Geister des Lichts. (...) Ich spürte das Drängen der Geistwesen, die umherhasteten, um das Werk Gottes auszuführen.

Mir wurde dann gesagt, dass wir uns in den letzten Augenblicken vor der Rückkehr des Heilands auf der Erde befinden.

Mir wurde gesagt, der Kampf zwischen Licht und Finsternis auf Erden sei so heftig geworden, dass die Finsternis uns vernichten wird und wir verloren sein werden, wenn wir nicht beständig das Licht suchen. Mir wurde nicht mitgeteilt, wann es geschehen wird, aber ich verstand, dass die Erde auf das zweite Kommen Christi vorbereitet wird. Ich sah auf die bemitleidenswerten Seelen hinunter und erkannte, dass ich nicht mehr so empfand wie sie. Ich wollte leben.

Dann kam die mächtige Energiequelle, die mich in das dunkle Gefängnis transportiert hatte, zurück, um mich zu befreien. Für den Bruchteil einer Sekunde hatte ich das Gefühl zu stürzen. Die Finsternis raste vorbei, und plötzlich war ich wieder in meinem Körper und lag auf der Couch.(...) Aber ich war überwältigt von demütiger Dankbarkeit. Mir war ein warnender Blick auf mein Schicksal gestattet worden; und dann plötzlich verstand ich, dass mir eine zweite Chance gewährt worden war. (...)

Gott liebt uns und ruft uns zu sich. Er kann uns nicht zwingen, uns für das Licht zu entscheiden. (...)

Und die Offenbarungen gingen weiter: Ich sah jetzt, dass ich nie gezwungen worden war, in diese Welt zu kommen. **Ich sah, dass ich vor meiner Geburt wusste, vor was ich stehen würde, und dass ich mit Gott zusammen das Drehbuch für den Verlauf meines Lebens geschrieben habe.** Ich wusste, dass Verwirrung und Kummer meine Begleiter sein würden. Ich wählte meine Eltern und sogar verschiedene Freunde, bevor ich auf die Erde kam. Die Möglichkeit, ein einfacheres Leben zu haben, stand mir immer offen, aber ich bot mich freiwillig an, ich opferte mich, denn ich liebte die Menschen, die meine Familie werden sollten, und wollte mit ihnen zusammensein. Ich wusste, was mich erwartete, und trotzdem entschied ich mich zu kommen. Diese Entscheidungen treffen wir alle. (...)

Wenn ich heute aufwache, bin ich jeden Tag glücklich, dass ich noch eine Chance zum Leben erhalten habe, und dankbar, dass mir gezeigt wurde, wie ich Verzweiflung in Hoffnung, Wahrheit und Licht verwandeln kann. Das, nicht die Abwesenheit von Schmerz, ist die wahre Freude."

Ich habe diese Auszüge gewählt, um zu zeigen, dass selbst bei Selbstmordkandidaten Christus unendlich traurig neben ihnen steht, weil sie nicht auf ihn gehört haben. Die Selbstmordebene an sich ist aber fürchterlich. Hier fragt man sich wirklich, was sich die Ärzte denken, die den Menschen die „Glückspille" geben, eine Pille, die einen entschlafen lässt, noch bevor die Zeit des Erdenlebens um ist. Wenn man weiß, dass die Seele eines schwerkranken Menschen, auch wenn er nicht mehr sprechen und reagieren kann, im Schnellzugtempo an den Restbelastungen arbeitet, die er vor Erreichen des Übergangszeitpunktes noch erledigen will, und wenn man dazu noch weiß, dass jedes Leid, wie Angie Fenimore es auch berichtet, sehr wohl eine Bedeutung hat, die wieder belastende Sachen aus der Seele ausfließen lässt, dann weiß man, dass es wirklich ein Verbrechen ist, einen Menschen vor der Zeit entschlafen zu lassen. Denn sobald er sein Ja-Wort dazu gegeben hat, ist es Selbstmord, und die Seele landet automatisch in so einer dunklen Ebene, wo sie doch beim normalen Entschlafen nach Ablegen aller Erdengebundenheiten und Belastungen durch ein etwas längeres Leiden in eine sehr helle Ebene gekommen wäre. Dadurch zeigt sich immer wieder, dass das Erdenleben sehr wohl einen Sinn hat, nämlich den, dass man in der kürzestmöglichen Zeit das Maximum an Belastungen in den Körper werfen kann, und dass dadurch Belastungen in hoher Geschwindigkeit ausfließen können. So schnell kann man in den

Seelenreichen seine Belastungen nicht ablegen, dort dauert es erheblich länger.

Ich möchte auch nicht in der Haut der Ärzte stecken, wenn sie eines Tages erkennen müssen, was sie mit ihrer Tätigkeit angerichtet haben, denn dann wird ihnen alles bewusst werden, was sie an „Ausfließen“ verhindert haben, und sie werden die anklagenden Stimmen der Herübergegangenen, die von ihnen falsch beraten worden waren, wohl noch lange zu hören bekommen!

Beim Selbstmord ist es so, dass ein Mensch nicht begriffen hat, dass er durch den Selbstmord überhaupt nichts ändert, im Gegenteil. Wenn die Menschen verstehen würden, dass direkt nach dem physischen Ableben alles weitergeht, und sie alles Unerledigte noch aus den Seelenreichen, nur über die Gedankenkraft, erledigen müssen, würden sie sich sehr stark überlegen, ob sie wirklich Selbstmord begehen wollen. D. h. die Aufgaben des Lebens bleiben unerledigt und müssen nun mit dem Geistkörper oder in einer neuen Inkarnation erledigt werden. Ein Selbstmörder kommt auf keinen Fall aus dem Falluniversum heraus. Als Mensch haben wir unser Vehikel - Körper und als selbstgemordete Seele muss ich „den gleichen Weg zu Fuß gehen.“ Ich habe nur noch die Möglichkeit, Impulse an die Menschen zu geben, die dann das ausführen, was ich hätte tun sollen. Also: Der Geistkörper eines Menschen, der Selbstmord begangen hat, bleibt oft auf der Erde kleben, und er kann die Impulse nur in die Gedanken der Menschen geben, die dann das, was er noch hätte erledigen sollen, für ihn praktisch erledigen. Wenn er z. B. den Beruf des Krankenpflegers hatte, muss er versuchen, dass seine Patienten von anderen mitgepflegt werden.

In jedem Fall ist Selbstmord Flucht. Aber es ist eine Flucht, bei der man nicht weiterkommt.

Nachfolgend nun ein kurzer Auszug aus dem Buch von George Ritchie „Rückkehr von Morgen“. In diesem Buch berichtet ein junger Soldat von seinem Nahtoderlebnis. Unter anderem wurde ihm auch gezeigt, was mit Selbstmördern geschieht:

Er sah ein körperloses Wesen, dass einem älteren Menschen von einem Raum in den anderen folgte und immer wieder sagte: „Pa, es tut mir leid. Ich wußte nicht, dass es Mama so treffen würde. Ich habe es nicht besser verstanden.“

Aber obwohl ich ihn ganz klar hören konnte, war es offensichtlich, dass der Mann, zu dem er sprach, ihn nicht verstand. Der alte Mann trug ein Tablett in einen Raum, in dem eine ältere Frau im Bett saß. „Es tut mir leid, Pa“, sagte der junge Mann immer wieder. „Es tut mir leid, Mama.“ Ohne Ende, immer wieder, in Ohren, die ihn nicht hören konnten.

Verständnislos wandte ich mich an den Glanz neben mir. Aber obwohl ich es fühlte, wie sein Erbarmen gleich einem Strom in den Raum vor uns floß, erleuchtete meine Sinne kein Verstehen.

Verschiedene Male hielten wir vor ähnlichen Szenen an. Ein Junge verfolgte ein Teenage-Mädchen durch die Gänge der Schule. „Es tut mir leid, Nancy.“ Eine Frau in mittleren Alter bat einen grauhaarigen Mann, ihr zu vergeben.

„Was tut ihnen so leid, Jesus?“ bat ich. „Warum hören sie nicht auf, mit Menschen zu reden, die sie nicht verstehen können?“

Von dem Licht neben mir kam der Gedanke: „Sie sind Selbstmörder, gebunden an die Folgen ihres Handelns.“

Soweit der kurze Bericht aus dem vorher genannten Buch. Nun, wir sehen, dass Selbstmord nie ein Ausweg sein kann. Im Gegenteil, wir belasten uns dadurch noch mehr. Und es ist hinterher eine Qual, zu sehen, wie unsere Lieben unter den Folgen unseres

Handelns leiden müssen, und wir können daran kaum noch etwas ändern.

Wie sieht Selbstmord denn nun aus geistiger Sicht wirklich aus und wie kann man verstehen, wie sinnlos er ist, bzw. was er verhindert? Dies wird uns ganz klar deutlich in der folgenden Geschichte, die Prof. Dr. Johannes Michels in seinem Buch „Berichte von der Jenseitsschwelle" aufgezeichnet hat:

Nahtoderlebnis eines Menschen mit Selbstmordversuch

aus dem er mit der Erkenntnis:

„Das Leben hier auf der Erde ist nicht alles, aber es ist die Vorbereitung und Bewährung für alles, was später kommt!" zurück kam.

Was erwartet uns am Ende des Lebens? Bedeutet der Tod die endgültige Auflösung unseres individuellen Bewusstseins? Johannes Michels dokumentiert die Nahtodeserfahrungen einer Vielzahl von Menschen. Diese packenden Fallgeschichten bestätigen eindringlich: Wir verlassen im Tod nur unseren Körper und unsere irdischen Leiden. Dann steht uns ein Jenseits bevor, indem wir vieles verstehen werden, was uns hier sinnlos und zufällig erscheint und wo wir auch verstehen, warum wir die irdischen Leiden hatten.

... und ein Selbstmörder erkennt schlagartig, dass er auch **nicht einem** Problem seines irdischen Lebens entrinnen konnte, sondern, sollte er wirklich dabei seinen irdischen Körper verlieren, er sich diesen sehnlichst wieder herbeiwünscht und erkennt, dass es nun um vieles schwerer ist, die anstehenden Probleme zu lösen. Denn dies wird er müssen, auch wenn er das in seiner Lernverweigerung, in der er sich zumeist erst einmal befindet, nicht einsehen möchte.

„[1]Ralf B. benutzte wie selbstverständlich Papas aufgemotzten Porsche, einen von mehreren Wagen der Familie. Die sehr gut betuchten B.s hatten natürlich mehrere schnelle Autos. Und Herr B. senior beglich auch nolens volens alle Buß- und Strafgelder seines Sprösslings. Während der Vater häufig verärgert war und den Sohn intensiv zurechtweisen wollte, stellte sich die Mutter immer wieder schützend vor den Sohn. Er sei eben ein temperamentvoller Junge, dem schon mal „der Gaul durchgehe“.

Und der „Gaul“ ging dem jungen Mann ziemlich oft durch. Er raste nicht nur wie ein Wilder durch die Straßen seiner Heimatstadt, sondern auch auf den Landstraßen und am liebsten auf den Autobahnen.

Tauchte einer der einschlägig bekannten Wagen mit den zwei B auf dem Nummernschild auf – nach dem Namen des Vaters Bastian B. -, stieg bei vielen Polizeibeamten der Adrenalinspiegel. Sie hatten vor der Familie zwar keine Angst, aber sie wussten, der in aller Regel ungestüme Fahrer verursachte manchen Ärger; und seine Familie hatte unglaublich viel Einfluss.

Der Junior nahm nicht nur anderen Fahrern ohne jegliche Rücksicht die Vorfahrt, sondern schnitt auch buchstäblich überall die Fahrspur, zwang andere zu Notbremsungen, um Auffahrunfälle zu vermeiden, und nötigte „normale Autofahrer“ dazu, klein beizugeben – kurz: Er gebärdete sich als Verkehrsrowdy.

In einem besonderen Fall fuhr er aus lauter Ungeduld an einer Ampel sogar eine ältere Dame an, die gerade beim Wechsel auf

---

[1]Quellenangabe dieses authentischen Berichtes: Johannes Michels: „Berichte von der Jenseitsschwelle. Authentische Fälle von Nahtodeserfahrungen“, Verlag Goldmann Arkana, Oktober 2008

Rot noch einen Zebrastreifen betreten hatte. Unfassbar war, dass die Frau im Nachhinein dann auch noch so behandelt wurde, als sei sie die allein Schuldige. Die Seite des Porschefahrers hatte offenbar die Anwälte mit den „durchschlagskräftigeren Argumenten".

Nachdem dieser Vorfall in den lokalen Schlagzeilen aufgetaucht war, wollte der Vater die Freiheiten seines Sohnes drastisch einschränken. Doch schaffte es wieder die Mutter, dem vergötterten Sohnemann auch weiterhin seine exklusiven Fahrgewohnheiten zu ermöglichen.

Ralf B. studierte an der Universität der Nachbargroßstadt Jura. Obwohl er in den Lehrveranstaltungen meistens durch Abwesenheit glänzte, gab er überall damit an, schindete bei geringer Qualifizierten mit seinem Halbwissen und merkwürdigen Eigeninterpretationen einen gewissen Eindruck und schaffte es, dass zumindest bestimmte einfacher strukturierte Zeitgenossen vor ihm kuschten und er sich immer als kleiner König fühlen konnte, weil er tatsächlich so behandelt wurde. Das hatte einen Effekt auch bei seinen Kommilitoninnen. Es fielen zwar nicht alle auf seine „coolen" Sprüche rein, viele aber doch – und der Rest besorgte der Porsche des Vaters.

Ebendieser stellte eines Tages ohne Wissen seiner Frau den Sohn einmal zur Rede: „Wie stellst du dir eigentlich deinen weiteren Werdegang vor?"

„Du weißt doch, ich studiere Jura."

„Und genau das bezweifle ich. Soweit ich weiß, stimmt das gar nicht."

„Woher willst du das denn wissen?"

„Ich habe meine Informationen. Wie steht es überhaupt mit den Seminarscheinen?"

„Was soll das? Wieso mischst du dich in meine Angelegenheiten ein?"

„Erstens, weil ich dein Studium finanziere. Und zweitens, weil ich will, das du bald zu einem Abschluss kommst. Tingeltangel und Faulheit mache ich nicht mit."

„Weiß Mama übrigens von diesem Gespräch?"

„Nein, sie weiß es nicht. Aber trotzdem bin ich für klare Verhältnisse. Auch wenn deine Mutter sich immer schützend vor dich stellt: Du betreibst jetzt mit Volldampf dein Jurastudium und kommst zu einem vernünftigen Abschluss. Oder Geldfluss und Porsche gehören bald der Vergangenheit an!"

„Ist das dein letztes Wort?"

„Das ist mein allerletztes Wort. Jetzt wird gearbeitet und nicht gebummelt! Das gilt auch für deinen künftigen Arbeitsplatz in meiner Firma. Dort kann ich dich nur brauchen, wenn du erstens dein Studium ordentlich abgeschlossen, zweitens den Vorbereitungsdienst mit Erfolg hinter dir hast und drittens etwas Vernünftiges kannst. Bummeln, Versagen und Faulenzen gibt´s bei mir nicht. Punktum!"

So, wie der Vater nun geredet hatte, nutzte mit Sicherheit auch kein mütterlicher Einspruch mehr etwas. Wahrscheinlich hatte der Vater schon lange Tacheles reden wollen. Und nun war es soweit!

Zwar mobilisierte Ralf B. selbstverständlich seine Mutter. Wie es aber stand, konnte auch diese nichts mehr ausrichten.

Äußerst tragisch wurde Ralf B.s Situation nun aber ausgerechnet dadurch, dass nach all seinen Eskapaden eine der Studentinnen – übrigens auch der Rechtswissenschaft – ein Kind von ihm erwartete. Für diese Frau war Ralf B. keine flüchtige Bekanntschaft und lockere Beziehung, sondern sie liebte ihn, wusste nichts von seinen reichen Eltern und machte sich auch nichts aus Ralfs schnellem Auto. Sie teilte ihm ihren Zustand mit und hoffte auf sein Verständnis und seine Hilfe.

Er aber rastete völlig aus und schob ihr die alleinige Schuld zu. Auch eine von den Eltern der Studentin vorgesehene gütliche Einigung schlug er aus. Hier aber geriet der lockere Bursche an einen Profi. Der Vater war Chef einer großen Anwaltskanzlei in der Universitätsstadt. Er wünschte zwar eine gütliche Einigung, im Notfall würde er aber auch eine klare juristische Regelung herbeiführen. Er nahm Kontakt zur Familie des „mutmaßlichen Kindsvaters" auf. Bastian B. war über diese Nachricht zwar nicht sehr erbaut, bekannte sich aber zur Verantwortung seiner Familie – natürlich bei einer tatsächlichen Vaterschaft.

Ohne dass sein Vater konkret mit ihm über dieses neue Problem gesprochen hatte, bekam Ralf B. unsichere und ungefähre Mitteilungen von seiner Mutter. Von der Schwangerschaft einer Mitstudentin sei die Rede, also von einem Kind, dessen Vater er wohlmöglich sein könnte. Sollte das so sein – das sei ja schrecklich! So ihre Jeremiade. Wie hatte es denn bei den modernen Verhütungsmöglichkeiten dazu kommen können? Was war denn das nur für eine Studentin? Warum nur?

Ralf B. war entsetzt. Bisher hatte ihm seine Mutter bei all seinen Bocksprüngen beigestanden und alles mögliche auch vor seinem Vater irgendwie verheimlicht. Doch nun fing sie an zu lamentieren. Was würde erst der Vater im einzelnen dazu sagen? Was war das denn nur für eine schreckliche Situation für ihn? – Da behauptete eine Studentin, sie sei schwanger von ihm. Ihr Vater schien ein juristisches Schwergewicht zu sein, mit dem man nicht so leicht umspringen konnte. Sein eigener Vater war zu studentischen Possen offensichtlich nicht mehr bereit. Und nun verfiel seine allerbeste Schützenhilfe – die Mama – auch noch aufs Wehklagen.

Ralf B. fühlte sich am Boden zerstört. Was sollte er nur noch machen? Er fuhr abends in die Universitätsstadt und da zu einer Studentenkneipe: Dort trank er unmäßig viel und ließ ganz schön die Puppen tanzen. Anschließend fuhr er ziellos in der Gegend herum. Der Alkohol half ihm auch nicht bei der Bewältigung seiner Probleme. Stattdessen gaukelte ihm seine aufgeheizte Stimmung vor, sämtliche Schwierigkeiten könne er mit einer Gewalttour beenden. Er gab Gas und jagte über eine Landstraße – in den Tod als vermeintliche Lösung all seiner Probleme, wie er meinte. Ein anderer Autofahrer befuhr zum Glück bald darauf die gleiche Straße, sah an einem Baum den total zerstörten Wagen und alarmierte Feuerwehr und Polizei.

Die Feuerwehr schnitt den eingeklemmten Ralf B. aus dem Autowrack und brachte ihn schnellstmöglich ins nächstgelegene Krankenhaus. Die Polizei sicherte die Unfallstelle.

Im Krankenhaus wurde Ralf B. umgehend operiert und bestmöglich versorgt. Seine Überlebenschancen schienen äußerst gering zu sein. Dennoch hat er es geschafft.

Von all diesen Begebenheiten berichtete Ralf B. nach seiner Rekonvaleszenz wie folgt:

Mir war inzwischen alles restlos egal. Mein Vater machte mir enormen Druck. Er wollte, dass ich mein Studium bald beenden solle. Gut, ich gebe zu, nach fast elf Semestern war er logischerweise langsam mit seiner Geduld am Ende. Nach seinen Vorstellungen sollte ich mein Jurastudium so schnell wie möglich durchziehen, um dann, so rasch es geht, als Jurist in seine Firma einzusteigen, Natürlich musste dann auch noch die zweite Phase der Ausbildung hinzukommen. Mein Vater wurde also immer ungeduldiger und ungehaltener, wenn es um mein Studium ging. Dann kam noch die Hiobsbotschaft, eine befreundete Kommilitonin sei schwanger von mir. Natürlich mochte ich sie, aber andere gefielen mir auch. Inzwischen hatte ich darüber hinaus erfahren, dass der Vater der Studentin eine juristische Großkanzlei führte. Das war auf der einen Seite sicher nicht schlecht. Andererseits war mit dem Vater auch gewiss nicht zu spaßen.

Schließlich verlor meine Mutter die Nerven. Sie hatte mich früher meinem Vater gegenüber immer verteidigt und geschützt. Und jetzt – nachdem sie von der Schwangerschaft gehört hatte – drehte sie offenbar total durch.

Nach all diesem Druck und sämtlichen schlechten Nachrichten war ich meines Lebens überdrüssig. Leider kam ich damals noch nicht auf die Idee, an meinem Verhalten etwas ändern zu müssen, sondern ich dachte nur noch daran, mit allem Schluss zu machen. Deshalb steuerte ich – nachdem ich mir Mut angetrunken hatte – auf irgendeiner Landstraße den Porsche einfach wild drauflos und landete an einem Baum. Dann wurde es ganz dunkel um mich herum.

Irgendwann wurde die Dunkelheit ein wenig heller. Aber es blieb immer noch ziemlich düster. Ich dachte, dieser Zustand würde sehr bald zu Ende gehen und dann käme die endgültige Dunkelheit, also das, was ich mir unter dem Tod vorgestellt hatte: Schluss, Ende. Feierabend und gar nichts weiter. Aber die nur leicht erhellte komische Düsternis blieb. Sonderbar war das. So hatte ich mir den Tod und das Ende nicht ausgemalt. Entweder war ich noch nicht richtig tot, oder es ging trotz allem irgendwie weiter.

Und da rollte auch mein ganzes Leben wie ein Film im Zeitraffer an meinem inneren oder geistigen Auge vorbei – wenn es denn so etwas geben sollte. Ich sah mich als kleinen Jungen mit allem möglichen Spielzeug, so wie ich das auch immer haben wollte. Papa und Mama waren offenbar sehr stolz auf mich. Ich durfte machen, was auch immer ich wollte. Papa war zwar nicht immer mit allem einverstanden, was ich so anstellte. Aber Mama regelte es jedes Mal.

Dann sah ich mich in der Schule. Gab es Schwierigkeiten, dann bekam ich Nachhilfe. Wollte ich nicht lernen, dann beharkte Mama die Lehrer. Und irgendwann schaffte ich im zweiten Durchgang dann doch das Abitur. Ich studierte, befasste mich aber viel lieber mit den angenehmeren Seiten des Lebens als mit dem lästigen Lernstoff.

Schließlich sah ich die Schlussphase: lang andauerndes Studium bei wenig begeisterten Professoren, ärgerlicher Vater, Mitteilung von der Schwangerschaft einer befreundeten Kommilitonin, jammernde Mutter. Und schließlich sah ich mich im völlig demolierten Porsche an einem starken Baum.

Das also war mein Leben. Nun wartete ich auf das endgültige Versinken in Dunkelheit und ewigem Nichts. Aber das trat nicht ein. Ich blieb in dieser nur ganz leicht erhellten Düsternis.

Eine Zeitvorstellung hatte ich natürlich nicht mehr. Grübeleien und tiefer gehende Gedanken machte ich mir selbstverständlich auch keine. Mir blieb ganz einfach nichts anderes übrig, als zu warten. Oh, wie hatte ich mir früher so toll die Zeit vertrieben, wenn ich das Gefühl hatte, es sei irgendwie langweilig! Und was jetzt? Doch hier musste ich mich gedulden. Und Geduld war niemals meine besondere Stärke gewesen!

Gern hätte ich geschlafen oder zumindest vor mich hin gedöst, aber auch das war überhaupt nicht möglich. Ich war zornig und wütend, ich schimpfte. Aber nichts geschah. Wo war ich hier eigentlich gelandet? Es muss wohl eine ganze Weile gedauert haben, als ich auf einmal den eigenartigen Eindruck hatte, als würde es ein wenig heller werden. Und dann wurde es noch etwas lichter, bis ich schließlich in der immer stärker werdenden Helligkeit eine Gestalt sah. Sie näherte sich und war von dem sich verbrei-

tenden Glanz umgeben. Diese Gestalt schien irgendwie durchscheinend zu sein, aber es war jemand mit einer Art menschlichem Gesicht. Ja fast hatte ich den Eindruck, als sei es ein Kommilitone. Deshalb redete ich diese Person – oder was immer es auch sein mochte – wie einen Mitstudenten an: „ Was machst du denn hier in dieser Dunkelheit? Bist du auch gegen einen Baum geknallt?“

„Ich gehöre in diese Welt. Sie ist auch nicht dunkel, sondern hell und schön. Aber nur, wenn man auf sie vorbereitet ist. Wir sind geistige Wesen und brauchen daher kein Auto.“

„Aber wer bist du denn?“

„Ich bin dein Begleiter, schon ein Leben lang.“

„Tatsächlich? Aber ich habe dich ja noch nie bemerkt?“

„Das konntest du auch nicht, weil ich immer unsichtbar bei dir war. Denn dein Leib hat immer alles geistige abgeschirmt.“

„Du hast meinen Leib erwähnt? Was ist denn mit dem passiert?“

„Dein Körper befindet sich in einem ganz schlimmen Zustand. Aber er wird gerettet werden. ***Du wolltest ja dein Leben beenden. Damit löst allerdings niemand auch nur das geringste Problem“***

„Was hätte ich denn sonst tun sollen?“

„Deine Probleme da lösen, wo sie entstanden sind – in deinem Leben auf der Erde.“

„Und wie?“

„Indem du dich auf dein Examen vorbereitest und es bestehst. Das wirst du dann auch schaffen. Und indem du weiterhin zu deiner Verantwortung stehst.“

„Wie meinst du das?“

„Deine Kommilitonin, die ein Kind von dir erwartet. Du wirst mit ihr und dem Kind übrigens eine glückliche Familie haben."

„Und was noch?"

„Ja, noch etwas: etwas Vernünftiges zu leisten und Verantwortung zu tragen, aber nicht vor ihr weglaufen. Damit wird kein einziges Problem gelöst."

„Weißt du denn auch, wie es sonst mit mir weitergeht?"

„Du wirst noch eine Zeit lang im Krankenhaus zubringen müssen. Autofahrten sind dir so bald nicht mehr möglich. Denn die Fahrerlaubnis bleibt vorerst eingezogen – zu deinem eigenen Schutz, aber auch zum Schutz der anderen..."

„Was wäre denn mit mir geschehen, wenn man mich nicht gerettet hätte?"

„Das lag und liegt an deiner eigenen Einstellung. Du wolltest doch mit der Lebensweise hier in dieser Welt nichts zu tun haben. Jedenfalls ließen dein Verhalten und deine Einstellung das stark vermuten. Damit hast du doch die Entfernung weit weg vom höheren Wesen – also von Gott, wie man auf der Erde sagt – selbst gewollt."

„Bekomme ich denn jetzt eine Gelegenheit, das zu ändern?"

„Du bekommst die Gelegenheit, **dich** *zu ändern."*

Nach diesen Worten war ich wieder allein. Auch das helle Licht nahm ab, und ich befand mich erneut in der eigenartigen Finsternis, die nur von einem winzigen Lichtschimmer leicht erhellt wurde.

Diese Dunkelheit nahm dann immer mehr zu.

Wie lange ich darin zugebracht habe, weiß ich nicht. Vielmehr erwachte ich dann irgendwann auf der Intensivstation. Ich war über und über mit dicken Verbänden umwickelt und hatte unglaublich viele Infusionsschläuche an meinem Körper. Ich verspürte Schmerzen an allen möglichen Stellen, wenn durch die Schmerzmittel auch etwas gedämpft. Irgendwie dämmerte ich so vor mich hin.

Nun hatte ich auch die Möglichkeit, über das während meiner tiefen Bewusstlosigkeit Erlebte nachzudenken. Ich hielt es kaum für möglich. Aber dieses Gespräch war so klar, deutlich und logisch, dass ich irgendeinen Irrtum mit Sicherheit ausschließen konnte. Mein Gesprächpartner verfügte über ein solch enormes Detailwissen, dass Phantasien und Phantomgedanken für eine Erklärung des Phänomens nicht infrage kamen.

An einem der nächsten Tage bestätigte der Chefarzt in einem ausführlichen Gespräch zudem in allen Einzelheiten das, was mein Gesprächpartner mir an der Grenze zu jener anderen Welt schon mitgeteilt hatte. Meine Eltern waren über meinen Auto"unfall" zutiefst entsetzt und bestürzt und bewunderten meine angesichts all dessen gefasste Haltung. Als ich mich nach meinem Führerschein erkundigte, erfuhr ich, was mir mein jenseitiger Dialogpartner ebenfalls schon gesagt hatte.

Mir wurde mehr und mehr bewusst. Was ich an der Schwelle zur jenseitigen Existenz erlebt und erfahren hatte, war Wirklichkeit!

Ralf B. beendete nach seinem ziemlich langwierigen Gesundungsprozess das Studium mit vorheriger gründlicher Vorbereitung und unterzog sich auch erfolgreich dem zweiten Ausbildungsabschnitt. Natürlich unterstützte ihn sein Vater besonders gern, als er sah, dass sein Sohn sich – wie umgewandelt – mit unglaublicher Emsigkeit um Ausbildung und Fortkommen bemühte.

Des Weiteren heiratete er seine Mitstudentin, die ein Kind von ihm erwartete. Und seine eigene und die angeheiratete Familie erkannten ihn nicht wieder: Er hatte für andere Damen keinerlei Blick mehr! Als er dann Vater einer gesunden und kräftigen Tochter geworden war, kannte seine Freude kaum noch Grenzen. Ebenso wuchsen die beiden elterlichen Familien durch das Enkelkind zusammen.

Der junge Jurist und Vater führte ein beispielhaftes Familien- und Berufsleben.

Sein Vater aber war sprachlos: Wie konnte es kommen, dass sein ziemlich lockerer und gewiss nicht beispielhafter Sohn nach jenem Unfall schlagartig um hundertachtzig Grad seinen Lebensstil wendete?

Auf diese Frage antwortete der Sohn in einem merkwürdigen Satz, über den Vater Bastian B. sehr lange nachdenken musste:

„Das Leben hier auf der Erde ist nicht alles, aber es ist die Vorbereitung und Bewährung für alles, was später kommt!"

Bei der Schlüsselperson dieser Vision traten eine ganze Reihe von Problemen auf: Erziehungsmängel, ein orientierungsloses Leben, mangelnde Konsequenzen bei der Ausbildung, fehlendes Verantwortungsbewusstsein, Anhäufung von selbst verursachten Schwierigkeiten, Verzweiflungssituation und schließlich die Kurzschlussreaktion in Selbsttötungsabsicht.

Bei der Einschätzung dieser Sachverhalte geht es nicht um irgendeine moralische Bewertung, sondern um die psychologische Erklärung, wie sich menschliche Entwicklungswege derart ausprägen können, bis es aus Sicht des Betroffenen offenbar keinerlei Ausweg mehr gibt. Nun spätestens wäre der Augenblick gekommen, fachkundige Hilfe in Anspruch zu nehmen. Aber dazu sind viel Menschen aus falschen Gründen zu stolz. Die meist selbst verursachten Schwierigkeiten steigern sich dann beständig weiter, bis dann tatsächlich keine Lösung mehr möglich scheint. Und dann kommt es zum Allerletzten. Gerade dieser Fall zeigt jedoch, dass es auch anders geht. Selbst aus viel schlimmeren und verzweifelteren Situationen gibt es immer einen Ausweg.

In der Praxis habe ich in meinen Durchlichtungsanalysen verschiedene Arten von Selbstmördern erlebt: Allen gemein war, dass sie in diesem Leben eine zweite Chance bekommen hatten, in der sie beweisen mussten, dass sie diesmal bereit waren, dasselbe Problem, welches im letzten Leben zum Selbstmord geführt hatte, noch einmal aktiv anders zu lösen.

Mein erster Verlobter beging Selbstmord, als ich kaum 19 Jahre alt war. Ich trauerte um ihn, denn er war in eine religiös-fanatische Gruppe geraten, in der ich auch kurzzeitig war, aber nach Erkennen der falschen Lehre und mit Hilfe meines Vaters diese Gruppe rasch verließ. Er war erwachsen und er blieb. In der Folge wurde er mit einem anderen Mädchen verkuppelt, zu welcher er jedoch keine Beziehung aufbauen konnte. Er wurde aus dieser religiösen Gruppe entlassen, weil er Nächte lang um Klarheit gerungen hatte und alsbald manisch-depressive Tendenzen zeigte. Eingewiesen in eine psychiatrische Klinik zeigte sich bald, dass er nur wünschte, wieder nach Hause zu kommen. Er wurde entlassen. In der Folge versuchte er ein Jahr lang, sich auf alle Arten und Weisen das Leben zu nehmen, was ihm schlussendlich durch Selbstverbrennung gelang. Ich war in dieser Zeit von ihm ferngehalten worden, liebte ihn aber ohne Ende. Als ich von seinem Selbstverbrennungstod erfuhr, war ich so traurig, dass ich mein Heimatland verließ, um ihn zu vergessen und durch einen Wechsel in eine neue Situation ein neues Leben anzufangen.

Jahrelang dachte ich nicht mehr an ihn, bis ich die Ausbildung zum Psychotherapeuten machte. Ich war inzwischen ja auch gute dreißig Jahre älter und hatte in meinem Leben die Dinge erlebt, die mir halfen, meiner jetzigen Berufung nachzugehen. In die Klasse trat ein neuer junger Mann ein. Ich war ganz erstaunt, als ich feststellte, dass er eine riesige hellgelbe Aura hatte. Ich fragte durch das Innere Wort meinen Schöpfer: „Wer ist dieser Mann?" Ich bekam zur Antwort: „Er ist Deine Sonne!" Lange dachte ich über diesen Ausspruch nach, bis wir in der nächsten Stunde wieder zusammenkamen. Unsere Auren durchwebten sich und jeder von uns beiden empfand es als äußerst angenehm. Unsere Lehrerin merkte es und thematisierte die Gefühle im Zuge einer bestimmten Therapie. Als er nachts in die U-Bahn stieg, erlitt ich einen solchen Zusammenbruch, dass ich dachte, das Herz würde mir herausgerissen. Unfähig, diese Gefühle zuzuordnen, fragte ich Vater wieder, was um Himmels willen mich an diesem Jungen so aus der Bahn geworfen hatte. In der Nacht lief noch einmal der gesamte Film vor mir ab: Mein erster Verlobter, die große Liebe zu ihm, seine Krankheit, sein Selbstmord. Schweißgebadet erwachte ich aus all diesen Szenen und fühlte noch die ungeheure Trauer, die ich damals empfand, als er von mir gegangen war! Unglaublich, wie präsent die Gefühle sind, wenn sie wieder aufgeweckt werden, auch wenn bereits Jahrzehnte verstrichen waren!

Doch ich schwieg. Behielt das Erlebte für mich und sagte kein Wort. Eine Woche später wollte er selbst eine Durchlichtungsanalyse haben und ich dachte: „Wenn es stimmt, was ich gesehen habe, dann muss es in seinen Zellen ebenfalls gespeichert sein." Und dann geschah das Unglaubliche: Schon im ersten Zentrum, welches ich anschaute, der Hüfte links, war das unglaubliche Bild von seiner Selbstverbrennung zu sehen! Ich sah, wie verkohlt er wirklich ausgesehen hatte, und verstand, warum seine Mutter mich ihn damals nicht mehr hat sehen lassen wollen! In der Folge sah ich seine Seele aufsteigen. Ein Schutzengel – oder war es

Christus selbst, dessen Namen er als letztes Wort gerufen hatte, wie mir seine Mutter berichtete - holte ihn aus seinem verkohlten Körper ab und nahm ihn bis in die hellblaue Atmosphäre mit. Dort sagte dieses Lichtwesen zu ihm: „Möchtest Du jetzt langsam durch die tieferliegenden Ebenen gehen und alles noch einmal langsam lernen, was Du hier verkehrt gemacht hast, oder möchtest Du auf die Erde zurück und nochmals alles überwinden, was Du ihm letzten Leben nicht überwunden hast, aber diesmal auf eine Art, die nicht im Selbstmord, sondern in der Bewältigung der Themen endet? Willst Du es versuchen?“ Er entschied sich für diese Variante. Das Lichtwesen warnte ihn aber: „Es wird nicht leicht werden! Du musst noch einmal durch alles hindurch, was Du in diesem Leben nicht bewältigt hast!“

Er bat das Lichtwesen, dass er doch wieder mit mir zusammenkommen dürfe, die er so sehr geliebt hatte. Auch hier warnte das Lichtwesen ihn: „Bis Du alt genug bist, sie zu treffen, wird sie viele Jahre älter sein als Du. Sie wird sich auch körperlich verändert haben, denn der Körper ändert sich in dreißig Jahren oder mehr!“ Doch er plante ein, dass er sich mit mir noch einmal erneut treffen wollte.

In der Jugendzeit traf er, wie er mir nach der Durchlichtungsanalyse erzählte, noch einmal auf all die harten Konflikte, die ihn im letzten Leben haben scheitern lassen. Und er erzählte mir, wie er es geschafft hatte, sie in diesem Leben zu bewältigen. Einmal brauchte er Hilfe: Als er sich von einer zickigen Freundin, die er aber abgöttisch liebte, nicht lösen konnte und ihretwegen um ein Haar wieder Selbstmord begangen hätte, sagte seine Schwester zu ihm: „Wenn Du Dich wegen dieser Frau umbringst, dann bist Du nicht mehr mein Bruder!“ Dieser Satz ließ ihn aufwachen und er kam zur Besinnung, dass es keinen Wert hatte, sein Leben wegen einer zerbrochenen Freundschaft, wie auch immer die gestaltet sein mochte, an den Nagel zu hängen. Wir tauschten uns über die vielen Parallelitäten zwischen diesem Leben und damals aus, weil er ja vieles, was er für mich sichtbar ein zweites Mal, wie auf einer Parallelbühne, noch mal durchlaufen musste, nicht kannte. Und ich konnte ihm den Sinn dieser Erdeninkarnation gut klarmachen. Ich hatte natürlich mit meinen damaligen Gefühlen zu kämpfen, war aber realistisch genug anzuerkennen, dass dreißig Jahre einfach dreißig Jahre sind und er jetzt, nach dem Überwinden aller alten Strauchelthemen, eigentlich erst richtig anfing zu leben, zumal ich ja auch einen netten Mann habe. Aber wichtig war für mich zu sehen, wie der wiederinkarnierte Selbstmörder noch einmal alle seine Themen durchlaufen muss, ehe dass sein heutiges Leben eigentlich erst richtig beginnen kann. Das habe ich in der Folge bei vielen Menschen sehen dürfen, die in ihrem Vorleben Selbstmord begangen haben. Ich konnte ihnen aus diesem Wissen heraus genau erklären, warum ihr heutiges Leben sichtbar so hart verlief und sie solchen Prüfungen unterzogen wurden: „Gib nicht auf!!!".

Der wunderbarste Film, den es meines Erachtens zu diesem Thema gibt, und der einfach total richtig ist, ist der Film „Hinter dem Horizont" mit Robin Williams. Seine Frau begeht, nachdem seine Kinder bei einem Autounfall umgekommen sind und er in der Folge auch bei einem Autounfall das Leben verliert, Selbstmord. Aus der Ebene, in der er sich befindet, steigt er über die – übrigens richtig gezeigten und so gut wie es filmisch geht, prima dargestellten - Seelenebenen in die Selbstmörderebene hinab, um seine Frau zu retten oder wenigstens mit ihr zusammen zu sein. Erst, als **sie** so weit ist und den Schlüsselsatz zu ihm sagt: „Gib nicht auf!", den sie genauso zu sich sagt, können beide aus der Selbstmörderebene entkommen und beschließen, noch einmal ein Leben miteinander zu gestalten, in dem sie an den Ereignissen nicht mehr zerbrechen. Und dann treffen sie sich als Kinder auf einem Bootssteg wieder... Ein ausgezeichneter Film, und wirklich genauso, wie es in den Seelenebenen mit ihren spezifischen Themen aussieht!

Die einzige Konklusion, die man aus den geschilderten Ereignissen ziehen kann, ist: „Selbstmord lohnt sich nicht!“

Damit sind wir beim nächsten Abschnitt unseres Überganges:

Der Lebensfilm

Der Lebensfilm beginnt für viele kurz nach dem Übergang. In diesem Film sieht die Seele noch einmal ihr gesamtes Leben, und zwar aus der Sicht, die der totalen Wahrheit entspricht. Hier gibt es kein Verstecken mehr. Jede Haltung, jeder Gedanke, jede einzelne Tat wird im Lichte Gottes, des Schöpfers, empfunden. Jedes Wehtun, was man anderen zugefügt hat, spürt man als Schmerz am eigenen Seelenkörper und die Seele geht in eine unendliche Reue. Sie versteht spontan, was sie falsch gemacht hat und es wird ihr bewusst, zusammen mit dem Wort „Unwiederbringlich“. Von einem „normalen“ Lebensfilm berichtet George Ritchie:[1]

„Wenn ich sage, er wusste alles über mich, dann war das ganz einfach eine sichtbare Tatsache. Denn gleichzeitig mit seiner strahlenden Gegenwart – wenn ich davon erzähle, muss ich beides getrennt beschreiben, war in diesen Raum jede einzelne Epoche meines Lebens eingetreten. Alles, was um mich herum geschehen war, war einfach da, in voller Sicht, gleichzeitig und fließend, so, als ob in einem Moment alles zur gleichen Zeit stattfinden konnte.

Wie das möglich war, wusste ich nicht.(...) Das kleine Einbettzimmer war immer noch sichtbar, doch es engte uns nicht länger ein. Dagegen war an allen Seiten um uns herum etwas, was ich nur mit einer Art Wandgemälde bezeichnen könnte – nur, dass die Gestalten dreidimensional waren, sich bewegten und sprachen. Und viele dieser Gestalten war anscheinend ich selbst. Wie gebannt starrte ich mich an, wie ich vor einer Wandtafel in der dritten

---

[1] George Ritchie, a.a.O. Seite 37ff.

Klasse stand. (...) Ich sah mich als winziges Dreieinhalbpfundbaby, das im Brutkasten nach Luft schnappte. Gleichzeitig (es schien kein früher oder später zu geben) sah ich, wie ich durch Kaiserschnitt aus der Gebärmutter der kranken und sterbenden jungen Frau, die ich niemals zu Augen bekommen hatte, befreit wurde. (...) Seite an Seite mit diesen Szenen sah ich, wie Vater eine schlanke, schwächliche Brünette nach Hause brachte, die Frau, die er heiraten wollte.

Neben den schönen Szenen gab es auch schreckliche. Ich beobachtete mich, wie ich von einem Jungen verprügelt wurde, beobachtete meine Demütigung, als meine Schwester aus dem Haus eilte, um den Kampf für mich zu führen. Ich sah mich in Tränen, als Vater sich für eine Woche, zwei Wochen, einen Monat verabschiedete, seine Arbeit nahm ihn für immer von uns. Viel Not entstand ursprünglich in mir selbst. Ich sah mich, wie ich mich von meiner Stiefmutter abwandte, wenn sie sich über mich beugte, um mir einen Gute-Nacht-Kuß zu geben, sah sogar den Gedanken selbst: „Ich werde diese Frau nicht lieb haben. Meine Mutter starb. Miss Williams (seine Amme) ging weg. Wenn ich sie liebe, wird sie mich auch verlassen!" Ich beobachtete mich im Alter von zehn Jahren, wie ich an demselben Esszimmerfenster stand, als der Vater ins Krankenhaus ging, um Mutter und unseren neuen Bruder Henry nach Hause zu holen. Ich sah mich, wie ich, bevor ich ihn sah, entschied, dass ich diesen Neuling nicht gern haben würde.

Es gab andere Szenen, Hunderte, Tausende, alle beleuchtet von dem brennenden Licht, in einem Zustand, in dem die Zeit anscheinend stillstand. Es hätte in normaler Zeit Wochen gebraucht, um nur einen flüchtigen Blick auf die vielen Ereignisse zu werfen, und dennoch hatte ich nicht den Eindruck, dass überhaupt Minuten vergingen. (...)

Und die ganze Zeit sah ich eine Halsstarrigkeit gegenüber Mutter, meinem Bruder Henry und sogar der kleinen Bruce Gordon gegenüber. Jede Einzelheit eines zwanzigjährigen Lebens war zu sehen. Das Gute, das Schlechte, die Höhepunkte, das, was Zum-Davon-Laufen war. Und mit dieser Allesinklusive-Schau entstand eine Frage. Sie war in jeder Szene gegenwärtig, und, wie die Szenen selbst, schien sie von dem lebendigen Licht neben mir gesteuert zu sein. „Was hast Du aus deinem Leben gemacht?“ (...) Die Frage hatte, wie alles andere, was von ihm ausging, etwas mit Liebe zu tun. Wieviel hast Du in Deinem Leben geliebt? Hast Du andere geliebt, so wie Ich Dich liebe?“

Das ist der Inhalt des Lebensfilmes. Wir alle wollen doch von Gott geliebt werden, also fragt uns Vater danach, wie viel wir jeden einzelnen, mit dem Er uns zusammengeführt, geliebt haben. Lieben heißt nicht verhätscheln. Es heißt auch nicht, immer nachgeben. Nein, Lieben heißt, dass mir der andere am Herzen liegt und ich selbst dann, wenn ich einmal streng sein muss, es im Grunde nur bin, damit derjenige sich nicht verrennt. Schüler wissen das genau. Gerade die, die sich oft am schlimmsten verhalten, wissen, dass der Lehrer sie liebt, wenn er sie streng drannimmt. Wären sie ihm egal, dann würden sie die Lieblosigkeit spüren. Nur sobald Hass auftritt, ist es mit der Liebe vorbei. Im Lichte dieses Lebensfilmes sieht man, wo man gehasst hat, wo man üble Nachrede ausgeübt hat, wo man, wie George Ritchie erzählt, halsstarrig war. Man sieht sein gesamtes Leben im Licht Gottes, im Lichte der Liebe und erkennt, ohne dass Er auch nur einen Finger heben müsste, wo man gefehlt hat. Das ist übrigens das „Gericht“. Ein anderes Gericht gibt es nicht. Es ist das Erkennen, was man in seinem Leben so oder nicht so gemacht hat, „dass der Liebe Gott es unterschreiben könnte“, wie ich es in meinen Seminaren immer erkläre. Jeder Gedanke, jedes Wort und jede Tat muss von Ihm unterschrieben werden können, sonst werden wir sie einst im Lichte Gottes in unserem Lebensfilm wiedersehen.

Nun möchte ich doch noch einmal einen Lebensfilm zitieren, der von einem Mörder selbst gesehen wurde, um einmal klarzustellen, wie vorsichtig man, um seiner selbst willen, mit den Mitmenschen umgehen sollte![1]

„Etwa fünf Minuten, bevor ich starb, hörte ich den rollenden Donner, als sich wieder einmal ein Gewitter über Charleston, South Carolina, zusammenzog. Draußen vor dem Fenster sah ich Blitze zischend über den Himmel fahren, bevor sie mit einem dumpfen Knall in die Erde einschlugen – „Geschützfeuer Gottes“ hatte es jemand in meiner Familie einmal genannt. (...) Das nächste, was ich hörte, war ein Güterzug, der mit Lichtgeschwindigkeit in mein Ohr raste. Strom schoss durch meinen Körper, und jede einzelne seiner Zellen fühlte sich an, wie wenn sie in Batteriesäure getaucht wäre. Die Nägel in meinen Schuhen verschweißten sich mit den Nägeln im Fußboden, so dass ich aus den Schuhen gerissen wurde, als mich eine Riesenfaust in die Luft schleuderte. Ich sah die Decke vor meinem Gesicht und einen Augenblick lang konnte ich nicht begreifen, welche Macht einen solchen sengenden Schmerz verursachen und mich in ihrem Griff halten konnte, während ich über meinem Bett baumelte. (...) Irgendwo unten in der Diele hatte meine Frau Sandy gerufen: „Das war knapp“, als sie den Donner hörte. Ich hörte aber nicht mehr, dass sie dies sagte, dies erfuhr ich erst viel später. Ich sah auch nicht den entsetzen Blick auf ihrem Gesicht, als sie mich in der Luft hängen sah. Einen Augenblick sah ich nichts als den Putz an der Decke.

---

1 Dannion Brinkley, Paul Perry: „Zurück ins Leben. Die wahre Geschichte des Mannes, der zweimal starb. Knaur (vergriffen)

Dann ging ich in eine andere Welt.

Nach dem ungeheuren Schmerz war ich nun plötzlich in Stille und Frieden eingehüllt. (...) Ich war wie in eine unendliche Gelassenheit getaucht. Der Ort, an dem ich ging, war von einem tiefen Blau und Grau durchflutet.(...)Ich wollte mich umsehen und drehte mich in der Luft. Unter mir lag mein Körper, auf das Bett hingeschleudert. (...) ‚Ich muss tot sein!', dachte ich. Ich spürte nichts, weil ich nicht in meinem Körper war. (...) „Ich bin tot", dachte ich. Ich war nicht in meinem Körper und ich kann nur sagen, dass ich dies auch nicht wollte. (...) Ich blickte nach vorn zum Krankenwagen an eine Stelle über meinem Leichnam. Dort bildete sich ein Tunnel, der sich wie das Auge eines Wirbelsturmes öffnete und auf mich zukam. (...) Und dann zog es mich fort.

Ich selbst bewegte mich eigentlich nicht. Der Tunnel kam auf mich zu. Er näherte ich mir mit einer schraubenförmigen Bewegung und zog mich in sich, und ich hörte den Klang eines Glockenspiels, (...) den unsäglich schönen Klang von sieben Glockenspielen, die in rhythmischer Aufeinanderfolge ertönten.

Ich blickte vorwärts in die Dunkelheit. Dort war ein Licht und ich bewegte mich, so schnell es ging, auf dieses Licht zu. (...) Das Licht wurde immer heller, bis es die Dunkelheit überstrahlte und ich schließlich in einem Paradies strahlenden Lichts stand.

Dies war das hellste Licht, das ich jemals gesehen hatte, und doch tat es meinen Augen überhaupt nicht weh. Im Gegensatz zu dem Schmerz, den man empfindet, wenn man aus einem dunklen Raum in das Sonnenlicht tritt, tat dieses Licht meinen Augen gut. Ich blickte nach rechts und sah, wie eine silberne Silhouette aus einem Nebel auftauchte. Als sie sich näherte, empfand ich eine intensive Liebe, die alle Bedeutungen des Wortes umfasste. Es war, wie wenn ich eine geliebte Frau, eine Mutter und einen besten Freund in tausendfacher Vervielfältigung sehen würde. Als das Lichtwesen näher kam, wurden diese Liebesempfindungen so intensiv, dass sie fast unerträglich waren. Ich hatte das Gefühl, als ob sich meine Dichte auflösen würde. (...)

Das Lichtwesen hüllte mich ein, und in diesem Augenblick begann mein ganzes Leben an mir vorüberzuziehen. (...) Diese Rückschau auf mein Leben war nicht angenehm. Von Anfang bis Ende war ich mit der unerträglichen Tatsache konfrontiert, dass ich ein unangenehmer Zeitgenosse gewesen war, ein egoistischer und böser Mensch.

Das erste, was ich sah, war meine aggressive Kindheit. Ich sah mich selbst, wie ich andere Kinder quälte, ihre Fahrräder stahl und ihnen die Schule zur Hölle machte. Eine der lebhaftesten Szenen war, wie ich auf der Grundschule ein Kind hänselte, weil es einen Kropf hatte. (...) Als ich aber dies wiedererlebte, war ich in seinem Körper und verspürte den Schmerz, den ich ihm zufügte.

Diese Perspektive setzte sich durch alle negativen Ereignisse in meiner Kindheit fort, und dies waren nicht wenige. (...) Als ich jetzt mein Leben im Schoße des Wesens an mir vorbeiziehen sah, erlebte ich jede einzelne der Auseinandersetzungen wieder, nur mit einem Unterschied: Ich war derjenige, der die Prügel bezog.

Ich war das Opfer nicht in dem Sinne, dass ich die Schläge verspürte, die ich ausgeteilt hatte, aber ich verspürte die Angst und die Demütigung die meine Gegner empfanden. (...) Jetzt musste ich ihre Schmerzen spüren.

Zwanzig Jahre später nahm ein Schulkamerad auf einem Klassentreffen meine Freundin beiseite, um ihr zu sagen, was ich für ein Schüler war.

„Ich will Dir sagen, wofür er berüchtigt war“, sagte er. Er schlug Dich zusammen, nahm dir deine Freundin weg oder beides.“

In der Rückschau konnte ich ihm nur Recht geben. Als ich vom Gymnasium abging, war ich genau dieser Typ. Als ich bei meinem Lebensrückblick an diesem Punkt angelangt war, schämte ich mich. Jetzt wusste ich, welchen Schmerz ich allen Menschen in meinem Leben zugefügt hatte. Als mein Leichnam auf jener Bahre lag, erlebte ich jeder einzelnen Moment meines Lebens nochmals, meine Gefühle, Einstellungen und Motivationen.

Es war erstaunlich, wie tiefe Gefühlsbewegungen ich bei diesem Lebensrückblick erlebte. Ich spürte nicht nur, wie ich und der andere bei den jeweiligen Ereignissen fühlten, sondern ich fühlte auch die Empfindungen des nächsten Menschen, der hierauf reagierte. Ich stand in einer Kettenreaktion von Gefühlen, die mir zeigte, wie tief wir einander beeinflussen. (...)

Ich entdeckte auch, dass es nicht so sehr darauf ankommt, was man tut, sondern warum man es tut. (...). Es wiederzuerleben, dass man jemanden nur zum Spaß Schmerz zufügte, ist das Allerschmerzhafteste. Es wiederzuerleben, dass man jemandem Schmerz zufügte, weil man den Grund hierfür zu haben glaubte, ist weniger schmerzhaft. Dies wurde mir deutlicher, als mich meine Rückschau zu meinen Jahren beim Militär und Nachrichtendienst führte. (...)

Zu meinen Aufgaben zählte unter anderem die Feindbeobachtung, was wenig mehr beinhaltete, als feindliche Truppen durch das Fernglas zu beobachten. Meine Hauptaufgabe war jedoch „Planung und Ausführung der Eliminierung feindlicher Politiker und Militärs.“ Ich fungierte, kurz gesagt, als Killer aus dem Hinterhalt.

Einmal wurden wir zum Beispiel ausgeschickt, einen nordvietnamesischen Oberst zu beseitigen, der mit seinen Soldaten im Dschungel Kambodschas war. (...) „Ist er das?“ fragte ich den Aufklärer, dessen Aufgabe es war, die Ziele anhand der Photo-

graphien zu identifizieren, die uns der Geheimdienst gegeben hatte. „Das ist er," sagte er. Es ist der Mann, der vor den Soldaten steht."

Ich lud durch und spürte, wie es am Gewehr einen kleinen Ruck gab. Einen Augenblick später sah ich, wie sein Kopf zerplatzte und sein Körper vor den entsetzten Soldaten zusammenbrach. So sah ich es, als es damals geschah. Während meiner Lebensrückschau erlebte ich dies aus der Perspektive des nordvietnamesischen Obersten. Ich spürte nicht den Schmerz, den er empfunden haben musste. Ich spürte aber seine Verwirrung darüber, dass sein Kopf weggeschossen war und seine Trauer, als er seinen Körper verließ und erkennen musste, dass er nicht mehr nach Hause zurückkehren würde. Dann spürte ich die restliche Kettenreaktion – die Trauer seiner Familie, die jetzt ohne ihren Ernährer auskommen musste.

Ich erlebte alle meine Exekutionen in genau dieser Weise. Ich sah, wie ich tötete, und spürte dann die furchtbaren Folgen. (...)

Ich erlebte den Schmerz, den ihre Angehörigen empfanden, als sie die Nachricht bekamen, dass ihnen nahestehende und geliebte Menschen in dieser tragischen Weise geraubt worden waren. In vielen Fällen verspürte ich sogar den Verlust, den ihr Fehlen für zukünftige Generationen bedeutete. (!)

Als ich nach meinem Militärdienst in die Vereinigten Staaten zurückkehrte, arbeitet ich weiter für die Regierung und führte Geheimaufträge aus. Dabei ging es meistens um den Transport von Waffen an Empfänger und in Länder, die den Vereinigten Staaten freundlich gesinnt waren. (...)

In der Lebensrückschau musste ich jetzt all den Tod und die Zerstörung sehen, die ich durch meine Handlungen angerichtet hatte. „Wir sind alle ein Glied in der großen Kette der Menschheit", sagte das Wesen zu mir. „Was man tut, wirkt sich auf die anderen Glieder in dieser Kette aus."

Viele weitere Szenen dieser Art tauchten vor mir auf, wobei jedoch eine noch besonders herausragte. Ich sah, wie ich in einem mittelamerikanischen Land Waffen auslud. Sie sollten in einem von unserem Land unterstützen Krieg gegen die Sowjetunion Verwendung finden. Meine Aufgabe bestand lediglich darin, diese Waffen von einem Flugzeug zu unseren militärischen Verbündeten in dieser Gegend zu bringen. Als dieser Transport abgeschlossen war, kehrte ich zum Flugzeug zurück, und die Sache war für mich erledigt.

Aber eben dies war bei meiner Lebensrückschau nicht so einfach. Ich blieb jetzt bei den Waffen und sah zu, wie sie in einem militärischen Aufmarschgebiet verteilt wurden. Dann war ich dabei, wie die Waffen zum Töten benutzt wurden und manchmal Unschuldige, manchmal weniger Unschuldige mordeten. Es war furchtbar, Zeuge der Folgen meiner Rolle in diesem Krieg zu sein. Dieser Waffentransport nach Mittelamerika war die letzte Aufgabe, die ich ausführte, bevor mich der Blitz traf. Ich erinnere mich, dass ich dabei war, wie Kinder weinten, weil man ihnen sagte, dass ihr Vater tot sei, und ich wusste, dass für ihren Tod die Waffen verantwortlich waren, die ich geliefert hatte.

Damit endete die Rückschau.

Nach der Rückschau kam eine Phase der Reflexion, in der ich dasjenige betrachtete, was ich soeben erlebt hatte, und eine Schlussfolgerung ziehen konnte. Ich war beschämt. Ich erkannte, dass ich ein sehr selbstsüchtiges Leben geführt und mich kaum einmal bemüht hatte, jemandem behilflich zu sein. (...) Meine Mitmenschen waren mir völlig gleichgültig gewesen.

Ich betrachtete das Lichtwesen und war von tiefer Trauer und Scham erfüllt. Ich erwartete einen Tadel, eine Art kosmischer Er-

schütterung meiner Seele. Ich hatte Rückschau auf mein Leben gehalten, und derjenige, den ich gesehen hatte, war ein ganz und gar wertloser Mensch. Was hatte ich verdient, wenn nicht Tadel?

Als ich zu dem Lichtwesen hinblickte, hatte ich eine Empfindung, wie wenn es mich berühren würde. Durch die Berührung durchströmten mich Liebe und Freude, (...).

Wiederum wurde mir eine Zeit des Nachdenkens gegeben. Wieviel Liebe hatte ich den anderen geschenkt? Die Rückschau, die ich soeben erlebt hatte, hatte mir deutlich gemacht, dass es für jedes gute Ereignis in meinem Leben zwanzig schlechte Ereignisse gab. (...)

Während sich das Lichtwesen zurückzog, spürte ich, wie die Last dieser Schuld von mir genommen wurde. Ich hatte den Schmerz der Reflexion verspürt, aber ich hatte hierdurch das Wissen gewonnen, das ich einsetzen konnte, um mein Leben zu korrigieren. (...) „Ich werde ein besseres Leben führen, weil ich jetzt das Geheimnis kenne," sagte ich zu dem Lichtwesen. Dann aber wurde mir klar, dass es für mich keine Rückkehr mehr gab. Ich hatte kein Leben mehr vor mir. Ich war vom Blitz erschlagen. Ich war tot."

An diesem Punkt erkennt Dannion Brinkley, dass es für ihn zu spät war, in diesem Leben noch etwas wiedergutzumachen. Wie wir in dem Kapitel „Neuplanung" erfahren, suchen sich die Seelen für die nächste Inkarnation genau die Menschen aus, denen sie in der gezeigten Inkarnation wehgetan haben, um an ihnen wiedergutzumachen, was diese an Leid durch sie erfahren haben. Außerdem wählen sie sich oft eine Inkarnation, in denen ihnen in abgeschwächter Form das Leid passiert, welches sie anderen zugefügt haben, oft auch durch Auto- oder Motorradunfälle.

In dem neuen Leben erinnern die Seelen sich dann nicht mehr an die vorhergehende Inkarnation und kommen dann mit der Frage:

„Warum muss mir das alles passieren? Ausgerechnet mir? Ich armes Schaf!"

Bei dieser Frage hilft dann die Durchlichtungsanalyse, die gesetzten Ursachen zu erkennen. Wenn man die Reihenfolge der Inkarnationen erkennt, dann merkt man auf einmal, warum man sich in diesem Leben „so viel Schweres" ausgesucht hat, und dass dies Schwere selbstgewählt ist und nur der möglichst raschen Abtragung dient.

Dannion Brinkley bekam doch noch die Möglichkeit, in diesem Leben wiedergutzumachen. Nach langen Versuchen wachte er doch wieder auf und erholte sich nur mühsam und langsam, blieb aber herzgeschwächt. Doch anschließend stellte er sein ganzes Leben um und erzählt:

„Ich arbeitete durchschnittlich zwanzig Stunden pro Woche in Hospizen und Pflegeheimen, manchmal auch mehr. Wenn es mit den Patienten zu Ende ging, blieb ich rund um die Uhr an ihrem Bett, sofern sie es wünschten. Dadurch verlor ich viel Schlaf, aber das zählte nicht im Vergleich zu dem, was ich von den Sterbenden lernte. (...)

In welch schlechter Verfassung ich war, wurde mir schließlich schlagartig klar, als ich mit meinem Partner nach Charleston fuhr. (...) „ Es muss eine Lungenentzündung sein, sagte ich zu (ihm). „Ich glaube, ich habe einfach eine Grippe", sagte ich zu dem untersuchenden Arzt, der entsetzt meine Krankengeschichte las. (...)

„Nun, Sie haben in der Tat einen Infekt, der eine Lungenentzündung verursacht hat," sagte er. „Aber ich fürchte, dass Sie kurz vor dem Herzstillstand sind. Wenn wir Sie nicht sofort in dieses Bett stecken und auf die Intensivstation bringen, werden Sie möglicherweise schon in einer Dreiviertelstunde tot sein." (...) Aber wovor sollte ich Angst haben? Ich war schon einmal gestorben, und es hatte mir gefallen. Es bedeutete für mich eine Erleichte-

rung zu wissen, dass ich möglicherweise in weniger als einer Stunde tot sein würde. (...)

Plötzlich hatte ich das Gefühl, dass ich noch gebraucht werde (...)

„Also gut“, sagte ich. „Gib mir die Formulare.“

Sobald ich sie unterzeichnet hatte, machte sich das Chirurgenteam an die Arbeit. (...) Um mich herum war Schwärze, aber ich hörte Stimmen. (...) Ich sah von einem Ort aus auf mich herab, der ein gutes Stück über der Decke zu sein schien. (...) Dann machte ein Mann mit einem Skalpell einen sauberen, geraden Schnitt längs meines Brustbeines. Er zog die Haut weg. Ein Assistent gab ihm ein Gerät, das wie eine kleine Säge aussah, und er setzte es auf meinem Brustbein an. Dann schaltete er es an und sägte meine Brust auf. Er setzte einen Spreizer in den Schnitt ein und mein Brustkorb wurde aufgehebelt. Ein anderer Arzt schnitt die Hauthülle um mein Herz weg. An diesem Punkt konnte ich „live“ mein eigenes Herz schlagen sehen.

An mehr kann ich mich nicht erinnern. Ich glitt wieder aus dem Operationsgeschehen heraus und kam an einen Ort, an dem mich Schwärze einhüllte. Ich hörte Glocken läuten, dreimal drei Glocken, denen jeweils noch ein Ton nachfolgte. In der Finsternis öffnete sich ein Tunnel. (...)

Am Ende des Tunnels empfing mich ein Lichtwesen, dasselbe, das mich beim ersten Mal begrüßt hatte. (...) Er zog mich zu sich hin und dabei dehnte er sich aus, fast wie ein Engel, der seine Flügel spreizte. Ich war in diese Lichtflügel eingehüllt, und dann zog wieder mein ganzes Leben an mir vorüber.

Die ersten 25 Jahre tauchten ebenso vor mir auf wie bei meiner ersten Nah-Todeserfahrung. Ich sah weitestgehend dieselben Dinge nochmals: das böse Kind, das ich war, meine Zeit als He-

ranwachsender und wie ich zu einem heimtückischen Soldaten wurde.

Ich kann nicht leugnen, dass es mir wehtat, diese Jahre nochmals zu erleben, doch wurde der Schmerz durch die Jahre nach meinem ersten Tod gemildert. Ich war irgendwie stolz auf diese Jahre. Die ersten 25 Jahre waren schlimm, doch sah ich in den folgenden vierzehn Jahren einen veränderten Menschen.

Ich sah das Gute, dass ich in meinem Leben erreicht hatte. Nacheinander sah ich bedeutende und unbedeutende Ereignisse, während ich in dieser Lichthülle stand.

Ich sah mir zu, wie ich in Pflegeheimen Freiwilligendienst leistete und auch die kleinsten Pflichten auf mich nahm, wie z.B. jemandem beim Aufstehen oder beim Kämmen zu helfen. Mehrmals sah ich mich bei Arbeiten, die niemand sonst verrichten wollte, wie z.B. Zehennägel schneiden und Windeln wechseln.

Einmal zum Beispiel half ich bei der Pflege einer älteren Frau. Sie war schon so lange bettlägerig, dass sie steif geworden war und sich kaum noch bewegen konnte. Ich hob sie wie ein Kind aus dem Bett heraus (sie wog höchstens noch 35 kg) und hielt sie, während die Schwestern das Bett frisch bezogen. Damit sie wieder einmal etwas anderes sehen konnte, trug ich sie auf meinen Armen durch das Gebäude.

Ich wusste, dass ich ihr damit eine große Freude gemacht hatte, denn sie dankte mir überschwänglich, als ich wegging. Als ich jetzt dieses Ereignis wiedererlebte, spürte ich aus der Perspektive, die ich an diesem himmlischen Ort hatte, ihre Dankbarkeit dafür, dass sie wieder einmal jemand gehalten hatte.

(...) Die Lebensrückschau bei dieser zweiten Nah-Todeserfahrung war wunderschön. Im Gegensatz zu meinem ersten Erlebnis, das voller Chaos, Aggressionen und Tod war, war dies ein Feuerwerk

guter Taten. Wenn ich gefragt werde, wie es ist, ein gutes Leben in den Armen des Lichtwesens wiederzuerleben, dann sage ich, dass es wie ein großartiges Silvesterfeuerwerk ist, bei dem das Leben sich in prachtvollen Szenen entfaltet, in denen Empfindungen und Gefühle aller Beteiligten aufleben.“

Ist das allein nicht schon Grund genug, sein Leben so zu führen, dass man am Ende in der Lebensrückschau, im Lebensfilm mit sich zufrieden sein kann? Dafür allein lohnt es sich, ein Leben zu führen, bei dem der Liebe Gott jeden Gedanken, jedes Wort und jede Tat unterschreiben könnte.

Doch es gehört noch eines dazu, was ich immer wieder in Lebensfilmen zwischen den einzelnen Inkarnationen sehe: Die Vergebung für die, die einem weh getan haben.

Ich sah schon oft Menschen, die eine Inkarnation unschuldig verlassen hatten und denen im wahrsten Sinne des Wortes der Himmel offen stand. Doch zuletzt kam die Frage des Lichtwesens, Christus: „Kannst Du jetzt denen verzeihen, die Dir in diesem Leben wehgetan haben?“ Und oft genug kam ein langgezogener, gellender Schrei: „Nein!!!“ Doch was dann passierte, war für mich entsetzlich mit anzuschauen: Statt in dieses wunderschöne Licht des offenen Himmels hereinzugleiten, plumpste die Seele mit all ihrer Schwere des Unverziehenen wieder in die Erdatmosphäre zurück und musste mit Mühe mit den anderen beteiligten Seelen wieder eine Inkarnation aufbauen, in der alle Seelen die Gelegenheit erhielten, wiedergutzumachen. Die in der Erdatmosphäre hängengebliebene Seele musste lernen zu vergeben. Ich weiß, ich gehöre auch dazu: Mehrere hundert Jahre konnte ich meinen Peinigern den Scheiterhaufentod nicht vergeben. Doch was hat Christus uns gelehrt? „Vater, vergib ihnen, denn sie wissen nicht, was sie tun.“ Das ist der befreiende Satz, der die Seele von der Nachtragendheit und damit von der Erdenschwere befreit und sie in das Lichtreich aufsteigen lässt. Deswegen hat Vater mir auch nach meiner Verzeiharbeit ein schönes Todeserlebnis geschenkt, damit ich weiß, dass der Tod nicht nur schrecklich sein muss, wie der Feuertod, sondern dass es im wahrsten Sinne des Wortes auch ein seliges Sterben gibt.

Dannion Brinkley hat es auch geschafft. Er erzählt:

„Nach der Lebensrückschau gab mir das Lichtwesen die Gelegenheit, allen zu verzeihen, die mir jemals etwas angetan hatten. Damit konnte ich den Hass abschütteln, den ich in mir gegen verschiedene Menschen aufgebaut hatte. Ich wollte vielen dieser Menschen nicht vergeben, weil ich das Gefühl hatte, dass dasjenige, was sie mir angetan hatten, unverzeihlich war. (...)

Das Lichtwesen aber sagte mir, dass ich ihnen vergeben müsse. Es machte mir deutlich, dass ich andernfalls auf der spirituellen Ebene stecken bleiben würde, auf der ich mich jetzt befand.

Was hätte ich tun sollen? Im Vergleich zu einem spirituellen Fortschreiten waren diese Ereignisse Belanglosigkeiten. Nachsicht durchflutete mein Herz und eine intensive Empfindung der Demut. Erst dann begannen wir aufwärts zu steigen.“

So, das ist also des Rätsels Lösung: Die Seele kann erst dann aufsteigen, wenn sie wirklich vergeben hat. Lohnt es sich nicht, angesichts des Ewigen Lebens und seinen Unendlichen Reichen, den „Klüngelkram“ der Erde zu vergeben? Will man sich mit Nachtragendheit wirklich seinen Eintritt in die lichten Reiche verderben? Lohnt sich das? Ich habe es mit Misserfolg ausprobiert (siehe Band 1: Heilung von der Seele her, wo ich im Vorwort meine ganze exemplarische Geschichte hierzu erzähle) und möchte niemandem raten, es mir nachzumachen: Es ist schmerzhaft ohne Ende, denn man trägt dieselben Beschwerden wie der Täter (!!!), bis man verzeihen kann. Dann allerdings lassen die Beschwerden beim Opfer zum Glück unmittelbar nach. Aber bei mir hat es auch

17 Jahre gedauert, bis ich verzeihen konnte. Und so lange musste ich die gleichen Schmerzen tragen wie die, die es mir angetan haben. Tun Sie sich das nicht an!

Auf meine Frage an Christus, warum Opfer und Täter denn die gleichen Schmerzen haben, wenn das Opfer nicht verzeihen kann, antwortete Er mir:

„Was ist der Unterschied zwischen einem Täter und einem Opfer, das nicht verzeihen kann?“

Stille – ich wusste es nicht.

„Keiner. Beide sind hartherzig!“

Oha, da hatte ich die Antwort. Tatsächlich, man verhärtet sein Herz, wenn man nicht verzeihen kann (oder will!). Und deswegen trägt man dieselbe Krankheit wie der Täter – bis es soweit ist, dass man bereit ist zu vergeben. Warten wir nicht so lange!

Das Leben ist nicht einfach, und dass uns bei der Lebensführung naturgemäß immer mal wieder ein Ausrutscher passiert, liegt in der Natur des Menschen, nur dürfen wir ihn nicht stehen lassen, sondern müssen ihn alsbald korrigieren, entweder indem wir uns entschuldigen oder um Entschuldigung bitten. Das geschieht in Gedanken, wenn wir etwas Schlechtes über den anderen gedacht haben. Das geschieht mit Worten, wenn wir schlecht über ihn geredet haben. Und das geschieht mit Taten, wenn wir eine miserable Tat wiedergutmachen sollten – um unsretwillen. Haben wir das geschafft, so sollte der andere uns auch wieder wohlgesonnen sein. Ist er es trotz all der angebotenen Entschuldigungen nicht, so fällt seine Nachtragendheit auf ihn zurück und er muss sie austragen. Hat uns ein Mensch wehgetan, so ist es uns geboten zu vergeben. „Vater, vergib ihnen, denn sie wissen nicht, was sie tun“, gilt auch für die schlimmste aller Taten, die uns passiert sein konnte. Der Täter wird für seine Tat eh zur Rechenschaft gezogen (siehe den vorher erzählten Lebensfilm), also müssen wir nicht noch nachtragend sein. Damit entkoppeln wir uns von seiner Tat und von ihm und werden selbst frei. Indem wir ihn Gott übergeben, wird diese Szene aus unserem Leben gelöscht. Nur unser Anteil wird uns noch bewusst und an dem müssen wir selbst arbeiten.

Manche Menschen meinen, durch ihre Nachtragendheit und die Gesinnung von Rache und Vergeltung würde die Tat aufgewogen. Doch dem ist nicht so. Vater zeigte es mir heute in einem Bild: Opfer und Täter hängen nicht in zwei Schalen derselben Balkenwaage, sondern jeder hängt in einer Federwaage – einzeln. Der Täter muss seine Tat abtragen und wiedergutmachen, unabhängig vom Opfer. Das Opfer muss die Tat verzeihen können, unabhängig vom Austragungsstand des Täters. Also, wenn der Täter sowieso seine Tat abtragen muss, warum machen wir uns dann Gedanken um Rache und Vergeltung? Dann können wir wirklich in Ruhe vergeben, denn der Täter kommt sowieso erst ins Himmelreich herein, wenn er alles verstanden hat, was er an Negativem angestellt hat, es abgetragen und wiedergutgemacht hat. Wir brauchen uns darum nicht zu kümmern. Das macht Gott schon richtig. Also können wir in Ruhe vergeben und uns dadurch freimachen von dem, was uns noch quält!

Fröhlicher Übergang:

Ich möchte nun noch zwei Beispiele eines fröhlichen Übergangs erzählen: Wie ist es, wenn ein Mensch ohne allzu große Belastungen herübergehen darf? Das erste ist ein Nahtoderlebnis, welches ich selbst erlebt habe, als ich dreißig Jahre alt war. Zu diesem Zeitpunkt war ich noch mit meinem ersten Mann verheiratet. Wir lebten in Montreal und wir hatten einen Sohn, Raphael. Eines Abends im Sommer, es musste gegen sechs Uhr gewesen sein, wurde mir schlecht. Ich sagte zu meinem Mann, der gerade nach Hause gekommen war: „Du, ich muss mich einen Moment hinlegen, ich kann nicht mehr, mir ist so schlecht." Kaum lag ich auf dem Bett, da öffnete sich mein Körper wie durch einen Reißverschluss. Heraus trat eine feine Gestalt, Taille: Größe 36, blonde, lockige Haare, blaue Augen, gehüllt in ein feines, weißes Kleid mit Taillengürtel. Ich spürte, dass ich es war, oder genauer gesagt, die mir innewohnende Seele, die so aussah. Ich schwebte eine Zeitlang über meinem Körper und wunderte mich, wie schwer der war und wie man überhaupt mit so einem schweren Körper über die Erde wandern könnte. An meiner Seelengestalt war etwas wie ein weißer Silberfaden, der unendlich dehnbar schien. War es das, was man die Silberschnur nennt, die reißt, wenn die Seele sich vom Körper trennt und der Mensch tot ist? Ich schaute sie mir eine Zeitlang an, wie sie sich dehnte. Doch dann spürte ich, wie mich etwas rief: „Komm!" und wir glitten durch die Materie der Decke und des Daches hindurch, als wäre sie nichts. Auf einmal befanden wir uns über Montreal. Ich sah die Flugzeuge fliegen und dachte mir noch: „Du musst Dir die Position der Flugzeuge merken." Drei waren im Anflug auf den Flughafen von Montreal, eins kurz vor der Landung, das zweite im Senkflug leicht hinter mir und das dritte im Anflug noch ziemlich weit entfernt. Die Präsens neben mir war nicht auszumachen, doch ich spürte sie. Wir glitten weiter, bis wir zu einer Nebelmauer kamen. In der Nebelmauer bekam ich plötzlich ein wenig Angst. „Vater, wo sind wir? Was passiert da? Geht es überhaupt noch wirklich vorwärts?" „Ja, Kind, du fliegst weiter, auch wenn du die Distanz nicht mehr so spürst. Flieg einfach weiter." Und so glitten wir schwerelos, bis der Nebel heller wurde, ähnlich wie im Hochgebirge, wenn der Nebel sich lichtet und viele kleine Lichtfunken sich wie irrsinnig schnell in der Nebelschicht bewegen, kurz bevor man in das Sonnenlicht durchtritt. Als ich endlich durchgebrochen war, befand ich mich in einer Sphäre, die von unendlicher Schönheit erfüllt war. Die Ätherkraft, anders kann ich es nicht nennen, floss in wogenden kleineren Wellen, die ständig ihre Farbe wechselten. Von Hellgrün über leichtes Orange bis Blau, Rosa, Lila, waren dort alle Pastellfarben und ihre Schattierungen enthalten. Gleichzeitig mit der Fließkraft dieser Farben erzeugte jede Welle einen Ton, der sich nur mit unseren Glasorgeln vergleichen lässt. Es klang, als ob ein Künstler sanft über den Rand des Glases streichen und dabei den zartesten Ton hervorbringen würde, den ich je gehört habe. In diesem Meer aus Licht, Farbe und Ton sah ich als erstes eine Möwe fliegen. Sie flog, indem sie sich einfach von den Wellen tragen ließ. Allmählich konnte ich mehr unterscheiden. Ich sah auf einmal einen Mann auf mich zukommen, einen Mann aus Licht, wie alles in dieser Sphäre. Er hatte gelockte, blonde Haare, wunderbare warme blaue Augen und war schön und stabil geformt. Auf Erden würde man sagen, muskulös. Er begrüßte mich mit den Worten: „Willkommen daheim! Du warst aber lange unten!" Oh je, ich zog den Kopf zwischen meinen Schultern ein und dachte: „Oh Gott, Mädel, was hast Du denn angestellt, dass du so lange auf der Erde warst?" Er berührte mich sanft an den Schulterblättern und wir glitten weiter. Wir sahen einige geistige weibliche Wesen auf uns zukommen, Intuitiv erkannte ich sie. Es musste meine geistige Familie sein. „Schön, dass du da bist! Wir haben schon so lange auf Dich gewartet!" Ich fühlte mich so wohl in ihrer Gegenwart, sie waren ausstrahlende Liebe. „Erkennst Du mich noch, ich bin Claudia!“, sagte eine in einem rosa Gewand. Irgendetwas in mir erkannte sie, aber mein Bewusstsein erkannte sie noch nicht richtig. Sie alle begrüßten mich voller Freude und drückten aus, wie sehr sie sich freuten, mich hier wiederzusehen. „Ich möchte hier bei Euch bleiben“, bat ich. Ich möchte nicht wieder zurück auf die graue Erde!“ „Dann müssen wir erst Christus fragen!“, sagte mein Begleiter und wir glitten durch schöne Parklandschaften, bis wir zu der goldenen Stadt kamen. Herrlich leuchteten die Gebäude im pursten Gold, sie waren alle versetzt mit funkelnden Edelsteinen, die aus sich heraus leuchteten. Alle waren ebenerdig und mit funkelnden Dächern. Feine ziselierte Türmchen waren an vielen Häusern angebracht. Alles wirkte fein und verspielt. In dieser Pracht kam eine sanft blickende, eher einfach gekleidete Gestalt auf mich zu. Ich wusste von der Liebeausstrahlung her, dass es Jesus sein müsste. Er trug ein einfaches Gewand. Er hatte blaue Augen, die alles überstrahlten und dunkle, gelockte Haare, die ihm bis zu dem Schultern hingen. Ich bat ihn: „Christus, ich möchte so gern hier bleiben. Ich möchte nicht zurück auf die graue Erde.“ Doch dann sagte er mir die paar Worte, die ich nie im Leben vergessen werde und die mir in die Seele eingebrannt sind:

„K i n d , D u h a s t n o c h R a p h a e l ! “

Er sprach leise, aber so laut, dass es nicht zu überhören war, sehr eindringlich. Ja, Raphael, mein Sohn, war ein Wunschkind! 7 Monate hatten wir auf ihn gewartet, Fieberkurven gemacht, gehofft, Ärzte konsultiert: er war wirklich ein absolutes Wunschkind. Ich hatte die Verantwortung für ihn übernommen und konnte ihn nun nicht so einfach hängen lassen. Er war ja erst sechs Jahre alt. Ich senkte meinen Kopf und gab zu, dass es richtig war, dass ich noch einmal herunter musste. Ich erinnerte mich schlagmals an die Worte, die ich als Kind immer meiner Mutter gesagt hatte: „Mutti, ich werde nicht alt! Höchstens dreißig!“ Und genauso alt war ich ja dieses Jahr. Hätte ich Raphael nicht so sehr gewünscht, hätte ich jetzt oben bleiben können!

Ich glitt mit meiner Seelenfamilie zurück zu dem „Einstiegsloch“ und bat sie noch: „Bitte, helft mir, wenn ich jetzt wieder zurück gehe auf die graue Erde. Und wenn etwas ist, legt mir bitte einen Rettungsring um und hebt mich hoch!“ In Geiste sah ich einen rotweißen Rettungsring mit vier Schnüren, mit dem sie mich aus der Misere ziehen würden. „Wir wollen Dir helfen, wo wir können“, versprachen sie. „Aber Du weißt, auf der Erde hast Du wieder deinen freien Willen!“ Ja, ich weiß, und der kann manchmal ganz schön zu einer Crux für einen werden, wenn man den nicht genau in Gottes Willen legt! So glitt ich zurück, zuerst wieder durch die blinkende, blitzende, von Lichtfunken durchsetzte schöne helle Nebelschicht, bis diese dann wieder grauer wurde und ich plötzlich wieder über Montreal schwebte. Nanu, was war denn das? Es war dunkel, nur ganz hinten am Horizont war noch der helle Streifen des Sonnenuntergangs zu sehen. Also musste doch Zeit vergangen sein, und zwar ganz schön viel, denn als ich losflog, war alles noch licht. Die Flugzeuge flogen auch völlig anders. Ich sah Montreal von oben, konnte unser Wohnviertel erkennen und es zog mich wieder auf ein Dach hinab – unser Dach. Ich rutschte wieder durch das Dach und die Decke, blieb dann einen Moment unter der Decke hängen und sah meinen Körper von oben. „Da muss ich wieder hinein, in diese Mumie, diesen schweren Körper? Wie soll ich den bloß zum Bewegen kriegen?“, dachte ich noch. Am Kopfende stand Raphael und weinte herzzerreißend. Ich glitt wieder in den Körper. Das Silberband, welches die ganze Zeit über nicht gerissen war, zog mich unaufhaltsam wieder hinein. Der „Reißverschluss“ schloss sich und ich befand mich innen im Körper. Oh je, was war denn mit dem los? Ganz kalt war er geworden. Ich probierte, meine Zehen zu bewegen, und nach einigen Anstrengungen gelang mir das auch. Am schlimmsten waren die Augen. Die Lider waren so schwer, dass ich sie kaum aufbekam. Irgendwie war alles sehr kalt. Als ich wieder begann zu hören, bemerkte ich, dass Raphael an meinem Kopfende weinte: „Mami, komm zurück! Komm zurück!“ Es war herzzerreißend, wie der Kleine dort stand und brüllte. Am Fußende des Bettes stand mein Mann. Er hatte schon den Augenreflextest gemacht und festgestellt, dass ich tot war. Er hatte bereits den Arzt gerufen, um den Totenschein ausstellen zu lassen. Zweieinhalb Stunden waren vergangen, seit ich den Körper verlassen hatte. Es war jetzt halb neun, wie ich auf dem Wecker sah. Ich wollte meinem Mann erklären, was ich gerade erlebt hatte, aber es war nicht möglich. Ich dachte nur. „Wenn das Sterben ist, dann möchte ich gern sterben, am liebsten jeden Tag dreimal!“ Super – man schlüpft aus dem Körper heraus wie ein Schmetterling aus seiner Puppe und ist frei und schwerelos. Dafür lohnt es sich, alle Belastungen hier auf der Erde zu bearbeiten und abzulegen!

Seitdem habe ich noch zwei Mal den Tod erleben dürfen.

Ein anderes Erlebnis war das Erleben des Überganges meiner Freundin. Ich befand mich nicht in ihrem Hause, als sie hinüberging. Doch auf einmal spürte ich, dass sie in die Sphären gegangen war. Christus war an ihrer Seite und geleitete sie hoch. Er wollte ihr die Sphäre zeigen, in der sie jetzt sein durfte. Ich sah, wie sie auf ein schönes sonniges Durchgangstor zueilten. Dann sah ich, wie meine Freundin noch ein paar Worte mit Jesus wechselte und auf einmal zwischen zwei Schränke voller Akten glitt. Sie holte zwei Akten heraus und blätterte in ihnen. Dann sagte sie mir, was ich ihren Hinterbliebenen noch mitteilen sollte. Wir setzen ihren Impuls um und es stellte sich heraus, dass es die humanste Lösung war, die für ein Problem gefunden werden konnte.

Anschließend sah ich sie bei den Bekannten, die herübergegangen waren. Sie hatte viel mit ihnen zu Lebzeiten gesprochen und ihnen vom Übergang und dem Weiterleben nach dem Tode erzählt. Auch hatte sie ihnen erklärt, dass man alles, was man nicht in Gottes Sinne gemacht hat, in seinem Lebensfilm im göttlichen Licht wiedersieht und die Schmerzen, die man anderen zugefügt hat, als Schmerz am eigenen Seelenkörper empfindet. Ebenso erklärte sie ihnen, dass Hass aneinander bindet und man mit dem Menschen, den man heute hasst, wieder zusammenkommen muss, um das Problem in Liebe zu lösen. Es gibt keine andere Möglichkeit, Hass aufzulösen. So bat sie sie, doch noch einmal in ihre familiären Beziehungen hereinzuschauen, einander zu vergeben, wo noch Vergebung fehlte, und zueinander wieder gut zu sein und einander wertzuschätzen, wo Wertschätzung fehlte. Manche Menschen im bettlägerigen Zustand sehen nur ihren Zustand und fordern und kritisieren, statt sich einmal klarzumachen, was der Pflegende alles für ihn tut. Da tut ein wenig Wertschätzung manchmal sehr gut. Eine Frau, die zu Lebzeiten dieses Problem auch hatte, schaute aus der Runde herunter in die dunkleren Ebenen und war froh, dass sie Hass und Zank abgelegt hatte und so um Ebenen höher gekommen war als die Menschen, die es nicht geschafft hatten und nun ihren Zank und Hass in den niedrigen Ebenen weiterschürten und miteinander keiften und zankten. Sie war ganz erschrocken, als sie die Atmosphäre der Ebene sah.

Einige Tage später sah ich sie mit einem anderen Bekannten über den Wolken laufen, so sah es aus. Die Sphäre glich der Erdatmosphäre, wenn man mit dem Flugzeug in den Sonnenuntergang fliegt. Sie erklärte ihm die Zusammenhänge von Ursache und Wirkung, warum man für das, was man auf Erden getan hat, genau in die richtige Lernebene im Himmel kommt, damit man nicht über- und nicht unterfordert ist. Er freute sich, lange mit ihr sprechen zu können, und sie sagte lachend: „Jetzt haben wir ja auch Ewigkeiten Zeit!“

Einen Lebensfilm sah sie nicht. Als sie diesbezüglich Christus fragte, warum sie denn ihren Lebensfilm nicht zu sehen bekam, deutete er auf ihre Bettlägerigkeit und auf die Durchlichtungsanalysen und sagte zu ihr: „Du hast doch Deinen Lebensfilm schon zu Lebzeiten bearbeitet!“ Mir wurde auf einmal klar, was Durchlichtungsanalysen denn nun wirklich sind: Die Vor-Bearbeitung des Lebensfilmes, damit das, was noch aufzuarbeiten fehlt, rechtzeitig erkannt und so in den Seelenreichen nicht mehr mühsam korrigiert werden muss! Das können heutige Probleme sein oder Probleme, deren Konsequenzen man bis ins Heute mitschleppt und die ihre Ursachen in früheren Inkarnationen haben.

Ein weiteres Nahtoderlebnis möchte ich hier noch erzählen, welches auch sehr fröhlich war, aber uns aufzeigt, dass unser Leben erst wirklich dann zu Ende sein sollte, wenn wir den Lebensauftrag erfüllt haben. Es ist wieder aus dem Buch von Johannes Michels und beschreibt die Situation eines Chirurgen, der eine „Pionierarbeit“ mit auf die Erde gebracht hatte, das heißt, er hat Wissen aus dem Lichtreich mit gebracht, welches er sich vorgenommen hat, auf die Erde zu bringen. Gerade bei diesen „Pionieren“ ist es nicht so einfach, einfach aus dem Leben zu treten, sie haben sich die Erfüllung ihres Auftrages vorgenommen und in ihren Leben treten oft Situationen auf, die normalerweise nicht zu überleben sind, in denen Vater aber doch so dermaßen die Hand über sie hält, dass sie ihren Lebensauftrag erfüllen können.

„Professor Dr. Michael M. war erfolgreicher Chirurg an einer Universitätsklinik in Norddeutschland. Stets um den neuesten Stand der OP-Technik bemüht, praktizierte er die ersten Anläufe der sogenannten ‚Fast-Track-Operation'. Diese Abkehr von den herkömmlichen Abläufen mit tage- oder stundenlangen Vorbereitungen für chirurgische Eingriffe und die Zuwendung zu möglichst raschen Operationen (wobei die Patienten so schnell wie möglich operiert werden, sich bald wieder bewegen sollen, auch ziemlich

frühzeitig wieder essen und aus dem Krankenhaus entlassen werden können), stieß bei den Behandelten zwar auf große Begeisterung. Bei seinen Kollegen – zumindestens im engeren Umfeld -, aber auch bei der Geschäftsführung hielt sich die Begeisterung jedoch in recht engen Grenzen. Vielmehr wurde Prof. Dr. Michael M. sehr stark angefeindet. Ja, es gab sogar Vorwürfe bis hin zu der Unterstellung ärztlicher Behandlungsfehler.

Auf der anderen Seite sprach sich Professor M.s neue Methode natürlich sehr bald in Fachkreisen herum und machte ihn äußerst rasch über die Landesgrenzen hinaus bekannt.

So blieb es nicht aus, dass er sehr viele Angebote zu Vorträgen und erklärenden Lehrvorführungen erhielt. Die nahm er mit Begeisterung an. Denn einerseits ging es ihm um die Einführung dieser neuen Operationsmethode und andererseits auch ein bisschen um die Ehre. Vielleicht ließe sich ja bei dieser Gelegenheit auch ein verlockender Ruf auf eine andere Professorenstelle vernehmen. Denn damit würde er sich seinen bisherigen missgünstigen Kollegen entziehen.

So war Michael M. eines Tages wieder unterwegs, und zwar diesmal nach Süddeutschland. Dort hatte man in Fachzeitschriften von dieser ‚neuen Chirurgie' einiges gelesen. Nun wollte man auch Näheres aus der Praxis dazu hören.

Wie immer hatte er es eilig. Und ausgerechnet auf den gefährlichen Gefällstrecken im Süden Deutschland geschah es: Er fuhr auf der linken Außenspur einer Autobahn. Gerade in einer Rechtskurve platzte der linke Vorderreifen. Der Pkw raste mit voller Wucht in die mittlere Leitplanke. Das Auto überschlug sich und blieb schließlich auf dem Dach liegen.

Der Mediziner musste mit einer Rettungsschere aus dem Wrack befreit werden und wurde umgehend mit einem Hubschrauber in ein nahegelegenes Krankenhaus geflogen und dort operiert. Die stationäre Behandlung dauerte mehrere Wochen.

Von dem Unfall und der Zeit seiner Bewusstlosigkeit gab er folgenden Bericht:

„Ich sah nur noch die Leitplanke auf mich zurasen, obwohl es ja in Wirklichkeit genau umgekehrt war. Zuvor war vorn links mein Auto irgendwie nach unten gesackt – aber in voller Wucht. Dann gab es einen riesigen Rumms und einen Knall. Den gewaltigen Ruck sowie den Schlag spürte ich noch, auch wenn ich angeschnallt war. Ich muss gestehen – mein Auto war nicht mehr das neueste. Vielleicht hätte ich mich etwas mehr um die Technik meines Fahrzeugs bemühen sollen. Aber die moderne Medizin interessierte mich eben weitaus mehr.

Bei diesem riesigen Aufprall schlug mein Kopf irgendwie nach vorn und muss wohl gegen das Armaturenbrett geschleudert sein.

Dann wurde es zunächst dunkel um mich. Doch nach vermutlich kurzer Zeit sah ich mich an der Unfallstelle. Ich erblickte mein völlig zerstörtes Auto und andere Fahrer, die offenbar helfen wollten. In den Wagentrümmern sah ich meinen Körper, aber in einen furchtbaren und schrecklichen Zustand. Es dauerte auch nicht lange, da rasten mit Blaulicht und Sirenen Fahrzeuge der Polizei und der Feuerwehr heran. Die Polizei sperrte die Fahrspuren ab, und zwar auf beiden Seiten der mittleren Leitplanke. Mein Wagen war nämlich auf der jenseitigen Autobahnhälfte gelandet.

Rettungsleute schnitten dann das zertrümmerte Auto mit kräftigen Scheren auf und zogen meinen entsetzlich zugerichteten Leib – oder das, was noch von ihm übrig war – aus den Trümmern heraus und legten ihn auf eine Trage. Da sah ich auch einen inzwischen eingeflogenen Hubschrauber. Dort hinein trug man dann die Trage mit meinem schrecklich geschädigten Körper.

Und nun geschah das Eigenartige, was ich selbst als allem offen gegenüberstehender Arzt nicht für möglich gehalten hätte: Ich wollte ja wissen, was nun weiter mit meinem Körper geschehen würde. Und im gleichen Moment, in dem ich das wünschte, passierte es auch: Ich blieb bei meinem Leib. Und noch viel seltsamer: Der Hubschrauber konnte mir gar nicht entkommen. Ich blieb bei ihm – ja, mehr noch: Nicht nur von außen war ich bei dem Fluggerät, sondern sogar in ihm drin. Ich begleitete meinen armseligen Leib in unmittelbarer Nähe. Zwar behielt ich Abstand von ihm, aber ich befand mich bei ihm, und zwar so, als würde ich über oder neben ihm schweben.

Sie brachten mich in ein Krankenhaus in der Nähe und dort sogleich in den Operationssaal. Während sich verschiedene Medizinerkollegen um den Leib kümmerten, befand ich mich über ihnen und auch oberhalb meines übel zugerichteten Körpers. Mich interessierte es außerordentlich, wie sie operierten. Denn das war ja meine Profession. Doch ich erkannte sehr bald, dass die Kollegen wie in früheren Zeiten arbeiteten.

Und nun geschah etwas höchst Eigenartiges: Ich sah nicht mehr meinen Leib mit den Medizinern im Operationssaal, sondern erblickte eine zunächst dunkle Umgebung. Sie war aber völlig anders als die erste Dunkelheit nach dem Unfall. Es handelte sich um eine mehr und mehr, aktive und irgendwie bewegte Dämmerung.' Aber es dauerte nicht besonders lange, da erhellte sich die obskure Umgebung. Sie erhellte sich allmählich, je mehr sich eine eigenartige Lichtgestalt näherte. Sie schien in gewisser Weise durchscheinend, also ohne stofflichen Körper zu sein. Aber das mehr und mehr aufstrahlende Licht leuchtete in solch einer großen Fülle, dass Äußerlichkeiten überhaupt keine Bedeutung mehr hatten. Zugleich fühlte ich mich in einer ausgesprochenen Leichtigkeit und in einem Wohlgefühl, wie ich es in meinem ganzen Leben noch nie wahrgenommen hatte. Irgendwie wurde es mir bewusster, dass ich mich nach dem Unfall in einem anderen Zustand befand: Zuerst das Abgehobensein von meinem zutiefst geschädigten Körper und dann dieses großartige Glücksgefühl, als würde ich mich in einer völlig anderen Welt befinden. Je länger ich darüber nachdachte, desto mehr verstärkte sich mein Empfinden und mein Gefühl, in diesem neuen Zustand leben zu wollen.

Zwar war ich begeistert davon, dass man mich als wichtigen modernen Wissenschaftler in vielen Kliniken anhören und die neue Operationspraxis auch nach Möglichkeit umsetzen wollte. Ich galt bei ihnen als eine Art Pionier, aber sicher würden mich auch viele andere Mediziner ablehnen.

Hier jedoch – in diesem neuen Zustand und offenbar in dieser anderen Welt – fühlte ich mich so richtig geborgen, also ohne mögliches Gezänk und ohne eventuelle Eifersüchteleien.

Trotz meines Bekanntheitsgrades, meiner Aktivität und aller erfahrenen Ehren wünschte ich mir ein neues Leben im jetzigen Zustand. Hier fühlte ich mich vollkommen wohl und geborgen. Warum sollte ich in mein anderes Leben zurückkehren? Dort gab es so viel Ärger, Zank, Streit und Gehässigkeiten. Ich hatte doch den Ärzten und vor allem den Chirurgen beigebracht, wie man besser, schneller und mit weniger Aufwand und Schmerzen Menschen heilen konnte. Also meinte ich, für die Welt der Mediziner und Patienten genug getan zu haben. Das musste doch genügen. So dachte ich, doch da wurde das Licht um diese eigenartige Gestalt, die ich zunächst gesehen hatte, immer heller.

Schließlich sprach sie mich an: „Sie haben offenbar den Wunsch hierzubleiben."

Jetzt war ich aber völlig überrascht. Denn diese Lichtgestalt wusste ja um meine geheimsten Wünsche.

„Ja, den habe ich. Ist das denn möglich?"

„Das können Sie selbst überlegen und entscheiden."

„Ja, tatsächlich? Oh, das wäre aber schön!"

„Dabei sollten Sie aber bedenken, dass es sehr viele Menschen gibt, die Ihre Hilfe unbedingt brauchen."

„Aber ich habe doch bereits vielen Ärzten mitgeteilt, wie man besser operiert."

„Denken Sie denn, dass das schon genügt?"

„Vielleicht noch nicht so ganz."

Jetzt hatte ich regelrecht ein Gefühl wie ein Schulkind, das beim Mogeln oder Schwindeln ertappt wurde.

„Was halten Sie denn für den besten Weg?" fragte mich deshalb die Gestalt.

„Natürlich wäre es besser, wenn die neue Operationstechnik noch mehr bekannt gemacht würde", ließ ich mich vernehmen.

„Und wer sollte das tun, wenn Sie es nicht tun möchten?" „Aber ich würde so gern hierbleiben. Hier fühle ich mich geborgen, denn hier gibt es auch keinen Streit."

„Streitereien können Sie auf der Erde nun mal nicht entgehen. Aber Sie werden das sehr gut überstehen.

„Soll ich also wieder zurückkehren? Kann ich denn irgendwann wieder hierherkommen?"

„Es ist gut, wen Sie in Ihr früheres Leben zurückkehren und dort auch sinnvoll weiterarbeiten. Und hierher werden Sie nach Ihrem Leben auf der Erde sehr wohl zurückkommen."

Die Lichtgestalt mit dem hellen Glanz schien mir aufmunternd zuzunicken. Und damit war sie auch verschwunden. Um mich herum wurde es immer dunkler, bis ich schließlich auf der Intensivstation aufwachte.

Hier verspürte ich zunächst leicht gedämpfte Schmerzen. Denn mein Körper hing an einer Menge von Infusionsschläuchen, die der Schmerzlinderung, aber natürlich auch der Heilung dienten.

Nun war ich nicht mehr von meinem Leib getrennt. Auch wenn ich selbst Arzt war, kam es mir höchst eigenartig vor, dass ich während meines Getrenntseins von meinem Körper ein völlig anderes Zustandbewusstsein hatte als jetzt, wo mein Geist wieder mit meinem Leib irgendwie eine gemeinsame Einheit bildete.

In der rein geistigen Existenz – in meiner zeitweiligen Bewusstlosigkeit – hatte ich mich völlig anders gefühlt. Nun empfand ich wieder die Verbundenheit mit meinem Körper, die ich selbstverständlich akzeptierte und die für das Leben in der diesseitigen Wirklichkeit wichtig und richtig ist.

Meine Kollegen in diesem Krankenhaus taten alles Erdenkliche, um mich gesunden zu lassen und auszukurieren, so dass ich nach einigen Wochen wieder geheilt war und entlassen werden konnte.

Prof. Dr. Michael M. zeigte fortan eine ganz besondere Wirk- und Arbeitskraft: Er operierte in intensivster Weise nach dem Kurzverfahren der Chirurgie, wo auch immer die möglich und sinnvoll war. Andererseits war er auch geradezu leidenschaftlich darum bemüht, seine neuesten medizinischen Erkenntnisse weiterzugeben und zu verbreiten.

Er wechselte zwar an eine andere Universitätsklinik, allerdings nicht mehr um der sogenannten Ehre willen, sondern aus Gründen der besseren medizinischen Möglichkeiten.

Michael M. lebte nach jenem Unfall besonders einfach und bescheiden. Auf äußere Ehrerweisungen, die ihm sehr oft angetra-

gen wurden, verzichtete er. Ihm ging es erstrangig um bestmöglich ärztliche Hilfeleistung und um die Vermittlung seines Wissens, damit auch andere Mediziner – Ärzte, Forscher und spezielle Hochschullehrer – in der Heilkunst besonders wirksam helfen konnten.

Michael M. ist vollkommen sicher, dass seine Erfahrung kein Traum war. (...) Dasselbe gilt auch für seinen Dialog mit dem Lichtwesen an der Grenze zur jenseitigen Welt, vor allem auch angesichts seines ursprünglichen Widerstrebens gegen die Rückkehr zum Diesseits, die er dann aber wegen der vorgebrachten plausiblen Gründe akzeptiert."

Mir ging es beim Lesen dieser Geschichte so stark durch, dass ich zu weinen anfing, denn sie spiegelt genau das, was ich bei meinem zweiten Nahtoderlebnis auch erlebt habe und nicht gern erzähle, weil ich nicht für hochmütig oder überheblich gehalten werden will: Acht Tage nach der Eheschließung mit meinem jetzigen Mann legte ich mich hin und mir wurde auf einmal schwarz vor Augen. Auf einmal merkte ich, wie ich wieder durch's All flog, wie beim ersten Nahtoderlebnis, ich war weg von meinem Körper und flog auf den Spalt voller Licht zu, der sich quer vor mir öffnete. Doch bevor ich hindurchflog, stand auf einmal Christus an dieser Schwelle und fragte mich: „Willst Du wirklich schon durch den Mund des Todes gehen?" Ich antwortete ihm: „Oh ja, Christus, es war doch so schön, wo ich das erste Mal nach Hause durfte. Bitte, ich möchte so gern nach Hause." Noch trauriger fragte er mich dann: „Kind, willst Du wirklich schon durch den Mund des Todes gehen?" Ich fragte ihn dann: „Christus, warum fragst Du mich so?" Daraufhin sagte Er ganz traurig: „Kind, ich hab doch nur Dich!" Ach Du Schreck, auf einmal zogen all die Bilder aus der vorinkarnatorischen Planung an mir vorbei, wie wir zu vielen am Tisch gesessen haben und unserer Wirken auf der Erde zu dieser Zeit geplant haben. Er sagte: „So viele sind im selben Auftrag heruntergegangen, aber viele sind in Berufen, Partnerschaften und Philosophien hängengeblieben. Willst Du sie wieder wecken?“

Und ich spürte dieselbe Traurigkeit in Seinen Worten, wie ich sie beim Lesen dieser Geschichte wieder spürte:

„Und wer sollte das tun, wenn Sie es nicht tun möchten?“

Ich bat Christus dann inniglich: „Bitte, Christus, wenn ich dann wirklich noch einmal auf diese Erde zurückgehe, dann schütze mich aber bitte, auch in den schlimmen Zeiten, die kommen werden!“ Er versprach es und fragte mich dann noch einmal inniglich: „Willst Du jetzt wirklich durch den Mund des Todes gehen?“ Und ich sagte, dass ich Ihm vertraue und wieder zurück in den Auftrag gehe, den ich vorinkarnatorisch übernommen habe. Und ebenso, wie es Prof. Dr. Michael M. auch erlebt hat, ging es uns in der Folge auch:

„Streitereien können Sie auf der Erde nun mal nicht entgehen. Aber Sie werden das sehr gut überstehen!“

Nun, darum bitte ich den Vater immer noch täglich, denn es ist nicht immer einfach, sich dann wieder aufzurappeln, wenn Sein Auftrag wieder Angriffe erfährt. Aber die vielen Menschen, die durch Seine Heilkraft Heilung erfahren durften und die vielen Seelen, die durch die Vergebensarbeit heimkehren durften, über die freue ich mich täglich wie ein kleines Kind, welches das größte Geschenk unter dem Weihnachtsbaum gefunden hat. Deswegen ist für mich auch heute noch die Durchlichtung (= in der Seele Licht werden) noch etwas ganz Heiliges, das schönste Geschenk des Vaters, welches Er uns zur Beschleunigung unserer Seelenreinigung gegeben hat.

Neuplanung:

Wie gesagt, nicht alle Seelen planen eine neue Inkarnation, weil sie durch die Seelenebenen hindurch ihren Entwicklungsweg machen wollen. Man kann den Weg durch die Entwicklungsebenen vergleichen mit einer Spirale: Langsam aber sicher geht sie den spiralischen Weg hoch von einer Erkenntnis zur anderen und von einem Erfahren zum nächsten. So kommt sie irgendwann ebenfalls an der Lichtmauer an und kann den Durchtritt in das Lichtreich schaffen. Das braucht Zeit, hat aber den Vorteil, dass man nicht zurückfallen und sich neu belasten kann. Es geht einfach stetig bergauf, wenn auch langsam.

Der Weg von der Erde ist ein risikoreicherer: Man geht noch mal an den tiefstgefallenen Punkt im dunklen Universum zurück, auf die Erde, die praktisch am Anfang dieser Spirale liegt, kann aber durch ein intensives, auf Gott ausgerichtetes Leben in all seinen Facetten („Liebe Gott Deinen Herrn über alles und Deinen Nächsten wie Dich selbst") den inneren Lichtstrahl innerhalb der Spirale nehmen und direkt ins Lichtreich eingehen. Dazu gehört dann freilich ein sehr bewusstes und liebevolles und verzeihendes Leben. „Du musst alle Menschen so lieben können, wie Ich sie geliebt habe", gab mir Christus zu Beginn meiner Tätigkeit mit auf der Weg. Von Jean Anouilh stammt das Wort: „Wenn die Menschen nur halb so viel Zeit auf das Vergessen verwenden würden wie auf das Erinnern, dann wäre die Erde ein friedliches Paradies."

Wie die Neuplanung einer Inkarnation verläuft, hängt davon ab, was noch hängig ist aus alten Inkarnationen und was aus dieser gerade gelebten Inkarnation noch übrig geblieben ist. Stellen wir uns einmal vor: Ein alter Pharao im alten Ägypten hat seine Untertanen und Sklaven so grausam behandelt, dass er nicht alles in einer Inkarnation ablegen konnte. Vielleicht hatte er sich eine Inkarnation im Mittelalter ausgesucht, in der er selbst gefoltert und geschlagen wurde. Damit hat er schon einen großen Teil seiner Taten „abgebüßt“, indem er die Schmerzen seiner Opfer selbst noch einmal am eigenen Leibe erspüren musste. Der nächste Schritt wäre dann, die Wunden seiner Geschlagenen zu verbinden und zur Heilung zu bringen. Vielleicht wird er in der nächsten Inkarnation Krankenpfleger oder Arzt und lindert und pflegt, soweit er kann. Damit hat er wieder einen großen Teil der Wiedergutmachung erledigt. Und nun steht er vor seinem Lebensfilm, sieht das Erledigte und schaut das Unerledigte: Hat er schon gelernt und in die Tat umgesetzt, dass alle Menschen vor Gott gleich sind? Wird er sich dann vielleicht eine Inkarnation wählen, in der er Unterbemittelten zu ihrem Recht verhilft, oder Menschen, die niedergetreten wurden, in irgendeiner Form wieder auf die Beine hilft? Das wäre dann die logische Folge.

Was muss in einer Inkarnation alles passen?

Nun, zuerst einmal sucht sich die ankommende Seele die Eltern aus. Wohlgemerkt: Nicht die Eltern suchen ihr Kind aus, sondern das Kind, die ankommende Seele, sucht sich sehr sorgfältig die Eltern aus. Es klage also niemand: Ich habe meine Eltern nie gewollt, und wenn ich die Wahl gehabt hätte, hätte ich sie mir nie ausgesucht! Doch, das ist ja eben das Geheimnis: Man sucht sich seine Eltern sehr genau aus, und zwar entsprechend der eigenen Seelenschwingung, die man hat, oder so, dass sie einem schon Sachen spiegeln, die man selbst gern abzulegen wünscht. War man zum Beispiel in einer früheren Inkarnation ein Held, der gerne mal einen Humpen hob , auch zwei, auch drei, und dessen Heldentaten beim Erzählen immer größer wurden, so muss man sich nicht wundern, wenn man sich in dieser Inkarnation einen Alkoholiker als Vater oder Mutter ausgesucht hat, um sich die Geschichte einmal aus der Perspektive des Geschädigten anschauen zu können und damit den letzten Rest abzulegen. Hat man selbst in früheren Inkarnationen geschlagen, so wird man sich heute Eltern aussuchen, deren Stöckchen oder Hand auch recht locker sitzt. Die Wahl der Eltern ist immer eine sehr bedeutsame Sache und birgt schon den Schlüssel zu vielen vorinkarnatorischen Geschehnissen, deren Effekte man jetzt auszubaden wünschte.

Oft sind Eltern auch Überwinder: Was eine ankommende Seele in dieser Inkarnation zu überwinden wünscht, hat der Vater oder die Mutter vielleicht schon überwunden und kann dem Kind jetzt helfen, es auch zu schaffen. Wie weit die Eltern diesbezüglich einen Einfluß haben, hängt immer davon ab, wie weit die ankommende Seele zuzuhören bereit ist. Das kann besonders schwierig werden, wenn die Überwindung des Problems in eine Phase fällt, in der der junge Mensch von Natur aus schlecht zuhört: In der Pubertät. Deswegen treten auch dort gehäuft Probleme auf, die mit alten Konflikte zu tun haben.

Für die Phasen des Lernens muss dann auch alles stimmen: Die Erzieherin/der Erzieher im Kindergarten muss der passende sein, die Lehrer müssen stimmen, die Klassenkameraden müssen aufeinander abgestimmt sein, auch die Freunde, die sich zur gleichen Zeit inkarnieren und in dieser Zeit eine bedeutende Rolle im Leben des jungen Menschen spielen werden – alles muss passen. Man sieht also: Die Planung ist ein enormes Puzzlespiel, in dem viele Faktoren zueinander passen müssen. Was dann auseinandergerissen wird, wenn zum Beispiel ein Kind abgetrieben wird, ist unglaublich. Oft erleiden weil es sich im Verbund von vielen Kameraden inkarnieren wollte, etliche Mütter zur gleichen Zeit eine Fehlgeburt. Ich habe dies in meiner Arbeit schon erlebt: Eine junge Mutter wollte ihr Kind nicht haben und erlitt eine Fehlgeburt. Kurz nacheinander erlitten 4 junge Mütter ebenfalls eine Fehlgeburt, die die Kinder trugen, die sich zusammen inkarnieren wollten.

Als nächstes sollte sich der Partner, mit dem man sich für dieses Leben verabredet hat, ja auch auf der Erde sein. Je nachdem, ob man sich mit oder ohne Altersunterschied inkarnieren wollte, ist er/sie schon da oder kommt noch nach. Auch das sollte klappen, damit man in diesem Leben erfüllen kann, was man sich vorgenommen hat.

Variationen im Lebensplan:

So sehen wir, dass die Inkarnationen mit einer Vielzahl von Faktoren ausgestattet sind, von denen ich hier nur wenige erwähnt habe. Alle geistigen Faktoren, das Weiterlernen, alle Begegnungen, die wir haben, sind in irgendeiner Weise vorgeschaut und keineswegs zufällig. Hinter ihnen steht etwas, was wir uns vorinkarnatorisch vorgenommen haben zu erleben.

So kann unser Lebensplan verglichen werden mit der Krone eines Baumes: Jede Entscheidung, die wir treffen, lässt einen neuen Ast weiterwachsen, auf dem unser Leben vorangeht, und der andere Ast, die Entscheidung, zu der wir „Nein" gesagt haben, verkümmert. Das kann zum Guten und zum Nachteil sein. Ein Beispiel: Ich treffe den Partner/ die Partnerin, mit der ich mich für dieses Leben verabredet habe. Wenn ich ja zu ihr/ihm sage, verläuft das Leben so, wie ich es oben vorgeschaut habe. Das gegenseitige Lernen kann beginnen und beide haben Freude aneinander. Da aber oft ein Partner dem anderen seine Vorhaltungen spiegelt, kann es aufgrund dieser Vorhaltungen zu einem „Nein" kommen. Aus diesem „Nein" heraus kann das Leben dann ganz anders verlaufen als man es sich ursprünglich vorgenommen hat. Entweder ist kein passender Partner mehr auf der Erde und es entsteht eine große Einsamkeit, obwohl man das Gefühl hat, es müsste doch irgendwo ein Partner da sein. Ist er ja auch, nur hat man zu ihm „Nein" gesagt. Oft trifft man anschließend noch einen Partner, der scheinbar den eigenen Vorstellungen entspricht, doch bald merkt man, dass irgendwelche Hindernisse eine Partnerschaft schwierig machen. Es entstehen Schwierigkeiten, die man bei dem ursprünglich vorgesehenen Partner nicht gehabt hätte. So hatte ich vor kurzem einen jungen Mann in der Sitzung, der ein junges Mädchen sehr liebte. Doch sie gab ihm keine Chance, weil er etwas kleiner war als sie. Sie habe immer Vorhaltungen gegen kleinere Männer gehabt, erklärte sie mir. Als ich ihr dann erklärte, dass der Partner einem meistens seine eigenen Vorhaltungen spiegelt, damit man eben die Chance erhält, sie abzubauen, verstand sie und kam mit ihm zusammen. Seitdem hat auch er seine Scheu abgebaut und nun sind sie ein echt glückliches Paar.

Dasselbe ist uns ja auch passiert. Mein Mann hörte meine Stimme am Telefon und stellte sich eine schlanke, hübsche Blondine vor, Typ Top Modell Titelseite. Nun, er hatte in dem Moment tatsächlich die mir innewohnende Geistseele vor Augen, die, wie ich ja bereits in den Nahtoderlebnissen berichtete, auch so aussieht. Doch als ich dann klingelte und er mir zum ersten Mal die Türe öffnete, entwischte ihm ein „Huch?" und er fand sich überhaupt nicht mehr zwischen dem gemachten Bild und der vor ihm stehenden Realität zurecht. Er hätte nie im Leben eine Frau genommen, die eine stärkere Figur hatte. Er erzählte mir auch, dass er vor diesen Frauen immer geflüchtet sei und ihnen zu verstehen gegeben habe, dass sie in keinem Falle in Frage kämen, egal, wie sehr sie ihn auch liebten. Es dauerte drei Wochen, bis er seine Vorhaltungen abgebaut hatte und in mir doch die Geistseele schaute, die mit ihm zusammenarbeiten sollte.

Wie stark eine nicht gefällte Entscheidung ein Leben beeinflussen kann, musste unlängst ein junger Mann erleben, der schon seit längerem wusste, dass er sich von seiner Freundin trennen wollte, weil es einfach nicht passte und sie sehr eigenwillig reagierte, so dass er nicht zur Entfaltung seiner Persönlichkeit kam. Er hörte lange Zeit nicht auf seine Herzensstimme, die ihn immer wieder ermunterte, doch seine Entscheidung zu fällen. Auch im Äußeren kamen Tipps und Hinweise. Auf einmal schob sich eine Seele, die mit der Frau stark verbunden war, dazwischen, und er wurde Vater. Damit war die Entscheidung nun gefallen, aber in eine andere Richtung, als er es sich ursprünglich vorgestellt hatte. Dieser Ast bedeutet für ihn viel Auseinandersetzung mit Charakteren, die für ihn sehr schwierig zu handhaben sein werden. Er war dieser Ebene eigentlich entwachsen gewesen und hätte seine Erfahrungen und sein Wissen therapeutisch umsetzen können, doch nun holte es ihn in seiner eigenen neuen Familie wieder ein.

Das Kind stellt sich vor:

Viele Mütter berichten, dass sie vor der Empfängnis des Kindes das Kind schon gesehen haben. Einige sahen es als Kind auf einem Kinderplaneten, doch andere sehen es als Erwachsenen, der ihnen seine Lebensaufgabe vorstellt. So ging es auch mir: Ab September 1975, wo in uns Eltern der Entschluss reifte, ein Kind haben zu wollen, sah ich jede Nacht einen jungen Arzt, etwa 33 Jahre alt, der im Urwald etwas wie eine Urwaldpraxis aufgebaut hatte. Er trug einen Spiegel, wie man ihn für Hals-Nasen-Ohren-Untersuchungen braucht, an einem Stirnband auf dem Oberkopf, hochgeklappt. Zu ihm kamen Mütter, meistens farbig, mit ihren Kindern und klagten ihm ihr Leid. Aus den zwei im rechten Winkel aufgestellten Regalen holte er für jedes Kind das passende homöopathische Mittel heraus und gab ihm die entsprechende Menge Kügelchen. Er beriet die Mütter und sagte ihnen, wie sie sich ihrem Kind gegenüber verhalten sollten und was das Kind machen sollte. Aus der Art der Naturheilmedizin – ich sah keine pharmazeutischen Produkte – konnte es auch ein Heilpraktiker sein. Jede Nacht von September an stellte sich dieser junge Mann vor und ich wusste wirklich nicht: Lerne ich jetzt noch einen anderen Partner kennen oder was soll das? Ich bin doch verlobt und habe doch gar keinen Grund zu wechseln. Mir kam der Gedanke gar nicht, es könnte die Vorstellung des Lebensplanes eines Kindes sein. Es war ja mein erstes Kind und ich hatte so etwas noch nie erlebt und auch noch nie davon gehört. Ich wurde allmählich aufmerksam, als in den Traum hinein, der immer noch jede Nacht kam, immer mit anderen Kindern und in leicht anderen Varianten, der junge Arzt oder Heilpraktiker sagte: „Mami, willst Du mir helfen zu werden, was ich bin?“ Ups, da fiel ich erst einmal aus alles Wolken. Zuerst einmal über die Anrede: „Mami“: Aus der heraus wusste ich, dass diese Seele mein Kind werden wollte. Und zweitens über die Frage, ob ich ihm helfen wolle, zu werden, was er sei, sprich: Ich sollte ihm die Grundlagen ermöglichen, Arzt oder Heilpraktiker oder „Naturopath“, wie es international heißt, zu werden. Daraufhin versprach ich ihm: „Ich werde für Dich tun, was ich kann. Ich werde Dir ermöglichen, Abitur zu machen, damit Du die Voraussetzungen für ein Studium hast, aber Du musst auch mitmachen!“ Das versprach er dann auch und war sichtlich beruhigt. Seit Weihnachten sah ich dann öfters etwas wie eine weiße Nebelschwade um meine Hüfte liegen: Sein Energiekörper bereitete meinen Körper auf die Empfängnis vor. Am 5. März 1976 war es dann so weit: Meine Fieberkurve, die ich seit September geführt hatte, zeigte an, dass der Eisprung erfolgt war. Ich erzählte es meinem Mann und wir spürten die Liebe der Seele. Wir ermöglichten ihr zu kommen. Nach einer im Anfang etwas schwierigen, aber dann sehr schönen Schwangerschaft musste doch ein Kaiserschnitt gemacht werden. Als ich aus der Narkose zurückkam, sah ich mein Kind und freute mich riesig und sagte leise: „Dafür hat sich die Anstrengung gelohnt!“ Es ist ein Junge!“, sagte die Krankenschwester, die ihn mir hochhielt und dann vorsichtig in meine Arme legte. „Wie soll er denn heißen?“ „Raphael!“. „Raphael?“ Das war damals noch ein sehr ungewöhnlicher Name. „ Ja, das Kind heißt Raphael. Das heißt « Gott heilt ! »,“ sagte ich leise. Das Kind hatte mir während der Narkose, wo ich wohl aus dem Körper ausgetreten war, seinen Schwingungsnamen gesagt, und den sollte er auch tragen dürfen. Also fielen alle anderen Namen weg. Für die Eltern ist es wichtig, hereinzulauschen, welchen Schwingungsnamen das Kind mitbringen möchte, weil diese Schwingung es das gesamte Leben beeinflusst.

(Wir haben Wort gehalten. Raphael wurde mehrsprachig erzogen. Mit drei sprach er bereits drei Sprachen, mit fünf konnte er sie in Wort und Schrift flüssig lesen und las in unserem neuen Wohnort den Kindergartenkindern das Kleingedruckte der Arbeitsanweisungen auf Französisch vor und erklärte ihnen, wie sie das Blatt ausfüllen sollten. Er hatte sich das Lesen selbst beigebracht, indem er immer auf einer Zeitung lag und fragte: „Mami, was heißt das?" Man konnte ihn nicht unterrichten, er war Autodidakt, das heißt, er lernte selbst schnell und zügig, wofür er gerade offen war, und wechselte dann, wenn es etwas Neues zu erfahren gab. Auch die komplizierte deutsche Rechtschreibung hatte er innerhalb von drei Monaten gelernt, nachdem sein Schulbeginn auf Französisch war. Nach der Trennung von meinem Mann ermöglichte ich ihm mit Hilfe des Leiters dieser Schule den Besuch eines Internates, in dem er auch wieder einen männlichen Erzieher zur Seite hatte. Bis zum Abitur konnte ich ihn begleiten, dann hielt er seine gewünschte „Eintrittskarte zum Studium" in der Hand. Ich hatte Wort gehalten und bin dem Herrgott dankbar für Seine Hilfe...der Rest muss er jetzt selbst schaffen.)

Die Zeugung und Empfängnis

Sind nun alle Faktoren weitestgehend geordnet und hat die neu ankommende Seele ihre karmischen Strukturen aus den Speicherfeldern geholt, so beginnt die Reise zur Erde. Das Kind wählt sich ganz genau den Zeitpunkt seiner Geburt aus. Deswegen kommt es auch nicht irgendwann, sondern zu einem für ihn passenden Zeitpunkt. Das bedeutet auch, dass die Zeugung erst dann Erfolg hat, wenn das Kind weiß, dass der Geburtstermin passt. Das ist der Grund, warum viele Eltern lange Zeit hoffnungsvoll probieren, ein Kind zu bekommen und es klappt und klappt nicht, doch auf einmal ist der Geburtstermin passend und die Zeugung und Empfängnis klappt. Ich habe schon die wahnwitzigsten Zeugungen erlebt:

Einmal hat ein Junge unbedingt zu seiner Mutter wollen, egal, ob da ein Vater bei ihm bleibt oder nicht. Er wollte ihr Stütze und Hilfe sein. Die Mutter war einfach ausgegangen und kam mit einem „One-Night-Stand" nach Hause. Zuerst verhüteten die zwei, doch dann, mitten in der Nacht, aktivierte die Seele des Jungen seinen Vater noch einmal dermaßen, dass im Halbschlaf („zum Glück!") alle Vorsichtsmaßnahmen vergessen waren, und der Junge konnte kommen. Heute erfüllt er seine Aufgabe wirklich sehr gut und ist ein rechter Segen für die Mutter und den Rest der Familie, ein kleiner Sonnenschein.

Kinder übernehmen ganz besondere Aufgaben, und es ist wirklich wichtig zu verstehen, dass jede Empfängnis ihren ganz besonderen Sinn hat und jedes Kind seinen ganz besonderen Grund zu kommen. Kein Kind, und komme es noch so früh (wenn die Mutter vielleicht noch in der Schule ist) oder noch so spät (wenn die Mutter vielleicht schon Großmutter ist und dann noch einmal Mutter wird), wird „zufällig" gezeugt. Hinter der Empfängnis steht eine ganz starke Inkarnationswilligkeit von Seiten der Seele. Es gibt keine „Zufallsempfängnis“.

In unserer Familie hatten wir den Fall, dass meine Großtante mehrere Kinder hatte, die älteste Tochter war schon über zwanzig und wurde ganz normal schwanger. Mit „normal“ meine ich, dass sie verheiratet war und das Kind erwünscht war. Sie wohnten beide im selben Haus in zwei Wohnungen übereinander. Auf einmal wurde ihre Mutter mit weit über vierzig auch noch einmal schwanger und die zwei Mädchen wurden fast zur selben Zeit geboren. Diese Mädchen machten alles zusammen, fast wie Zwillinge. Sie gingen zusammen zur Schule in dieselbe Klasse, sie wurden miteinander konfirmiert, und sie machten sich einen Spaß daraus, wenn die Leute verblüfft schauten, wenn sie wahrheitsgetreu auf die Frage „Seid Ihr Zwillinge?“ antworteten: „Nein, wir sind Tante und Nichte!“ Beide Mädchen wollten gern kommen, doch keines von beiden hatte offensichtlich Lust, als Einzelkind aufzuwachsen oder was immer ihr Grund gewesen sein mochte, sich zeitgleich zu inkarnieren. Bei ihnen weiß ich den Grund deshalb nicht, weil ich ja nie eine Durchlichtungsanalyse bei ihnen machen konnte. Sie sind ja meine Verwandten, die von meiner Tätigkeit nichts wissen.

Ein weiteres Kind war schon seit einiger Zeit in der Aura von Vater und Mutter zu sehen, doch beide waren zu Anfang sehr karrierebetont und konnten sich ein Leben mit Kindern gar nicht vorstellen. Doch dann ordnete sich ihr Leben sehr zum Positiven, der Vater wechselte den Beruf und kam wirklich in seine Berufung. Mittlerweile war seine Frau auch schon mit dem Gedanken vertraut, ein Kind zuzulassen. Doch es fehlte dem Kleinen noch das O.K. von seinem Vater. Als dieser dann endlich seine Frau fragte: “Möchtest Du die Mutter meiner Kinder werden?“ war auch in ihm der Gedanke so weit gereift, dass er Kinder zulassen konnte. „Juhu!“, der Kleine wartete nicht mehr länger und zwei Tage später war die Mutter schwanger. Heute sagen sie, dass sie sich gar nicht mehr vorstellen könnten, wie die Zeit ohne ihr Kind war.

Die Schwangerschaft:

Die Schwangerschaft ist ein besonderer Lebensabschnitt und sollte deshalb mit besonderer Vorsicht und viel Beobachtungsgabe begonnen und durchgegangen werden. Einmal stellt sich das gesamte Hormonsystem der Mutter um. Sie wird schutz- und anlehnungsbedürftig, weil sie sich ganz auf ihren Partner verlassen können muss, denn es gibt in der Schwangerschaft Zeiten, in denen sie nicht für sich selbst sorgen kann. Durch die Hormonumstellung braucht der Körper auch andere Stoffe. So kommt es, dass er oft Gelüste entwickelt, die unvorstellbar sind, zum Beispiel die Lust auf Saures: Saure Gurken. Das Wichtigste für die Mutter ist, das Kind mit Lebendigem zu versorgen: Frische, rohe, unbehandelte Nahrungsmittel sind wirkliche Lebensmittel für das Kind, wobei das „Kunstfutter", damit meine ich alle behandelten und prozessierten Nahrungsmittel, nie diese Aufgabe erfüllen kann. Eine junge Mutter, die bereits zwei Totgeburten im 5/6. Monat hinter sich hatte und sich nun wahnsinnig auf ihr drittes Kind freute, gab ich jede Woche eine Durchlichtungsanalyse. So konnten wir feststellen, was die Mutter zum Durchtragen des Kindes brauchte. Einmal hatte sie eine Weizenunverträglichkeit. Wir ersetzen also alle Weizenprodukte durch Dinkelprodukte, das Urgetreide, auf das die meisten Menschen mit Weizenunverträglichkeit gut reagieren. Damit „entklebte" sich schon einmal ihr Darm und sie konnte die aufgenommene Nahrung besser auswerten. Weizen verklebt aufgrund seines hohen Glutengehaltes (Kleberstoff) die Darmzoten und diese können die aufgenommene Nahrung nicht mehr richtig auswerten. Das zweite war eine Umstellung von Kuhmilchprodukten auf Schaf- oder Ziegenmilchprodukte. Diese haben eine feinere Verteilung der Eiweiß- und Fettmoleküle und können aus diesem Grunde besser vom Körper ausgewertet werden. Wichtig ist es, die Ziegenmilch roh zu trinken, weil sie erhitzt und homogenisiert keinen Wert mehr für die Ernährung hat, sondern eher schadet (siehe Dr. Norman Walker: Frische Frucht- und Gemüsesäfte, Seite 120: Milch sollte nie auf Temperaturen über 48°C erhitzt werden, da bei 54°C die meisten Enzyme zerstört werden. Aus demselben Grund sollten wir nie pasteurisierte Milch trinken. Es ist am besten, sie sofort zu trinken, nachdem die Ziege gemolken wurde und bevor die Milch gekühlt wird. Wenn sie jedoch in einer verschlossenen Flasche im Kühlschrank aufbewahrt wird, hält sie noch einen oder zwei Tage lang und bleibt ausgezeichnet.“ Anm.: Ich habe meine frische Ziegenmilch bis zu sechs Tage im Kühlschrank in verschlossenen, nur mit guten Quellwasser gespülten Flaschen aufbewahrt – sie war immer noch ausgezeichnet.)

Dr. Norman Walker schreibt weiter: “Kürzlich wurde meine Aufmerksamkeit auf die kleine, 22 Monate alte Tochter eines guten Freundes gelenkt. Die Mutter stillte das Kind ein Jahr lang, und bis zu diesem Zeitpunkt und viele Monate danach hatte das Kind nie eine laufende Nase gehabt oder körperliche oder seelische Verstimmungen – bis man ihr eine Tages pasteurisierte Ziegenmilch gab, Der Vater des Kindes hielt zwei Ziegen, die eines Tages trocken standen. Er versuchte, von einem Ziegenmilchhändler etwas rohe Ziegenmilch zu bekommen, aber der Milchhändler sagte ihm, er dürfe ihm nach dem Gesetz keine rohe Milch verkaufen, sie müsse pasteurisiert sein. Mein Freund kaufte einen Liter pasteurisierte Ziegenmilch und gab sie seinem Kind zu trinken. Zwei Tage, nachdem das Kind die pasteurisierte Milch getrunken hatte, begann seine Nase zu laufen und seine Tochter war schlechter Laune. Ihr Vater kaufte zwei neue Ziegen und gab dem Kind wieder rohe Ziegenmilch. Innerhalb von wenigen Tagen verschwanden die Beschwerden des Kindes! Dies ist keineswegs ein seltenes Ereignis. Im Gegenteil - rohe Ziegenmilch ist ein sehr gutes Nahrungsmittel, während Kuhmilch stark schleimbildend wirkt.(...)Bedenken Sie, dass die Ziege vielleicht das sauberste

Tier ist, das wir haben. Ihre Ausscheidungsorgane sind fast vollkommen. Daher ist sie freundlicher Natur – fast liebevoll. Ziegen sind nicht nur die saubersten Tiere, sondern sind praktisch frei von Tuberkulose und anderen Krankheiten, die Kühe befallen. Die Qualität der Ziegenmilch ist der der Kuhmilch weit überlegen. Sie ist von Natur aus homogen und enthält mehr Stickstoff, Eiweiß von besserer Qualität und größere Mengen Niacin und Thiamin als fast alle anderen Lebensmittel. Von Ziegenmilch weiß man, dass sie nützlich und wirksam ist, wenn Kleinkinder Durchfall haben. Dies liegt an ihrem extrem hohen Niacingehalt.

Thiamin ist eines der wichtigsten Vitamine des Vitamin-B-Komplexes und ist an allen Lebensprozessen von der Geburt bis zum Grab beteiligt. Ziegenmilch enthält eine Fülle dieses Vitamins. Lassen Sie mich nochmals darauf hinweisen, dass man Ziegenmilch nicht über 48°C erhitzen sollte. Gekochte oder pasteurisierte Ziegenmilch sollten Sie lieber in den Ausguss schütten als sie Kindern zu geben. Wenn man pasteurisierte Ziegenmilch an Zicklein verfüttert, sterben sie innerhalb von 6 Monaten."

Als nächstes stellten wir die Aufnahme des Salzes von raffiniertem Kochsalz, welches nur zwei Elemente enthält ($NaCl$ = Natriumchlorid), um auf Vollsalz (am besten Stein- bzw. Kristallsalz), welches, wie unser Blut, 84 Elemente enthält. Wannimmer sie Kochsalz zu sich genommen hatte, ob freiwillig oder unfreiwillig, sah man das sofort in ihrer Schilddrüse, die nicht mehr richtig arbeitete, und sie fühlte auch die Veränderung der Schilddrüse. Ich bin sicher, dass viele Schilddrüsendisfunktionen auf den Genuss von raffiniertem Kochsalz zurückzuführen sind. Dabei ist Ursalz gar nicht so schwer zu bekommen.

Als nächstes sah man eine Eiweißunverträglichkeit bezüglich tierischem Eiweiß. Wir stellten also auch hier ihre Nahrung um auf pflanzliches Eiweiß und wenig roh geräucherten Fisch. Zusätzlich schauten wir noch, dass das Blut flüssig blieb. Dazu bedurfte es einer geringen, gut dosierten Menge an Petersilie, die wir in Form von Presslingen auf die richtige Menge pro Tag einspielen konnten. Da meine Patientin als „schwangere Mutter Alarmstufe Rot" eingestuft worden war, blieb sie in ständigem Kontakt mit dem Ärzten, die ihr bestätigten, wie vorzüglich das Kind gedieh und wie gut ihre Blutwerte seien. Das Blut musste so dünn gehalten werden, dass sich keine Thrombosen in der Placenta bildeten, aber dick genug, dass kein Abgang passierte. Das war die größte Kunst, doch es gelang. Ich schaute mir die Placenta von Woche zu Woche an und sie blieb bis zum Ende hin gut. Man sah allerdings, ohne dass sie es mir erzählte, jeden Ernährungsfehler, und ich bat die Mutter, sehr darauf zu achten, dass sie sich voll an die gesunde Ernährungsweise halten möge, da sonst das Kind wieder gefährdet wäre. Ich erklärte der Mutter ebenfalls, dass sie die Nahrungsumstellung unbedingt beibehalten müsse, schon zu ihrem eigenen Wohl, und dass das Kind dieselben Unverträglichkeiten haben würde. Man kann diese „Unverträglichkeiten" eigentlich gar keine nennen, denn die Kinder von heute wollen uns einfach auffordern, dass wir uns zurückbesinnen auf das, was für uns und unseren Körper natürlich ist.

Zuzüglich zu dieser ausgefeilten Nahrung sagte mir das Bild dessen, was im Körper der Mutter fehlte, in welchem Entwicklungsstadium sich das Kind gerade befand. Zu Zeiten des massiven Knochenwachstums brauchte die Mutter enorm viel Gemüse, welches reich an Calcium war. Als sich das Gehirn entwickelte, waren Walnüsse angesagt. Wenn man sie genau betrachtet, erzählen sie ja schon durch ihre gewachsene Form, dass sie gut für unser Gehirn sind. Bis hin zu dem Übergang zwischen rechter und linker Gehirnhälfte stimmt alles! So gaben wir Woche für Woche dem Kind immer alles, was es brauchte, und es reifte zu einem prächtigen Mädchen heran. Die Mutter bibberte noch, als die

Zeit des Absterbens der ersten zwei Kinder kam, doch dieses Mal starb das Kind nicht ab! Das Aufpassen auf die richtige Nahrung zur richtigen Zeit hatte sich gelohnt! Auch die Ärzte waren erleichtert, als der kritische Zeitpunkt überwunden war. Heute hält das Elternpaar sein gesundes und fittes Mädchen im Arm.

Noch naturnaher erzählt Dr. Norman Walker in seinem Buch: Frische Frucht- und Gemüsesäfte von dem Verlauf einer Schwangerschaft einer Mutter, welche ihre Nahrung schon voll auf Naturnahrung umgestellt hatte: (Seite 123)

„Es war Juni, als ich bemerkte, dass ich schwanger war. Im Alter von 33 Jahren sollte ich mein erstes Kind bekommen: Was für ein erstaunlicher und ernüchternder Gedanke. (...) Plötzlich fühlten sich die Salate, die ich so gern mochte, in meinem Mund wie Sägemehl an – meine Ernährung bekam völlig andere Züge. Sie sah ungefähr folgendermaßen aus: 1., 2. und 3. Schwangerschaftsmonat: Nichts schmeckte mir außer Grapefruit und frisch geknackte Haselnüsse, dreimal am Tag gegessen.

4., 5. und 6. Schwangerschaftsmonat: Obwohl Grapefruit noch ein Hauptnahrungsmittel war, stellte ich fest, dass mir wieder viele andere Früchte schmeckten. Inzwischen war September, und die wilden Brombeeren hatten ihre beste Zeit. Es gelang uns außerdem, köstliche Pflaumen, Backpflaumen, Birnen und Äpfel zu finden, die alle ohne Spritzmittel angebaut waren. Wir hatten gelesen, Himbeerblättertee sei gut in der Schwangerschaft, darum besuchten wir im frühen September das Himbeerfeld unseres Nachbarn und pflückten säckeweise Blätter, die wir auf Tabletts trockneten und aufbewahrten. Vom September bis zum ersten März trank ich mindestens einen halben Liter Tee täglich davon. Es war schwierig, gute Karotten zu finden, aber es gelang uns, genügend zu bekommen, um täglich einen halben Liter dieses Saftes bereiten zu können. (...) Immer, wenn Abfallstoffe in meinem Körper zurückgeblieben waren, besorgte ich mir sofort eine frische Ananas.(..) Ich fühlte mich so wunderbar, dass ich bis zum sechsten Monat nie einen Arzt sah. Meine Freunde wurden so unruhig, dass ich schließlich einwilligte, einen aufzusuchen. Der Arzt konnte es nicht fassen, dass das Kind einen so starken Herzschlag hatte, dass ich kein Gewicht zugelegt hatte und keinerlei Anzeichen von Vergiftung aufwies. Er glaubte an eine natürliche Geburt und war erfreut über meine einfache, natürliche Ernährung. Ich wanderte täglich meilenweit. Wir hatten zwei kleine Hunde, und so hatte ich immer einen Vorwand, hinauszugehen."

An diesen Beispielen wird ersichtlich, wie sehr es in der Schwangerschaft auf eine gute, gesunde Ernährung ankommt, um eine gesunde und naturbelassene Entwicklung des Kindes zu gewährleisten. Dann wird das Kind auch hochintelligent, weil ja in der Natur des Schöpfers alles enthalten ist (siehe Beispiel Raphael, welches ich vorher zitierte). Ideal wäre es, wenn jede Mutter in sich hineinspürte und dadurch selbst feststellen kann, welches Nahrungsmittel ihr und ihrem Kind gerade fehlt. Wenn der Appetit gut gepolt ist (siehe auch Band eins: Helles Schmecken) ist er unser bester Doktor. Auf das, was wir brauchen, entwickeln wir auch einen unbändigen Appetit, der von nichts anderem gestillt werden kann, weil nichts anderes die gebrauchten Stoffe enthält. Isst man statt dessen irgendeinen Ersatz, so ist man zwar voll, aber nicht im wahrsten Sinne des Wortes gesättigt, weil der fehlende Stoff nur in dem einen Nahrungsmittel vorhanden ist, auf das man gerade Appetit hat.

Schwingungen und Strahlungen in der Schwangerschaft:

Vorsicht vor Strahlensalat! In der Schwangerschaft dringen aufgrund der erhöhten Aufnahmenfähigkeit die Strahlen tiefer in das Bewußtsein der Mutter ein und verursachen manchen Schaden am Kind. Vielen Müttern wird automatisch so schlecht, dass sie sich zum Glück krank schreiben lassen, um dem Strahlen der Computer zu entgehen. Muss man unbedingt am Computer arbeiten, so sollte es wenigstens einer mit Flachbildschirm sein, weil die Flachbildschirme lang nicht so viel strahlen wie die kompakten Klötze. Dennoch: Ein Computer strahlt einfach, und welcher Arbeitsplatz hat keinen? Bei einer Patientin, die sich nicht ohne weiteres krankschreiben lassen konnte, sah ich ein Elektrosmog-Schutzhemd. Dieses Hemd, unter dem Pullover oder der Bluse getragen, schützt das Kind vor der Strahlen, die direkt auf den Körper fallen. Das Eingeatmete und die Strahlung der Handytürme lässt sich natürlich nicht so ohne weiteres ausschalten, doch hilft es schon, wenn man sich öfters, am besten täglich, in einem Stück Wald aufhält, in dem kein Handyturm steht und wo auch keiner in unmittelbarer Nähe ist. Aufgrund der automatischen Beschallung mit diesen Mikrowellenschwingungen sollte man sich tatsächlich so oft wie möglich aus deren Einflussbereich begeben. Dass man bei diesen Spaziergängen das Handy zu Hause lässt, am besten überhaupt keins benutzt und auch keins hat, sondern nur zuhause mit seinem Kabeltelefon telefoniert und alle ankommenden Anrufe auf dem Anrufbeantworter speichert, wäre das Beste. So kann Baby weitestgehend strahlungsfrei aufwachsen.

Abtreibung und Fehlgeburt:

Immer wieder höre ich von Menschen, dass sie ihre Kinder nicht wollen. Ich möchte diese Situation doch noch einmal von der Seite der Seele her beleuchten, um etwas Verständnis für ihre Situation zu erringen:

Stellen Sie sich einmal vor, Sie sitzen an einem großen Konferenztisch mit vielen anderen Menschen und haben zusammen ein Projekt in einem anderen Land vor. Sie planen zusammen das Projekt: „Ich bin der Projektleiter," sagt einer und zeigt darauf, wie er neue Technologien in die Welt bringen will oder sonst eine Verbesserung. „Und ich bin Deine Frau,", sagt ein Mädchen und stellt sich ihm zur Seite. „Ich werde Dir dann die Kinder schenken, die Du brauchst, um das Projekt weiterzuführen. „Und ich bin Dein Bruder. Ich werde Dich mit Rat und Tat unterstützen und mehr den praktischen Teil machen. „Und ich bin Dein Lehrer. Ich zeige Dir, wie Du das Wissen erhältst, was Du zur Umsetzung Deines Projektes brauchst. Ich gehe dann vor." „Und Ich bin Dein Klassenkamerad. Immer, wenn es Dir in der Schule schwerfällt, bin ich da und Du kannst mich fragen." „Und ich bin Dein Studienkollege. Du hilfst mir und ich helfe Dir."

„Und ich bin Dein Angestellter. Ich bin so begeistert von Deinem Projekt, dass ich alles tue, was Du mir sagst, weil ich es für gut halte, aber es selbst zu organisieren, schaffe ich nicht." „Und ich bin Deine gute Freundin. Ich gebe Dir immer mal wieder einen guten Rat, wenn Du Deine Frau mal wieder nicht verstehen willst. Ich beleuchte Dir die Welt aus der weiblichen Perspektive, damit Du Deine Frau verstehen lernst." „Und ich bin Dein Freund! Mit mir kannst Du ausgehen und auch mal einen draufmachen!" „Oh, hör bloß nicht auf den! Wenn der mit Dir zusammen runtergeht, dann gerätst Du in das Risiko, dem Alkohol zu verfallen!", warnen die anderen. „Dann gerätst Du in Schwierigkeiten und dann ist es mit Deinem Projekt und auch vielleicht mit Deiner Ehe aus.“ Sie warnen ihn vor. „Aber wenn der jetzt mit mir runtergeht?“ „Dann musst Du ihm vor Ort widerstehen!“, sagen die anderen und wiegen bedenklich mit dem Kopf. „Aber daran kannst Du wachsen, weil Du dann anderen auch zeigen kannst, wie ein Leben ohne Alkohol geht und dass es recht schön sein kann, nur musst Du zuerst den Schritt tun und entweder gar nicht erst reingeraten, oder schnell wieder herauskommen, ehe es zu spät ist und er Dich an sich bindet!“

„Und ich bin dein Fahrlehrer!“ „Sag ihm aber, dass er nicht so rasen soll, sonst ist er schneller wieder oben, als ihm lieb ist!“

So oder ähnlich laufen die Planungsgespräche der inkarnationwilligen Seelen ab. „Also, jetzt müssen wir nur noch die Menschen finden, die uns aufnehmen. Schau mal, wieviele Mütter haben wir denn in unserem Umkreis, die uns zulassen?“ „Ich gehe zu der Mutti und dem Vati. Mit denen habe ich mich schon verabredet, als sie auf die Erde heruntergingen!“ „Und ich schleiche mich an und mach den Vati heiß. Dann liebt er meine Mutti bestimmt so, dass ich kommen kann.“ „Meinst Du, dass Du durchkommst?“ „Bestimmt! Meine Mutti ist so lieb, die lässt mich leben. Die trägt mich aus!“ „Und was ist, wenn sie sich überfordert fühlt?“ „Weiß ich nicht. Ich riskier’s einfach und hoffe, dass ich durchkomme!“ „Und Du?“ „Ich muss erst noch tüfteln. Die Mutti und der Papa, die tragen genau die Anlagen in sich, die ich brauche. Und die Geschwister! Was die alles wissen!“ „Ja, aber die sind schon 23 und 21 Jahre alt!“ „Na und? Deswegen haben sie ja schon die Weisheit, die ich brauche.“ „Und guck mal, Deine Mutti ist schon 46!“ „Das macht nichts! Ich muss bloß gucken, dass ich diese blöde Fruchtwasseruntersuchung überlebe, die sie wegen der behinderten inkarnationswilligen Seelen eingeführt haben. Schau mal, die kommen jetzt mehr und mehr zu jungen Müttern, um diese Fruchtwasseruntersuchung zu umgehen!“ „Macht Dir das denn nichts, wenn Deine Mutti schon über 60 ist, wenn Du die mittlere Reife hast?" „Nee, guck doch mal, wie fit die sich hält und wie lieb die ist. Der da drüben, der hat seine Mutti auch verloren, als sie 33 war. Krebs! Das kann jedem passieren. Meine Mutti wird alt! Schau doch mal ihren Lebensplan an." „Ob sie Dich zulässt?" „Denke schon. Vielleicht ist sie im ersten Moment ein bisschen geschockt, wenn ich mich anmelde, aber dann wird sie sich schon freuen, dass ich mich für sie entschieden habe, denke ich!" „Und Dein Papa?" „Guck mal, der hat so ein großes Haus gebaut. Die Geschwister haben erst darin gewohnt, als sie schon fast groß waren. Da sind jetzt die Kinderzimmer frei, weil der älteste Bruder im Studium ist, und der zweite kommt bald in die Lehre. So ein schönes Haus! Ich kann da von Anfang an drin wohnen!" „Aber die reisen doch so viel, Deine Eltern!" „Dann nehmen sie mich mit, da bin ich ganz sicher. Mich interessiert das auch, und Mami wird das schon so zu organisieren wissen, dass sie mich mitnehmen kann."

„Und Deine Mami?" „Die ist allein, und das finde ich ganz schrecklich. Ich will ihr Gesellschaft leisten!" „Aber sie arbeitet doch den ganzen Tag. Meinst Du, sie wird Dich behalten?" „Sie wird schon. Erstmal hat sie drei Jahre Mutterschaft, und dann gehe ich in den Kindergarten. Du, das geht schon. Das werde ich schon verkraften, wenn sie mal kurz nicht da ist. Dafür habe ich sie abends wieder – ganz allein für mich!!!"

So planen die ankommenden Seelen ihre Inkarnationen und suchen sich haargenau aus, bei wem sie warum sein wollen, wie schon vorher beschrieben. Wenn nun ein Kind trotz aller Vorschau auf sein Leben auf etwas so Unerwartetes trifft wie eine Mutti, die doch abtreiben will, so ist das für das Kind oft ein ungeahntes Leid. Es verliert seine eigene Planung, und nicht nur das – auf einmal wissen alle anderen Kinder auch nicht, wie sie weitermachen sollen, weil auf einmal ein Mitglied ihrer Gruppe fehlt und so das ganze Projekt, was sie sich miteinander vorgenommen haben, ins Wanken gerät.

Einmal haben wir es erlebt, dass eine Mutti vehement das Kind nicht wollte. Sie erlebte aufgrund ihrer Ablehnung eine Fehlgeburt, einen Spontanabort, wie die Ärzte sagen. Auf einmal hatten vier andere Mütter, die wir kannten, auch eine Fehlgeburt, obwohl sie mit dem Kommen der Kinder einverstanden waren, wenn auch manchmal unter einigen Anpassungsschwierigkeiten. In der Seelenebene mag es so ausgesehen haben, dass die erste Seele beschloß, sich aufgrund der vehementen Ablehnung zurückzuziehen, und alle weiteren Seelen daraufhin auch nicht mehr kommen wollten. Vielleicht haben sie gemeinsam eine neue Gelegenheit abgewartet, um sich miteinander zu inkarnieren.

Die Geburt:

Die Geburt sollte gut vorbereitet werden, denn es ist immerhin das Ankommen eines neuen Erdenbürgers im Kreise seiner Familie. Vater und Mutter sollten gemeinsam einen Ort aussuchen, an dem sie sich sicher und geborgen fühlen. Dieser Ort kann ein Krankenhaus sein, aber auch eine eigene Wohnung, wenn die Mutter sich sicher genug fühlt, dass sie das Kind zuhause bekommen möchte. Komplikationen kann es immer geben, aber wenn eine Frau schon einmal ohne Schwierigkeiten entbunden hat und fühlt, dass sie es schafft, warum sollte sie dann nicht auch eine Hausgeburt im Kreise ihrer Familie mit der Begleitung einer Hebamme anstreben? Immer mehr Mütter tun dies, und ich habe noch keine einzige konfliktreiche Hausgeburt erlebt. Die meisten Mütter, die sich so sicher fühlen, wissen, dass ihre Hausgeburt gut geht. Der Vorteil ist, dass das Kind gleich im häuslichen Rahmen zur Welt kommt und nicht erst die fremde Welt des Krankenhauses wahrnehmen muss. Ein weiterer Vorteil ist, dass das Kind nicht ohne das Wissen der Eltern direkt nach der Geburt zwangsgeimpft wird, wie es heute schon in vielen Spitälern der Fall ist: Die Kinder werden direkt nach der Geburt geimpft, ohne dass die Eltern etwas davon wissen!

In den Krankenhäusern werden oft mehrer Varianten angeboten: Die klassische Geburt auf dem Bett oder dem gynäkologischen Stuhl: Sie hat den Nachteil, dass das Drücken einfach nicht in die Position der Erdanziehungskraft geht, sondern in die Horizontale, wo es einfach schwerer ist, das Kind herauszudrücken.

Als nächstes gibt es die Unterwassergeburt: Sie erleichtert sehr oft die Schmerzen. Das Kind wird in ein Element geboren, welches es vom Mutterleib her eigentlich schon kennt. Wenn ich ein Kind gebären würde, so würde ich diese Form der Geburt am meisten bevorzugen. Alle Mütter, die in meiner Praxis waren und von ihrer Unterwassergeburt berichteten, waren begeistert. Der Körper öffnete sich gut und die Kinder kamen ohne große Schmerzen zur Welt. Das warme Wasser beruhigte sie ungemein.

Die dritte Art der Geburt ist der Gebärstuhl, wo die Mutter in der fast senkrechten Position das Kind herausdrückt. Diese Art entspricht am meisten der natürlichen Geburt bei Urvölkern, von denen man weiß, dass die Mütter im Knien gebären und so ihr Kind wirklich nach unten herausdrücken können. Mütter, die auf dem Gebärstuhl entbunden haben, berichten von wirklich schönen Geburtserlebnissen.

Der Kaiserschnitt ist und bleibt ein Noteingriff, der wirklich nur dann in Betracht gezogen werden sollte, wenn die Mutter nicht auf natürlichem Wege gebären kann. Er hat da seine Berechtigung, wo Mutter und Kind sonst sterben würden. Ihn routinemäßig einzusetzen, nur um einer natürlichen Geburt mit ihren Schmerzen zu entgehen, halte ich nicht für sehr weise, denn immerhin wird die Bauchdecke aufgeschnitten und schwächt sich im Laufe der Jahre enorm. Eine Narbe hält halt nicht so wie eine intakte Muskeldecke. Ich musste auch einen Kaiserschnitt haben, weil sich mein Körper nicht mehr öffnete als zu der Größe eines 5-DM-Stückes, doch heute habe ich einen flächendeckenden Bauchbruch, wo der Innenschnitt für den Kaiserschnitt gemacht wurde. Dieser wird dennoch längs geschnitten, nur durch den Bikinischnitt sieht man es nicht. Und diese Narbe ist jetzt aufgebrochen. Dadurch sehe ich aus wie dauerschwanger im 7. Monat und kann auch trotz Training die Bauchdecke nicht regenerieren. Dazu kommt eine ständige Empfindlichkeit der Narbe und ihr dauerndes Nässen. Sicher hat vielleicht nicht jede Mutter all diese Effekte, aber dennoch sind die Spätfolgen nicht abzusehen, die man sich ersparen kann, wenn eine natürliche Geburt möglich ist.

Eines habe ich schmunzelnderweise in meiner Praxis auch noch bemerkt: Wenn Mütter zu mir kamen und davon erzählten, dass ihr Sohn einfach keine Lust habe, sich anzustrengen, damit aus ihm im Leben etwas wird, und schon bei der kleinsten Kleinigkeit aufgibt und die Schule/die Lehrstelle/die Ausbildung wechselt, dann frage ich, ob dieser Junge ein Kaiserschnitt war. Durchweg war dieses der Fall! Scheinbar wirkt sich die erste Anstrengung, sich den Weg ins Leben erkämpfen zu müssen, sehr positiv auf die Durchhaltekraft im späteren Leben aus. Wird diese dem Kind abgenommen, so meint es auch später, immer glatt und ohne Schwierigkeiten und durch fremde Hilfe durchzukommen, statt sich selbst einmal anzustrengen, damit aus ihm im Leben etwas wird.

Die Art der Geburt ist oft schon karmisch bedingt oder ein Teil der Austragung: Dies sah ich vor allem bei Zangengeburten, die für Mutter und Kind oft sehr schmerzhaft waren und sich in „Ängsten, auf die Welt zu kommen“, ausdrückten. Es sind oft Menschen, die am liebsten wieder in den Mutterschoß zurückschlüpfen würden, statt sich der Welt zu stellen. Dasselbe passiert, wenn die Kinder mit der Saugglocke geholt werden. Sie behalten oft das Gefühl, ins Leben gezogen worden zu sein und nicht richtig freiwillig da zu sein. „Immer muss man Dich ziehen, nichts tust Du von allein! Du bist so langsam, jetzt mach doch mal voran!“, sind die typischen Ausdrücke von Eltern, deren Kindern mit der Saugglocke geholt worden sind. Bitte Geduld, die Kinder wollen auch leben und brauchen halt ein wenig länger, um sich an die Gegebenheiten der Erde zu gewöhnen!

Direkt nach der Geburt ist die Seele des Kindes noch offen. Das heißt, dass die Seele im Grunde noch größer ist als der Körper und so intuitiv alles wahrnimmt, was um sie herum passiert. Mein Mann hat seine Geburt bewusst miterlebt. Er berichtet; wie sein Geburtserlebnis ihm im Gedächtnis geblieben ist:

Ich erlebte meine Geburt vollbewußt mit

Es sind einige Erinnerungen aus frühester Kindheit in mir lebendig geblieben. Auch meine Geburt habe ich vollbewusst erlebt und sie war mir immer in Erinnerung, wie ein Erlebnis im heutigen Tagesbewusstsein. So ist in mir das Gefühl dieses Ganzheitsbewusstseins, des All-eins-sein, dieses Bewusstseins, in dem man alles so grundlegend anders wahrnimmt, immer lebendig geblieben, als das der reinen Verstandesorientiertheit, in das man später meist beim Erwachsenwerden hineingerät.

Ich sehe von oben herab auf einen Raum. Ich sehe meine Mutter auf einem Bett liegend ihr Kind gebären. Ich nehme den ganzen Raum wahr, ohne dass ich den Kopf hin und her bewegen muss. Plötzlich macht es einen Ruck und ich befinde mich augenblicklich im Körper des gerade geborenen Säuglings. Ich öffne zum ersten Mal die Augen meines physischen Körpers. Ich sehe und verwundere mich über alle Maßen, woraus ich denn da eigentlich jetzt schaue. Ich bemerke sofort die sehr begrenzte Sichtweise und dass ich den Kopf bewegen muss, um etwas anderes wahrzunehmen. Nun werde ich hochgehoben und auf eine Waage gelegt. Ich verstehe jedes Wort, das gesprochen wird. Es wird sich weiter um meine Mutter gekümmert, während ich für ein paar Augenblicke ohne Beachtung bleibe. Ich fange an zu weinen, denn ich will zurück zu meiner Mutter. Ich werde hochgehoben und auf den Bauch meiner Mutter gesetzt. Meine Mutter hält mich fest und wir sind überglücklich. So werden wir mit dem Bett aus dem Kreissaal hinaus in den Flur geschoben. Wir warten vor dem Aufzug, die Türen öffnen sich und wir werden hineingeschoben.

Bis hierhin geht meine vollbewusste Erinnerung an meine Geburt.

Die 7 Altersstufen

Im ersten Buch besprachen wir die 7 Zentren und die an sie angeschlossenen Organe. Wir stellten fest, dass jedes Organ ein Thema trägt, welches immer wiederkehrend sich in allen Menschen gleichermaßen zeigte. Selbst, wenn die Menschen ohne Durchlichtungsanalysen sich intensiv mit dem Thema des Organs befassten, kamen sie zum Teil schon auf die seelische Ursache. Durchlichtungsanalysen bedarf es nur dann, wenn irgendein Aspekt des Themas ungelöst bleibt und der Mensch nicht weiterkommt, weil das Organ immer noch aus irgendeinem Grunde meldet, den der Mensch nicht erkennen kann.

In diesem Buch wollen wir nun die 7 Etappen des Menschen aus dem Verlauf des Lebens beleuchten. Alle 7 Jahre durchtritt der Mensch eine neue Stufe, die den Stufen der Zentren nicht unähnlich ist. Sie trägt im Inhaltlichen dasselbe Thema wie die Zentren von unten nach oben gesehen. So gesehen lässt uns der Vater durch 7 x 7 Stufen laufen, bis wir mit ca. 49 Jahren alle Stufen durch die Einsicht durchlaufen haben. Was dann nicht über die Einsicht gelernt wurde, wird in der Folge über die Austragung laufen müssen – damit beginnen die Alterszipperlein, wie man im Volksmund so schön sagt, doch es ist die Austragung der über die Einsicht nicht erkannten Themen. So meldet nun die Krankheit: „Hallo, hier liegt noch etwas vor! Schau da noch einmal genau hin, ehe Du das Thema in Deinem Lebensfilm schmerzhaft zu sehen bekommst und wohlmöglich in einer niedrigeren Ebene landest als Dir lieb ist!“

0 - 7 Jahre: Die Phase der Ordnung

Die Seele zieht also erst bei der Geburt in den Körper ein. Vorher liegt sie um die Hüfte der Mutter herum und formt das Kind mit, so dass von einem seelischen Durchdringen die Rede sein kann. Sie hört aber dennoch schon alles und das Kind reagiert im Mutterleibe auch entsprechend, zum Beispiel auf sanfte Musik und Streicheln, aber auch auf Streit der Eltern, laute Musik und Auseinandersetzungen.

Kinderkrankheiten

Allgemein

Die Kinderkrankheiten sind sehr wichtige Charakterputzer. Ein sehr guter Kinderarzt sagte einmal: „Nach jeder Kinderkrankheit hast du ein neues Kind." Und er hat recht. Denn mit jeder Kinderkrankheit wird ein schlechter Charakterzug und alte Grausamkeiten regelrecht ausgebrannt. Vor allem bei Krankheiten mit hohem Fieber. Deshalb sollte nicht sofort mit fiebersenkenden Medikamenten gearbeitet werden (siehe zum Thema Fieber: http://gandhi-auftrag.de/fieber.htm und auch http://gandhi-auftrag.de/kinderkrankheiten.htm).

Wenn Kinder sehr viel schreien und kämpfen, wollen sie dadurch ihr altes Karma abbauen. Sie sehen sich auch gerne Gewaltfilme an, oder lesen gerne Comics, in denen viel gekämpft wird.

Jede Krankheit tritt nur dann auf, wenn der Mensch sie auch karmisch benötigt. Wird sie durch den schnellen Einsatz von chemischen Medikamenten weggedrückt, tritt sie an einer anderen Stelle wieder auf, und zwar meistens da, wo man sie nicht will und auch zu einem Zeitpunkt, an dem man sie nicht gebrauchen kann.

Es ist also besser, dem vorgeplanten Schicksal, das die Seele mit ihrem Schutzengel abgesprochen hat, seinen Lauf zu lassen, denn sonst werden Schicksalsschläge das Karma zum Ausfließen bringen, welches durch eine abgeblockte Krankheit verdrängt wurde. Läßt man dem Lebensplan seinen Lauf, so fallen die verschlüsselten Karmas genau zu der richtigen Zeit in den Lebensplan des Kindes. So kann das Kind genau zum richtigen Zeitpunkt gerade das durchlaufen, was es zu seiner Charakterschulung benötigt.

Kinderkrankheiten sind notwendig für die körperliche und seelisch-geistige Entwicklung von Kindern. Sie sind im Grunde genommen nichts anderes als ein Reifungsprozess. Dies war früher allgemein bekannt, und so achteten Eltern darauf, dass ihre Kinder bei Schuleintritt schon möglichst viele Kinderkrankheiten durchgemacht hatten. Erst jetzt beginnt die Wissenschaft den Sinn der Kinderkrankheiten zu entdecken. Viele Eltern und Ärzte haben immer wieder beobachtet, dass Kinder bedeutende Entwicklungsschritte während ihrer Masern oder ihres Scharlachs machten.

Moderne Untersuchungen weisen darauf hin, dass die Kinderkrankheiten auf längere Sicht geradezu eine gesundende Kraft haben. So haben englische Forscher beispielsweise herausgefunden, dass Frauen, die als Kind den Mumps hatten, später seltener an Eierstock-Krebs erkrankten.

Heute erleben wir nicht nur eine erschreckende Zunahme des Krebses, sondern auch der Allergien (siehe zum Thema Krebs: http://gandhi-auftrag.de/krebs.htm und Band 1, „Heilung von der Seele her"). Hier sind die Impfungen maßgeblich mit beteiligt (siehe Anhang Impfen).

Alpträume

Die Seele des Kindes hat auch noch das mitgebrachte Erleben klar vor Augen. Das kann, aber muss nicht, das letzte Leben und der letzte Tod gewesen sein. Es können auch frühere Ereignisse sein, die es sich zur Auflösung für dieses Leben mitgenommen hat. So kann es passieren, dass das Kind durch nächtliches Aufschreien den Schlaf der Eltern stört, und die Eltern wissen überhaupt nicht, warum. Das Essen wird gut vertragen, es ist frisch gewickelt, kein Bäuerchen im Bauch, warum weint es also auf? Nun, es kommen Bilder aus den mitgebrachten Ereignissen früherer Leben hoch, die noch zur Auflösung anstehen, also noch nicht vergeben sind. In den Säuglingsdurchlichtungsanalysen, die ich bisher gemacht habe, kamen ganz zu Anfang massive Bilder hoch, die mit Schüssen, mit Bombenregen, Sirenen, mit Flugzeugabstürzen, aber auch mit Tod durch Vergiften oder anderen gewaltsamen Todesarten zu tun hatten. Die Kinder schreckten hoch und waren durch nichts zu beruhigen. Die Mütter waren oft völlig überfordert, weil die Kinder oft jede Stunde aufwachten und wieder in ein haltloses Schreien und Weinen ausbrachen.

Sind die Kinder älter, so kann man sie direkt nach dem nächtlichen Aufschreien fragen, was sie denn geträumt haben. Viele Kinder erzählen ihr Erlebnis: „Mami, Papi, ich war auf einem Schiff und ich bin untergegangen!"...oder ähnliche Geschichten. Durch Weiterfragen bekommt man den Inhalt des vorherigen Lebens, welches sich im Kinde gezeigt hat, heraus: „Was war denn davor? Wo warst Du vorher? Warst Du groß? Warst Du ein Kind? Wie sah das Haus, die Stadt, die Umgebung aus, wo Du wohntest?" Fühlt sich das Kind ernstgenommen, so werden bald noch mehr Erinnerungsbruchstücke auftauchen, aus denen die erschlossenen Eltern dann ersehen können, wann und wo das Kind einmal gelebt hat und was es jetzt zur Auflösung mitgebracht hat. Erzählt ein Kind zum Beispiel vom gewaltsamen Untergehen, kann man es fragen: „Hast Du denn damals etwas falsch gemacht?" Aus dem Lebensfilm, den es zwischen dem letzten und diesem Leben gesehen hat, weiß das Kind intuitiv, ob es damals selbst der Schuldige war oder ob es unschuldig ertränkt / hingerichtet / erschossen...wurde. Die Eltern können mit dem Kind die Situation in Kindersprache besprechen und ihm auch mitteilen, dass es die Menschen um Vergebung bitten soll, denen es etwas angetan hat, bzw. den Menschen vergeben darf, die ihm damals etwas zugefügt haben. Ab diesem Moment werden die Alpträume rund um dieses spezifische Thema nachlassen. Viele Kinder erzählen vom Krieg, von der Flucht über die Ostsee, vom Untergehen des letzten Schiffes, von der Titanic... Es sind zur Zeit viele Kinder inkarniert, die sich jetzt erst wieder trauen, eine Inkarnation anzutreten, nachdem sie die Schrecken des zweiten Weltkrieges oder anderer Zeiten, in denen sie traumatisierende Erlebnisse hatten, bereit sind aufzunehmen und noch einmal anzuschauen, um dann in der Folge wieder Vertrauen in die Menschheit und den Schöpfer aufzubauen. Wird das Kind im Traum immer wieder verfolgt, so sollte man es bitten, dass es sich dem Verfolger einfach mal zuwendet und ihn fragt: „Warum verfolgst Du mich?" Durch diese Frage stellt das Kind den Verfolger aus der alten Zeit und bringt ihn zu einer Stellungnahme; „Du hast mich einmal umgebracht", oder „Ich hasse Dich, weil Du..." und der Verfolger wird in Wort oder Bild dem Kind zeigen, was es ihm einstens angetan hat. Ist das Kind bereit, diesen Verfolger um Vergebung zu bitten, so verschwindet erstens der Traum und zweitens erspart es sich weitere Erlebnisse, die die Racheseele ohne die Bitte um Vergebung sicher im weiteren Verlauf des Lebens angetan hätte. Ein sehr ausdrücklicher Film, wie lange sich unaufgelöste Ereignisse fortsetzen und zu fortgesetzten Racheaktionen der Seele führen können, ist der Film „Flatliner", in dem richtig gezeigt wird, wie die Seele eines zehnjährigen Buben einen jungen Mann bis in sein

Studium hinein verfolgt, weil dieser Junge den anderen durch Necken ums Leben gebracht hat. Es geht so weit, bis die Seele des verstorbenen Jungen den Tod des anderen quasi einfordert, aber dann auf dessen Bitte um Vergebung endlich loslässt, und der junge Mann kommt wieder ins Leben zurück. Solche Filme sind keine Utopien, sondern genau das, was tagtäglich im Leben passiert und die unkontrollierten Unfälle hervorruft, die man mit etwas Einsicht in die Materie im Vorfeld hätte lösen können, nämlich in dem Moment, wo die ersten Warnungen durch Träume eintreten.

Träumen die Kinder von Tieren, die sie verfolgen, so liegt meistens ein Vorleben vor, in dem Tiere getötet oder gequält wurden. Oft erklärt sich dadurch auch eine unkontrollierte Reaktion von Tieren, wie zum Beispiel Pferden, die bei gewissen Menschen völlig zahm sind, bei anderen aber die Ohren anlegen, scheuen, oder andere Abwehrreaktionen zeigen. Die Tiere sind dann in diesem Leben wieder mit den Menschen zusammengeführt worden, mit denen sie in Vorleben schon einmal zu tun hatten.

Ich hatte bereits Metzger, die von den getöteten Tieren jede Nacht in ihren Träumen verfolgt wurden. Diese Träume setzen sich im nächsten Leben oft fort. Auch hier sollte man die Kinder bitten, sich bei den Tieren zu entschuldigen. In der Folge ist es gut, fleischlos zu leben, weil das getötete Fleisch sich sehr schnell als Belastung im Körper niederlegt. Ein Kind, welches sehr viele Pickel hatte, zeigte in der Durchlichtungsanalyse eine Inkarnation, in der viel geschlachtet wurde. Das Fett der Tiere hatte sich feinstofflich in seiner Leber angelegt und drängte in der Folge durch die Pickel heraus. Nach Einstellen des Fleischkonsumes wurde das Kind pickelfrei, nachdem es ebenfalls die getöteten Tiere um Vergebung gebeten hatte.

Wichtig ist es jedenfalls, die Träume so anzunehmen, wie sie sind. Sie sollten nicht durch Traumpsychologie verändert werden, denn diese trifft durchweg nicht den Kern der Sache. Die Träume sind viel genauer zu nehmen, als es die Traumpsychologie annimmt, weil sie die Situationen im Klartext darstellen. Denn so, wie die Kinder eine Situation träumen, so ist sie in den Zellen gespeichert und sollte deswegen genau so genommen werden. Hilfreich ist es, die Träume aufzuschreiben, denn dann kann man später nachvollziehen, ob eine Situation aus einem alten Leben bereits vollständig aufgelöst wurde oder ob sie noch unaufgelöste Teilaspekte enthält, die noch zu einer Auflösung drängen und den Menschen in dem Leben noch tangieren, also in irgendeiner Weise beeinflussen.

Meine Kinderträume von dem Riesenfeuer, was hinter einem auf- und zugehenden Eisenmaul brannte und in das ich hineingehen musste, zeigten exakt die Situation, in der ich im Mittelalter verbrannt worden war: Erst kam das Eisenmaul, die Folter mit Eisengeräten, dann kam der Scheiterhaufen. Dieser Traum hat bis heute immer wieder andere Aspekte von Unverziehenem aufgezeigt: Er tauchte jedes Mal wieder auf, wenn ich eine zu der damaligen Zeit dazugehörige Seele, heute Mensch, traf, mit der ich noch etwas auszuhandeln hatte: Die Inquisitoren: Ich musste ihnen noch verzeihen! Mein damaliger König: Auch mit ihm war die Situation völlig unbereinigt. Und jetzt zuletzt traf ich noch den feindlichen König von damals: Auch hier wurde mir das Herz schwer, als ich sah, wie er Schmiergeld für meine Verurteilung gezahlt hatte. Alle diese Menschen sind in diesem Leben wieder mit mir inkarniert, aber der Kindertraum hat schon die ersten Spuren gelegt und kommt aus dem Grunde immer wieder, wenn eine dazugehörige Person auftaucht.

Ist das Kind noch zu klein zum Sprechen, so empfiehlt sich eine Kinderdurchlichtungsanalyse:

In der Durchlichtungsanalyse gehe ich mit der Seele des Kindes dann noch einmal in diese Situation herein und laufe mit der Seele des Kindes, die sich ja als erwachsene Person darstellt, noch einmal zu den Tätern oder Verursachern der Situation. Ich bitte die Seele, diesem Mann oder dieser Frau oder dieser Menschengruppe zu vergeben, so dass das Kind seine seelische Ruhe durch Vergeben findet. Oft muss ich die Seele des Kindes zuerst darauf aufmerksam machen, dass es nun in einer anderen Zeit und in einer geschützten Umgebung lebt, aus der heraus es sicheren Fußes noch einmal in diese alte Situation gehen kann. Ich bitte die Mutter und den Vater anschließend, doch mit der Seele des Kindes noch einmal zu sprechen und es zur Vergebensarbeit anzuhalten. Das Kind, so klein es auch sein mag, schaut die Eltern oft ganz groß an, versteht aber sehr gut, um was es geht. Nach dieser Auflösung bleibt das nächtliche Schreien oft ganz weg, das Kind schläft wieder durch, bis sich ein weiteres Thema meldet. Oft bekommt auch die Mutter, wenn sie sich dafür öffnet, schon Bilder gezeigt, an welchem Thema die Seele des Kindes gerade arbeitet.

Schwierig ist es bei Kindern, die in einem früheren Leben Selbstmord begangen haben. Diese Kinder kommen mit einer gewissen Melancholie auf die Welt, manchmal auch mit einer gewissen ablehnenden Haltung. In der Folge müssen sie als Kinder und als junger Erwachsener noch einmal durch alle Krisen hindurch, die damals zum Selbstmord geführt haben, und sie in diesem Leben meistern, also anders als durch Selbstmord lösen. Das kann zum Beispiel heißen, dass ein Kind in der Folge aktiv z.B. Drogensucht überwinden muss, wenn ein goldener Schuß im letzten Leben die Ursache des Selbstmordes war. Oder dass es noch einmal durch Liebeskummer gehen muss, um zu lernen, dass auch Liebeskummer zum Leben dazugehört und aktiv überwunden werden kann mit dem Motto: „Das Leben wird schon weitergehen, und wenn er/sie nicht will, na dann findet der liebe Gott schon noch jemand anderes für mich!“ Erst, wenn diese Krisen alle durchlaufen sind, sehen sie wieder „Licht“ in ihrem Leben, und erst danach fängt ihr wirkliches Leben in dieser Inkarnation an.

Ist ein Karma einmal erlöst, so spürt man das sehr deutlich. Man fühlt sich viel wohler, die Lebensfreude kehrt zurück oder wird intensiver. Bei den Kindern ist dies sehr deutlich in der Melancholie / der Lebensfreude, im Rückzug von oder im Zugehen auf andere Menschen zu sehen, ob eine karmische Struktur aufgelöst ist. Beziehungen, die mit dem Karma etwas zu tun hatten, werden plötzlich harmonischer.

So hatten die bisherigen Kinderdurchlichtungsanalysen immer große Erfolge, die sonst aus medizinischer Sicht nicht zu bewerkstelligen gewesen wären.

Dasselbe gilt für Kinderkrankheiten. Bringt ein Kind aufgrund seiner karmischen Struktur bereits eine Vordisposition zu einer Krankheit mit und möchte es diese Krankheit so früh wie möglich austragen, so zeigt sich diese Krankheit oft im ganz frühen Alter. Hat es zum Beispiel in einem Leben, das es sich mitgenommen hat, einmal sehr hartherzig gehandelt, und möchte es seine Hartherzigkeit durch eine Lungenentzündung ablegen, so bekommt es diese oft schon kurz nach der Geburt. Die Eltern fragen sich dann: „Was haben wir verkehrt gemacht? Es hatte doch keinen Zug, wir haben es gut gepflegt, was ist da los? Warum hat das Kind diese Krankheit?“ Die Erklärung ist einfach: Jesus gab seinen Jüngern damals auch die Antwort, als sie fragten: „Warum ist dieses Kind blind geboren? Wer hat gesündigt? Er oder seine Eltern?“ Nun, wenn dieses Kind blind geboren wurde, wann sollte es denn gesündigt haben, wenn es nicht in einem Vorleben war? Also wußten die Jünger um die Tatsache der Reinkarnation. Es war damals Allgemeinwissen. Ebenso ist es heute auch. Wenn wir das Gesetz von Ursache und Wirkung „bis ins dritte und vierte..." richtig übersetzen, muss es „Leben" heißen, und nicht „Glied" im Sinne von „Enkel und Urenkel!" Das wussten die Jünger und Jesus hat es auch so gelehrt: „Eure Sünden werden Euch verfolgen bis ins dritte und vierte Leben", steht dort im Urtext. Was kann mein armer Urenkel für meine Sünden? Nein, die muss ich schon allein austragen, auch wenn ich mich dafür halt noch einmal inkarniere, um es schneller zu schaffen als über die Seelenebenen. Viele Krankheiten konnte ich bei Säuglingen schon bei Beginn der Krankheit in ihrer Ursache mit der Seele bearbeiten, und dadurch kam es oft kurz nach der Durchlichtungsanalyse zu einer spontanen Remission, so dass das Kind die Krankheit nicht mehr länger tragen musste. Die einzige Ausnahme sind Täterkrankheiten, die sich das Kind für einen längeren Zeitraum vorgenommen hat, oder auch Behinderungen, die das Kind sich selbst zur Abtragung mitgenommen hat. Bei diesen zweien kann man meistens nur lindern, aber die Seele schließt bei jeder Durchlichtungsanalyse Frieden mit ihren Opfern, insbesondere, wenn die Opfer aus mehreren Menschen oder Menschengruppen bestehen, und wird dadurch fröhlicher und lächelnder. Das Schicksal ist anschließend für das Kind und die Eltern leichter zu ertragen. Auf diese Querverbindungen zwischen Karma und Behinderungen gehe ich in dem Kapitel „Behinderungen" noch genauer ein (siehe Band 3).

Welchen Sinn haben denn nun die Kinderkrankheiten?

Der erste Sinn ist, dass das Kind möglichst viel der alten karmischen Strukturen in möglichst rascher Zeit ablegen will. So hat jede Kinderkrankheit seine eigene karmische Bedeutung und Entsprechung.

Die Kinderkrankheiten schaffen Ordnung in den Charakterstrukturen des Kindes.

Masern

Hat ein Kind aus der alten Inkarnation noch eine gehörige Menge Trotz und Sturheit mitgebracht, so kümmern sich die Masern darum. Es bleibt kein Schaden zurück, denn es ist eine reinigende Krankheit, die vieles an Charakterschwächen verbrennt und ausfließen lässt. Das Fieber ab 39,1 °C verbrennt Charakterstrukturen, die das Kind in diesem Leben ablegen wollte. Nach der überstandenen Krankheit hat man oft „ein wie neues Kind", es ist gemütlicher, hört besser zu, ist nicht mehr so trotzig und sieht besser ein, wenn irgendwelche Sachen einfach gemacht werden müssen. Kinder, die diese Charakterstruktur nicht haben, brauchen die Krankheit auch nicht und werden sie dementsprechend auch nicht bekommen., Ebenso ist es mit den anderen Kinderkrankheiten: Nur das Kind bekommt sie, welches sie braucht, um ein Karma auszutragen. Im Moment läuft die Diskussion, alle Kinder gegen Masern impfen zu lassen. Überlegen wir einmal: Wenn eine Krankheit aufgrund einer Impfung nicht ausbrechen kann (Impfungen können nicht direkt Krankheiten verhindern: siehe Fußnote im Kapitel „Die 7 Altersstufen, 0-7 Jahre, Impfen"), was ernten wir dann für eine Art von Jugendlichen? Trotzig, aufmüpfig gehen sie durch die Welt, bereiten sich selbst und ihren Erziehern größte Mühe und gehen oft bis zur Gewalttätigkeit. Hätten sie die Masern als charakterkorrigierende Krankheit durchlaufen, so wäre ihr Charakter geläutert und sie könnten viel schneller erkennen, was recht ist und was unrecht. Im geimpften Zustand meldet sich diese Krankheit im Alter von über dreißig wieder, und statt sie dann endlich anzunehmen und die noch fälligen Charakterkorrekturen vorzunehmen, wird oft noch einmal geimpft. Wie lange will der Mensch noch warten, bis sich sein Charakter läutert und das Leben leichter wird? So verfällt er dann in ein vorpubertäres Verhalten bzw. behält diese bei, selbst wenn von ihm vollverantwortliche Erziehungsarbeit gefordert wird. Das kann katastrophale Folgen für die Erziehung der eigenen Kinder haben. Aus diesem Grunde klagen junge Mütter oft darüber, sie hätten in Wirklichkeit ein Kind mehr, weil ihr Mann sich noch wie ein Kind benehmen würde. Umgekehrt traf ich auch schon junge Frauen, die die Erziehungsarbeit an ihren Kindern aus Trotz nicht vollziehen wollten: Ähnlich wie ein Kleinkind wollte sie nur für sich selbst leben und nur das tun, was ihnen gefällt. Wo bleibt da die Mitverantwortung, derer es so dringend bedarf? Sie wäre beim Durchstehen der Masern voll entwickelt worden. Kinder, die die Masern durchstanden haben, sind in der Folge hilfsbereiter, mitfühlender, wacher für die Mitmenschen und können sich gezielter für Mitgeschwister und Kameraden einsetzen

Röteln

Die Röteln haben eine ähnliche Bedeutung wie die Masern, nur in noch verstärkterem Maße.

Die Rötelnerkrankung brennt sämtliche feurige Charakterzüge aus. Das aufbrausende Temperament, das die Kinder mitgebracht haben, wird durch die Röteln regelrecht ausgebrannt.

Zorn blüht aus: Kinder, die recht zornig und eigenwillig sind, bekommen die Röteln, um diese extremen Zornesausbrüche, die sich innerlich (zum Beispiel durch extremes Nagelbeißen) oder äußerlich manifestieren, abzubauen. Durch die Röteln wird der Charakter gemildert und das Kind wird konfliktbereit gemacht. Es wird in der Folge Konflikte ruhiger angehen können, ohne gleich extrem aus der Haut zu fahren, oder sich in selbstzerstörerischen Absichten selbst zu verstümmeln.

Als es bei mir zur Schwangerschaft kam, wurde ich gefragt, ob ich die Röteln gehabt habe. Ich fragte meine Mutter und sie antwortete: „Nein!" Doch da ich keine Lust hatte, mich impfen zu lassen, machte ich einen Nachweistest und siehe da, der Abwehrstoff war nachweisbar. Daraus erklärte sich mir noch einmal die Tatsache, dass die Menschen, die eine Krankheit zur Charakterschulung nicht brauchen, diese auch nicht bekommen. Die Röteln bauen also gewaltigen Trotz und eigenwillige Handlungsweisen aus Vorleben und vorhandene Tendenzen dazu aus diesem Leben ab. Dadurch kann der Mensch viel bewusster in dieses Leben gehen, wenn er weitblickend sehen lernt. Deswegen sind die Röteln auch meist mit höherem Fieber gepaart. Aber keine Angst: Der Mensch stirbt nicht am Fieber (siehe http://gandhi-auftrag.de/fieber.htm). Es gab schon Fiebermessungen von über 43°C Fieber, und die Menschen haben sehr wohl überlebt. Fieber ist der Hochofen für Charakterzüge: Alles, was der Mensch ablegen will, verbrennt darin. Möchte man seinem Kind das Fieber ein wenig erleichtern, so sind Wadenwickel angesagt, aber diese sollten die Körpertemperatur nicht unter 39,1°C herunterdrücken, weil sonst die Charakterzüge nicht verbrannt werden können. Wadenwickel bestehen aus in kalten Wasser, manchmal mit etwas Essig versetzt, getauchten Handtüchern, die um die Waden des Kindes gewickelt werden, um die Hitze aus dem Körper zu ziehen. Aber, wie gesagt: Vorsicht! Diese Hitze braucht der junge Mensch oft, damit sich in seinem Körper und seiner Seele etwas korrigiert. Wenn so eine Erkrankung durchgemacht wurde, dann hat das Kind seinen Charakter geläutert.

Mumps

Mumps ist eine Krankheit, die früheres übertriebenes Sexualverhalten auf einen normalen Level bringt. Sie regelt und drosselt die Drüsenfunktionen und bringt sie wieder ins Gleichgewicht. Bekommen Jungen und Mädchen Mumps vor ihrer Pubertät, so ist die Harmonisierung der Drüsenfunktion bereits vor dem Entwickeln des männlichen und weiblichen Hormonsystems abgeschlossen. Der Mann kann warten, der Junge hat einen nicht so starken Trieb. Sexualdelikte werden weitestgehend ausgeschlossen. Das Mädchen widmet sich seiner Ausbildung, ohne allzu viel von seinem hormonellen Geschehen abgelenkt zu werden. Die Entwicklung verläuft harmonisch und der Trieb zur Fortpflanzung wird dem normalen Verlauf des Lebens angepasst. Jetzt stelle man sich einmal vor, ein mit altem Männergehabe auf die Welt gekommener Bub wird gegen Mumps geimpft und kann deshalb die Krankheit nicht austragen. Sein Hormonsystem wird ihn ununterbrochen plagen und ihm arge Mühe bereiten, so dass er sich auf die Anforderungen des Lebens nicht mehr konzentrieren kann. In einem Falle wird er seine Triebhaftigkeit wieder ausleben und es kommt zu verfrühtem, ungezügeltem Kontakt. Im weiteren Falle kann es sein, dass er seine Tendenzen kompensiert und sie durch Suchtverhalten ersetzt. Da wird der Trieb „heruntergesoffen" („Komasaufen" z.B.) oder durch Drogen kompensiert, die ihn in eine Traumwelt, später aber oft genug in eine Alptraumwelt versetzen.

Kommt die Krankheit mit dreißig aufwärts dann wieder oder bricht sie in diesem Alter zum ersten Male aus, so hat sie allerdings oft katastrophale Folgen. Das Hormonsystem des jungen Mannes ist voll entwickelt und wird durch diese Krankheit gedrosselt. Oft genug kommt es in der Folge zu Sterilität. Ein klassisches Beispiel ist eine Familie, in der der Mann mit über dreißig Mumps bekam und in der Folge zeugungsunfähig wurde. Seine Kinder, die er sich sehr wünschte und die er liebt, wurden ihm von Bodyguard seiner Frau geschenkt. So entstanden bereits in früheren Zeiten Thronfolger, wenn der Mann aus oft diesem Grunde keine Kinder zeugen konnte.

Mumps, oder auch Ziegenpeter genannt, arbeitet auch an übertriebenem Männerstolz bei kleinen Jungen und an verbaler Rechthaberei bei Mädchen. Diese Krankheit reinigt den gesamten Kehlenbereich und lässt übertriebenes Gehabe ausfließen. Für die Kinder ist es gut, wenn sie diese Krankheit frühzeitig bekommen, weil sie in der Schule besser aufpassen und mitarbeiten können, ohne sich immer hervortun zu wollen, wie es heute bei so vielen Kindern der Fall ist. Man fragt sich allmählich, ob bei der Menge der vorgesehenen Charakterputzer, die heute alle nicht mehr zugelassen werden, weil sie weggeimpft worden sind, die Hyperaktivität der Kinder nicht die Summe alles Ungereinigten ist. Ich habe in der Gesamtheit meiner Praxis nämlich noch kein einziges ungeimpftes Kind, welches seine Kinderkrankheiten normal durchlaufen konnte, von Hyperaktivität befallen gesehen.

Mumps hat auch als weitere Ursache den kindlichen Umgang mit Tieren: Denn Kinder, die gerne Tiere töten, bekommen meist eine sehr schwere Mumpserkrankung.

Das Ziel der Erkrankung ist, dass sie lernen, die Tiere zu achten und auch mit den Tieren in Geduld umzugehen. Wenn die Erkrankung durchgemacht wurde, können sie sehr schön mit Tieren umgehen und sind sich auch bewusst, dass Tiere Schmerz empfinden. Sie werden einer Katze in Zukunft begegnen können, ohne dass sie sie gleich wieder am Schwanz ziehen müssen, und werden ähnliche tierquälerische Verhaltensweisen abgelegt haben. Das Empfinden für die Tiere wird während dem Durchstehen der

Krankheit in ihnen aktiviert, sollte aber von den Eltern auch deutlich als Ursache genannt werden, wenn das Kind vorher ein tierquälerisches Verhalten gezeigt hat.

Windpocken

Die Windpocken sind eine karmische Form der Missachtung von Menschen. Sie entstehen immer dann, wenn man in früheren Leben einen Menschen oder eine Menschengruppe mit „Iihh...guck mal die/den da..." verachtet hat. Insbesondere die Pockenkranken früherer Zeiten waren sehr der Missachtung ausgesetzt. Ich selbst habe einmal einen Mann aus einem anderen Lande, der die Pocken durchlaufen hatte, gesehen, und ich muss gestehen, es sah nicht schön aus. Die gesamte Haut, auch die Gesichtshaut, war entstellt von diesen rosettenförmigen Narben. Ich verstehe also sehr gut, wenn in früheren eiten diese so entstellten Menschen der Verachtung und der Missachtung der anderen Menschen zum Opfer fielen. Die Windpocken entstellen einen Menschen für eine kurze Zeit, um ihm zu zeigen, wie schlimm es ist, wenn man entstellt aussieht, nehmen aber nach der Einsicht: „Ich möchte nie wieder so aussehen und auch keinen verachten, der so aussieht", ihre Funktion wieder ein, denn damit ist die Einsicht erfüllt. Die Menschen, die die Botschaft der Windpocken verstanden haben, werden nie einen anderen Menschen aufgrund seiner Akne, seiner Brandwunde, Narbe, oder seiner Hautfarbe verachten. Ich fand es jedoch immer wieder wichtig, über diesen Charakterzug des „Sich-Lächerlich-Machens über andere Menschen" zu reden, denn wenn die Ursache der Windpocken nicht erkannt wurde, bekamen junge Menschen und auch solche von über dreißig Jahren sie des öfteren, wobei sie mit wachsendem Alter immer schwieriger zu ertragen waren. Klar: Das Karma der Menschenverachtung hatte sich – nicht erkant – verstärkt auch in diesem Leben aufgebaut, und dadurch mussten die Windpocken öfters einmal „zuschlagen", um den Menschen zur Ordnung zu rufen: „Ziehe bitte nicht so über Deine Mitmenschen her!"

Der zweite Grund, warum Kinder Windpocken bekommen, ist, wenn sie früher mit Piraterie und Ausbeutung zu tun hatten. Es war zu sehen, dass sie ungerechtfertigte Einnahmen wie Zölle eingestrichen hatten, dass sie auf Handelschiffen ungerechte Zahlungen an die Urbevölkerung gemacht hatten und in der Folge viel Geld für dieselbe Ware im Zielland verlangt hatten. Bei einigen Kindern war zu sehen, dass sie Menschen regelrecht ausgebeutet hatten, bis zur Auszehrung. In der Bettruhe der Windpocken kommen diese Situationen oft im Träumen und im Nachdenken wieder hoch und können von Kind abgebaut werden. Nach den durchstandenen Windpocken ist das Kind in seinen Charakterzügen um ein Vielfaches gemütlicher und viel verständnisvoller. Es lernt in der Krankheit auch, auf andere Menschen Rücksicht zu nehmen.

Keuchhusten – Pseudokrupp – Bronchialkatarrh – Morbus Krupp – Bronchialasthma – Asthma

Keuchhusten hat wie Morbus Krupp immer eine Grausamkeit irgendeiner Art als Ursache. Man kann die Steigerung nehmen: Keuchhusten – Pseudokrupp – Bronchialkatarrh – Morbus Krupp – Bronchialasthma – Asthma, um zu beschreiben, wie die Härte einer früheren Tat sich auch in der Austragungsform steigert. Keuchhusten hat zur Ursache, wenn ein Mensch, meistens ein Mann, einen andern gewürgt hat, um ihn kampfunfähig zu machen. Das kam in den verschiedensten Kulturen und Zeiten vor. Dieses Thema ist jedes Mal bei Keuchhusten zu sehen. Passiert ist demjenigen meistens nichts, aber er wurde ausgeschaltet. Pseudokrupp ist schon härter: Kinder, die von dieser Krankheit befallen sind, haben in früheren Leben (einen oder mehrere) Menschen bis zur Ohnmacht gewürgt. Daher ist es auch bei diesen Kindern so wichtig, dass sie aus der Gefahr einer Ohnmacht möglichst schnell herausgeholt werden. Ich habe einmal mit einem Jungen gearbeitet, der schon etwas älter war (3 Jahre) und habe ihm im Spielerischen erklärt, dass es wehtut, wenn man jemanden vom Pferd wirft und ihn würgt (die Szene war in seiner Durchlichtungsanalyse zu sehen) und ihn gefragt, was der (wir hatten Playmobilfiguren zur Verfügung), der den anderen runtergeworfen hatte, jetzt wohl tun müsse. Er sagte: „Der soll sich entschuldigen." Und er tat es über die Spielfiguren, und siehe da, der Pseudokrupp blieb weg und kam nicht mehr wieder. So hat die betroffene Seele in den Seelenreichen das Spiel des Kindes wie eine wahre Entschuldigung akzeptiert, und die Krankheit konnte flachfallen. In der Folge entsorgte der Kleine auch eigenhändig sein selbstgebasteltes Schwert und Schild, was er sich mit seinem Opa gebastelt hatte und erklärte dem Großvater: „Das brauche ich nun nicht mehr. Das tut ja nur weh!" So wurde innerhalb von kürzester Zeit aus einem kleinen Krieger ein kleiner Friedliebender.

Bronchialkatarrh

Bei Bronchialkatarrh liegen Verletzungen im Brustbereich vor, die die Seele in früheren Inkarnationen einem anderen zugefügt hatte, die aber nicht zum Tode führten. Es sind Verletzungen, die aus irgendeinem Grunde ausheilen konnten, wie Lungenverletzungen, Lungenkrankheiten durch lange Gefangenschaft unter unmenschlichen Bedingungen, Festschmieden an der Wand durch einen Halsring u.ä. All diese Grausamkeiten, die sich die Menschen ausdachten, enden oft in dieser Krankheit. Bei Bronchialasthma und Asthma erlebe ich immer wieder, dass die Seelen in früheren Leben wirklich Menschen niedergestoßen und getötet haben, so dass jeder Asthmaanfall das Austragen eines Todes durch Lungenverletzung ist, die letztendlich im Erstickungsanfall endete. Ist. Deswegen haben die kleinen Asthmapatienten auch das Gefühl, sie ersticken gleich. Gefühlsmäßig ist es genau dasselbe. Es ist aber, wenn man genau hinschaut, eine große Gnade des Schöpfers, dass durch Asthma pro Anfall ein Todesstoß abgetragen werden kann. Stelle man sich einmal vor, ein „tapferer Feldherr", gewieft in allen Arten der Feldkunst, müsste jeden Tod, den er einem „Feind" zugefügt hat, am eigenen Leibe wieder abtragen! Wie oft müsste da mancher frühere Feldherr zur Inkarnation gehen? So kann er in einem Leben durch das Durchstehen von Todeskämpfen – und jeder Asthmaanfall stellt einen solchen dar – viele zugefügte Tode ablegen. Das ist auch der Grund, warum bei Kindern das Asthma oft so plötzlich verschwunden ist: Die Menge der Todesstöße ist abgelegt, also bedarf es des Asthmas nicht mehr. Viele der kleinen Seelen sehen im Vorherein die Menge der abzulegenden früheren Todesstöße und wünschen sich, diese vor Beginn der Pubertät abzulegen, um sich anschließend den eigenen Entwicklungsaufgaben widmen zu können. Daher kommt es, dass die Diagnose der Ärzte: „Oft hört das Asthma mit Beginn der

Pubertät auf", durchaus richtig ist, nur eine andere Ursache hat als von medizinischer Seite gedacht.

Die weiteren Kinderkrankheiten wie Diphterie und Scharlach werden auch ihre Ursache haben. Doch da die hier genannten Ergebnisse allesamt empirische Ergebnisse aus Durchlichtungsanalysen sind, kann ich keine Ursache nennen, solange ich keinen Patienten mit diesem Kankheitsbild in der Durchlichtungsanalyse hatte. Sobald ich einmal Patienten mit diesen Krankheiten haben werde, werde ich über deren Ursache berichten.

Impfen

Aus den bisher aufgezeichneten Gründen ist auch ersichtlich, warum die Impfidee ein großer Irrtum ist. Jede Krankheit ist ein Ausfließen der Seele, und sollte zu dem von ihr vorinkarnatorisch bestimmten Zeitpunkt möglich sein, weil die Seele des Kindes diesen Zeitpunkt für den besten gehalten hat. Wird durch Impfungen die Krankheit unterdrückt[1], so kann sie nicht ausfließen und das Kind trägt diese Charakterzüge bis in die Pubertät und das junge Erwachsenenalter herein. Sehen wir uns doch einmal bei den Jugendlichen um: Wie viele Charakterzüge, die den Eltern und Erziehern in der Pubertät so starke Schwierigkeiten machen, hätten im Vorfeld verbrannt werden können, wenn das Kind diese durch seine Kinderkrankheiten hätte austragen und damit löschen dürfen?

Es ist ein großer Fehler der Ärzte, die Kinderkrankheiten zu unterdrücken. Viel besser wäre es, den Müttern und Vätern natürliche Linderungsmöglichkeiten wie Wadenwickel bei Fieber, Tees, Säfte und homöopathische Mittel anzubieten, die ein Kind wirklich reinigen, als die giftigen und mit vielen Nebenwirkungen behafteten Impfungen zu geben. Manche Autoren weisen sogar darauf hin, dass die Kinder damit in ihrem freien Willen gebrochen und

---

[1] Impfen kann nicht direkt eine Krankheit verhindern. Es werden durch das Impfen Langzeitdepotgifte in den Körper injiziert und der Körper hat dann mit diesen Giften schwerstens zu tun und bildet entsprechende andere Krankheiten (Sonderprogramme) als Regenerierungsversuche aus. Dadurch können dann natürlich auch die Kinderkrankheiten erst einmal nicht und zu einem späteren Zeitpunkt ausbrechen. Das Körpersystem wird also durch das Impfen massiv gestört. Siehe hierzu den Anhang zum Thema Impfen, insbesondere auch „Impfen – ein leicht durchschaubarer Betrug“.

gefügig gemacht werden sollen. Aus meiner Praxis weiß ich, dass Kinder durch die Sechsfachimpfung (Wer hat schon sechs Krankheiten auf einmal? Wie soll der Körper denn bloß dagegen ankommen?) auf einmal schielten – von einem Tag auf den anderen - und Schlafstörungen bekamen. In einem Falle kam das Mädchen zur Energiedurchstrahlung und die schlimmsten Folgen konnten dadurch wieder herausgeputzt werden. In einem zweiten Falle wussten wir, dass das Kind die Impfungen nicht vertrug. Die Mutter hatte das Kind dennoch impfen lassen, und es reagierte fürchterlich: Mit Konzentrationsstörungen, mit Fahrigkeit, anhaltendendem Klammern, wie es die Mutter gar nicht mehr gewohnt war, weil das Kind sonst ruhig in seiner Ecke spielte, mit nächtlichem Aufschreien und Unruhe. Über all diese Effekte klagen die Lehrer heute doch in der Schule! Könnte es nicht sein, dass die ach so verstärkt auftretende Hyperaktivität ein Impfschaden ist, und zwar der eines Kindes, welches probiert, die eingeimpften Gifte wieder loszuwerden, weil sie nicht zum Körper gehören? Dass in den Impfstoffen zusätzlich auch noch tierisches Serum verwendet wird, welches für den Körper artfremd wirkt, und dass Schwermetalle hinzugefügt werden, die den Körper arg belasten, nur um den Impfstoff konservieren zu können, sind weitere Nebeneffekte dieser Impfungen. Anhand des Beispiels der Pockenimpfung, mit der sie flächendeckend ganz Deutschland impfen wollten, obwohl kein einziger Fall von Pockenerkrankung auf der ganzen Welt vorliegt, sieht man doch, dass eine ganz andere Absicht dahinter steckt: Mit dieser Pockenimpfung, von der die Ärzte sagen, dass sie „das Impfen noch üben müssen“, sollte den Menschen der Mikrochip eingepflanzt werden, ohne dass sie es merken. Wieso sonst sollte flächendeckend zwangsgeimpft werden, und dann noch bei einer Krankheit, die es gar nicht gibt, und wieso sollten die spritzengewohnten Ärzte erst noch das Spritzen üben müssen?

In vielen Fällen bricht die Krankheit, die durch eine Impfung verschoben wurde, mit über dreißig dennoch aus. Zu diesem Zeitpunkt ist sie richtig gefährlich, denn sie nimmt oft katastrophale gesundheitliche Folgen an. Ein Mumps im Kindesalter vor der Pubertät schadet nicht viel. Wird aber geimpft und taucht er mit über dreißig wieder auf, so kann er dem Mann die Potenz nehmen und ihn für den Rest seines Lebens unfruchtbar machen. Zeugnisse von zeugungsunfähigen Männern sprechen eine deutliche Sprache. Welches Unglück durch diesen chemischen Eingriff in ihrem Leben in der Folge entsteht und dass damit das Leben oft in ganz anderen Bahnen verläuft, kann man sich unschwer vorstellen. Man wünscht sich Kinder und kann keine mehr bekommen – oft ist damit eine ganze Inkarnationskette unterbrochen. Auch Windpocken sind mit über dreißig nicht mehr so einfach wegzustecken: Das Fieber „schmeißt einen ganz schön aus der Bahn", und das mitten in seinem aktiven Berufsleben. Aus dem Grunde suchen sich die Kinder ja aus, dass diese Krankheiten möglichst frühzeitig kommen, wenn sie den Lebensablauf noch nicht zu sehr stören. Man muss hinter allem nur die Absicht der Seele erkennen. Neuerdings, so habe ich gehört, können die jungen Erwachsenen die Impfungen aus der Kinderzeit „auffrischen" lassen: Erbarmung! Wie und wann soll denn der Körper seine karmischen Belastungen loswerden? Soll er im Alter damit noch mehr belastet werden als es der Körper im Alter sowieso schon aufgrund der nachlassenden Kräfte ist? Oder soll die Seele die karmischen Belastungen nach dem Tode wieder aufnehmen, um nochmals inkarnieren zu müssen und als „Marktplatz Mensch" den Interessenkreisen wirtschaftlich zu dienen? Wer maßt sich an, so in die Lebensplanungen einzugreifen?

Zu dem ganzen Thema „Impfen" siehe auch den Artikel im Anhang.

Hyperaktivität

Hyperaktivität von Kindern in der heutigen Zeit hat in erster Linie eine physische Ursache bzw. eine Zivilisationsursache. Das schlimmste, was Kinder zur Hyperaktivität bringt, ist Cola, welche schon bei dem Thema Niere beschrieben wurde. Alle Getränke, denen Phosphorsäure zugesetzt wird, machen hyperaktiv.

Alle Phosphate sollten nach Möglichkeit aus dem Speiseplan des Kindes gestrichen werden. In sehr vielen Lebensmitteln sind mittlerweile Phosphate enthalten. Am besten ist es, wenn die Familie sich wieder auf die Urnahrung umstellt und 100% ige Fruchtsäfte, Tees oder gutes Wasser trinkt. Auch auf Getränke sollte geachtet werden, die Taurin enthalten, denn diese bringen das gesamte Hormonsystem in einen hyperaktiven Zustand. Da die deutsche Gesetzgebung in der Deklarierung von Produkten große Mängel aufweist, ist es recht schwer zu erkennen ob in einem Produkt Phosphate enthalten sind oder nicht, da die in einem weiter verarbeiteten Produkt enthaltenen Stoffe im neuen Endprodukt nicht mehr angegeben werden müssen. Auf der Deklarierung heißt es nur noch: Grundstoff Sowieso, und die in dem Grundstoff enthaltenen Einzelprodukte müssen nicht mehr im Endprodukt deklariert werden. Die werden dann nur noch z. B. als Gewürzmischung, Bindemittel o. ä. deklariert.

Die von den Katalysatorfahrzeugen freigesetzten Stoffe (Giftgase in geringer, aber hochgiftiger Dosierung) lösen bei den Menschen Todesängste aus, und machen ebenfalls hyperaktiv. (Es gibt schon Freie-Energie-Motoren, die keine Abgase produzieren und keine Rohstoffe benötigen. China hat bereits einen Prototypen hergestellt. Besser sind auch Salatölmotoren, die momentan eine sehr gute Alternative zum konventionellen Diesel darstellen.

Die seelische Ursache für Hyperaktivität liegt in vielen Fällen darin, dass diese Kinder in ihrem letzten Leben im Krieg waren. Und daher kommt die überhöhte Wachbereitschaft, dieses ständige „Auf – der - Hut“ Sein, und immer voll einsatzbereit zu sein. Für diese Kinder ist es wichtig, dass sie in diesem Leben nicht zum Kriegsdienst gehen, denn das würde diese Menschen krank machen, da der Kriegsdienst die alten Programme und Ängste wieder aufleben lässt und oft genug verstärken würde.

Auch alle aufreizende Filme sind zu meiden, denn Kriegsfilme, Gewaltfilme, Horrorfilme, Actionfilme, auch Game-Boys, Nintendos und andere Computerspiele sind enorm gefährlich für hyperaktive Kinder. Denn diese Filme oder Spiele geben bestimmte Informationen an das Gehirn weiter. Und durch die Zellerinnerung werden die Kinder wieder an das Kämpfen oder Töten erinnert.

In Japan wurde eine Zeichentrickserie gedreht. Es ging hauptsächlich um Gewalt. Des weiteren wurde die Sendung mit besonderen Lichteffekten ausgestattet. Und immer dann, wenn die Serie ausgestrahlt wurde, bekamen sehr viele Kinder epilepsieähnliche oder sogar epileptische Anfälle. Als dies bekannt wurde, und die Verantwortlichen die Ursache erkannten, (nämlich die Lichteffekte), wurde die Ausstrahlung der Serie verboten.

Die Hyperaktivität ist ebenfalls ein Fluchtsyndrom: Die Kinder befinden sich – wie gejagt – permanent auf der Flucht und können aus dem Grunde auch nicht lange bei einer Sache verweilen.

Bei Hyperaktivität ist es besonders wichtig, dass die Kinder einen bestimmten Tagesrhythmus haben und rechtzeitig ins Bett kommen, also nicht später als 20:00 Uhr. Die Kinder sollten auch viel an die frische Luft gehen, sich der Sonneneinstrahlung aussetzen und sich austoben. Nach der Schule und dem Mittagessen sollte es ihnen ermöglicht werden, sofort rauszugehen und zu spielen. Denn wenn der Körper zuwenig von den hier beschriebenen notwendigen Dingen erhält: Licht, Luft, Bewegung und Zuwendung, so geht er auf sein Notstandsprogramm. Dieses Notstandsprogramm bedeutet hyperaktiv zu sein = permanent sich auf der Suche nach Möglichkeiten zur Beseitigung des Notstandes zu befinden, und ist gleichzeitig gekoppelt mit Lebensangst.

Jetzt, wo wir in Paraguay eine längere Zeit verbracht haben, kann ich den Unterschied sehen: Bei den Kindern, die hier auch in den kleinsten Hütten unter den Bäumen und in der Natur spielen, findet man so gut wie keinen Fall von Hyperaktivität. Erst seit dem Auftreten vom Impfungen verändern sich die Kinder und werden zappeliger. Hyperaktivität ist in erster Linie ein Impfschaden in dem Sinne, dass der Körper die gewünschten Programme nicht abwerfen konnte, die er zu einem gewissen Zeitpunkt abzuwerfen wünschte, und dadurch eine doppelte Last trägt: Die Last dessen, was er sich noch vorgenommen hat und die unbereinigte Last dessen, was er eigentlich schon ablegen wollte.

Plötzlicher Kindstod

Der plötzliche Kindstod hat zwei verschiedene Ursachen: Einmal ist er oft ein Impfschaden, der als solcher nicht deklariert wird. Das Kind kann mit dem mit Impfungen verseuchten Körper nicht mehr leben und wünscht sich einen neuen, reineren Körper. Oft kommt es relativ rasch wieder in der Hoffnung, dass zwischenzeitlich die Eltern gelernt haben, dass das Impfen nur Schäden bringt. Ungeimpft überlebt es anschließend die kritische Phase.

Die zweite Ursache ist, dass das Kind in einem früheren Leben einem oder mehreren Menschen das Leben genommen hat, und nun durch den Tod geht, um diesen zugefügten Tod auszugleichen. Auch in diesem Falle kommen dieselben Seelen oft sehr schnell wieder, sind dann geläutert und meistens sehr menschenliebend.

Bleibt die Seele des Kindes oben, so muss man sich den Prozess folgendermaßen vorstellen: Die Seele des Kindes inkarniert, aus der Mörderebene kommend. Sie hat irgendeinem oder mehreren Menschen das Leben genommen. Die Seelen der Getöteten verfolgen sie ohne Unterlaß und die Seele flieht und flieht, ohne jemals ein Ende zu finden, denn in den Seelenreichen gibt es weder Verstecke noch Mauern. Solange die Verfolgerseelen nicht bereit sind, der Seele ihre Tat zu vergeben, ist auch keine wirkliche Vergebung und damit kein Wechsel der Ebenen möglich. Aus dieser Ebene inkarniert das Kind und verspricht den Verfolgerseelen, freiwillig durch einen Tod zu gehen. Damit lassen die Verfolgerseelen oft von ihren Rachegelüsten ab und geben dem Kind die Freiheit. Es geht herunter zur Inkarnation, stirbt diesen plötzlichen Kindstod und kann anschließend in die Kinderebenen aufsteigen, die um ein vielfaches schöner und angenehmer sind als die Mörderebenen. Dort wird es im friedlichen Verhalten gegenüber Mensch und Tier von den Lehrengeln unterwiesen. Später kann dieses Kind wieder zur Inkarnation kommen und das Gelernte auf der Erde noch einmal unter Beweis stellen. Zu diesem Zeitpunkt haben die Racheseelen durch ihre Vergebung meistens auch die Ebene gewechselt und befinden sich auf einer höheren Ebene, auf der sie das Vergeben richtig lernen und anschließend auch lehren. Auch ihnen ist damit geholfen.

Richtig ist nur, dass die Eltern meistens die Trauernden sind. Aber wenn man mehr und mehr das Leben als ein durchlässiges System zwischen Inkarnierten und Nicht-Inkarnierten betrachtet und weiß, dass das Leben unendlich weitergeht und in Wirklichkeit niemals endet, und dass wir uns eines Tages alle wiedersehen, bekommt auch die Trauer eine ganz andere Qualität. Es ist das Gehenlassen in die Ebene, die dem kleinen Menschen jetzt guttut. Man kann ihm zwar nachwinken, aber ihn nicht halten, und man weiß, dass es dem Kinde jetzt gutgeht. Und wenn man in dem Bewusstsein lebt, dass man das Kind eines Tages wiedersieht, kann es sich auch schon in den Träumen zeigen und so kundtun, wo es sich gerade befindet. Viele Kinder geben auf diese Weise ihren Eltern Trost, indem sie ihnen zeigen, wo sie jetzt sind. Die Seele der Eltern / eines Elternteils geht quasi für eine Nacht in die Ebene des Kindes und darf sich dort umschauen. Das gibt meistens einen enormen Trost für die Eltern.

Einen Fall von plötzlichem Kindstod erlebte ich in meiner eigenen Familie: Ein Kind starb an plötzlichem Kindstod. Bald darauf wurde die Mutter wieder schwanger. Mit diesem Kind ging sie einmal auf den Friedhof, um an dem Grab des kleinen Schwesterchens Blumen niederzulegen. Auf einmal sagte die Kleine: „Aber Mutti, das bin doch ich! Ich weiß doch noch, wie ihr mich da reingelegt habt. Aber ich habe gesehen, wie Du geweint hast, und darum bin ich doch wiedergekommen!“

„Vererbung“ am Beispiel von Jugenddiabetes

Im letzten Jahr hatte ich in einer größeren deutschen Universitätsstadt einen jungen Klienten, der mit seiner Mutter kam. Er war ein leidenschaftlicher Tennisspieler, der einem großen deutschen Tennisspieler nacheiferte. Er konnte nicht verlieren und war richtig abhängig vom Applaus und der Anerkennung durch die Sportfans und durch seine Eltern. Sein Thema war: Er hatte Jugenddiabetes. Im ersten Buch hatte ich über die seelischen Ursachen von Diabetes geschrieben, und diese erfüllte er auch ganz klassisch.

In der Innenschau führte ich ihn dann in die Ursache seiner Krankheit selbst hinein. Er fragte Christus, woher er die Diabetes habe. Christus antwortete ihm: „Vererbung“. Ich war völlig platt, weil Christus mich immer gelehrt hatte, dass es Vererbung nicht gibt, sondern die Seele sich jeweils das mitnimmt, was noch zur Auflösung ansteht. So ließ ich mich überraschen, was Christus nun wirklich meinte, des es können ja keine zwei Wahrheiten nebeneinander bestehen. Er führte den Jungen vorsichtig in die Inkarnation eines Urgroßonkels im industriellen Zeitalter, in der dieser sehr wohlhabend war, aber sich den Wohlstand auf dem Rücken seiner arbeitenden Kinder und Angestellten verdient hatte. Er fuhr einen für damalige Zeiten sehr luxuriösen Wagen, der an den Wagen erinnerte, der im Film „Titanic“ unten in den Laderäumen zu sehen war. Um sicher zu sein, ließ ich ihn noch einmal genau hinschauen und fragte ihn, ob dieser Wagen denn auch Speichenräder besessen habe. Er bejahte. Also war es ein Wagen aus der Zeit, in der auch das Unglück mit der Titanic geschah.

Ich fragte ihn, wie der Mann ausgesehen hat. Er beschrieb ihn mir so, wie die „First-Class-Titanic-Leute“ ausgesehen haben. Ich fragte ihn, ob sein Urgroßonkel denn auch mit der Titanic etwas zu tun habe. Er verneinte. Dieser Urgroßonkel hatte seinen Wagen und seinen Betrieb nur lieber als alles andere auf der Welt, und war nicht nur stolz darauf, sondern brüstete sich regelrecht damit, um mit dem, was er hatte und konnte, richtig anzugeben. Er war auch „ein wichtiger Mann“, nur litten alle fürchterlich unter ihm, einschließlich seiner Frau und seiner Kinder, um die er sich nur peripher kümmerte. Sie gehörten mit in sein Konzept eines statusbewussten Mannes, bedurften aber seiner Ansicht nach keiner besonderen Aufmerksamkeit oder Pflege. Sein gesamter Focus bestand nur daraus, sein Image zu pflegen und sein Auto und seinen Besitz brillieren zu lassen. Mein junger Klient kam allmählich darauf, dass dies ja nun nicht der Sinn des Lebens sein könnte und sagte es seinem Urgroßonkel auch deutsch und deutlich. Er empfand selbst, dass es auch noch andere Werte im Leben geben müsse, die mehr Vorrang haben, wie Mitmenschlichkeit, Fürsorge für die Kinder und gelebte Liebe zur Frau. Die Frau darf auch nicht nur ein Statussymbol an der Seite des Mannes sein, wie sie es damals zu sein hatte, und seine Frau damals hatte wegen der Vernachlässigung durch ihren Mann sehr viel Trauer und viel geweint. Er sah dann in der Folge, wie der Onkel eine Herzschwäche nach der anderen erlitt.

Eines Tages flanierte er wieder mit seinem Wagen in der Stadt, um sich die Bewunderung der Bevölkerung, insbesondere der Damen, einzuholen, als er plötzlich eine starke Herzschwäche in sich erfuhr. Er schaffte es gerade noch, mit seinem Wagen auf einen Parkplatz zu fahren, sackte dann vornüber und starb.

Erst, als das gesamte Bild der Lebensform des Urgroßonkels meinem jungen Klienten klar war, fragte ihn Christus in der Innenschau:

„Willst Du mir versprechen, es heute anders zu machen?“

Da fiel bei ihm der Groschen: Er war es selbst gewesen, er war sein eigener Urgroßonkel!!!

Mir fiel ein Stein vom Herzen! Ich hatte richtig gehört: Aber mehr noch: Ich bewunderte Christi Führung, ihn durch das ihm Bekannte, die „Vererbung“, hindurchlaufen zu lassen, bis ihm die Situation völlig klar war, und ihm erst in letzter Minute klarzumachen, dass er selbst die Inkarnation des Urgroßonkels war, von dem er seine Jugenddiabetes „geerbt“ hatte. So ist es richtig, das ist „Vererbung“ wirklich: Man ist selbst wieder die Person, die sich dasselbe Thema noch einmal zur Austragung mitgenommen hat! Damit scheiden alle „Vererbungstheorien“ aus und der Schlüssel zur wahren Interpretation wurde hiermit von Christus der Welt selbst in die Hand gegeben: Ich selbst bin wieder die Person, von der ich meine Krankheit „geerbt“ habe.

Er sah nun selbst ein, dass er sein Leben mehr auf Mitmenschlichkeit würde umstellen müssen, um dieselben Fehler nicht noch einmal zu machen. Doch diesmal brauchte ihm das niemand zu erklären: Er hatte es aus seinem eigenen Erleben in der Innenschau sehr wohl selbst begriffen!

Oft ist es ja so, dass in einer Familie mehrere Personen inkarnieren, die dasselbe Grundthema mitbringen. Daher kommt dann die irrige Ansicht, dass es „Vererbung“ gäbe, obwohl es eigentlich nur um die Bearbeitung desselben (oft gemeinsamen) Themas geht.

Walk-in: Seelenaustausch:

Manchmal passiert es, dass eine Seele den Körper schon in der frühen Kindheit verlässt, weil ihr Lebensauftrag erfüllt ist. Doch dann kann eine andere Seele, die normalerweise noch nicht wieder inkarnieren wollte, manchmal darum betteln, dass sie den Körper übernehmen darf, weil er noch gut und gebrauchstüchtig ist, und weil sie mit der Familie etwas auszuhandeln hat. Von so einem Ereignis berichtet eine gute Freundin von mir:

WER BIN ICH?

Geschichten, die das Leben schrieb

Alles fing an, als meine Tochter Susanne ungefähr 13 – 14 Jahre alt war. In dieser Zeit wollte sie von mir, ihrer Mama, nichts mehr annehmen, alles was von mir kam, war für sie untauglich und keinesfalls nachvollziehbar. In dieser Zeit hatte sie voll das Bedürfnis, ihren eigenen Weg zu gehen, wollte alle Freiheiten eines Erwachsenen haben, wollte ihren eigenen Willen auf jeden Fall aufs heftigste durchsetzen, egal ob es für sie gut war, den Rest der Familie betraf oder nicht. Alle gesetzten Regeln und Leitplanken, ihrem Alter entsprechend, wollte sie überhaupt nicht mehr anerkennen. Es war für sie selbst, aber auch für mich eine sehr schwierige Zeit. Sie ging in die Realschule, war eine bis dato sehr gute Schülerin und hatte ehrgeizige Pläne für ihre Zukunft und Berufsausbildung. Sie wollte unbedingt zur Kriminalpolizei und bei der Mordkommission tätig sein. Dafür benötigte sie auf jeden Fall nach dem Realschulabschluss noch das Abitur, das sie auf jeden Fall auch machen wollte.

In dieser Zeit jedoch lernte sie neue Freunde kennen, eine Gruppe von jungen Türken, Jungen und Mädchen. Diese neuen Freunde waren für Susanne im Moment sehr wichtig, sie verabredete sich jeden Tag nach der Schule mit ihnen, ging mit in die Kneipe und vergaß ihre jetzigen Freundinnen und auch, dass die Mama mit dem Mittagessen auf sie wartete. Diese Treffen waren ihr viel wichtiger als die Schule mit den Hausaufgaben, die Familie und die Mutter. Das Ergebnis war, dass die Schulergebnisse um mindestens 2 Notendurchschnitte heruntersanken.

Auch den Lehrern in der Schule fiel auf, dass Susanne nicht konzentriert war, dass ihr Interesse für die Schulthemen nachließen und dass sie keinesfalls bereit war, ihr früheres Engagement weiterhin zu halten. Es folgten Lehrergespräche, die Lehrer wollten ihr helfen, ich wollte ihr helfen, aber es hatte alles keinen Sinn und brachte in dieser Zeit keinen Erfolg. Sie ging jeden Tag mit ihren neuen Freunden nach der Schule in die Kneipe und kam erst am späten Nachmittag bis Abend nach Hause. Nahm sich keine Zeit mehr für die Hausaufgaben.

In dieser Zeit hatte ich zwei Träume, die mir sehr zu denken gaben. Beide Träume hatten mit Susanne zu tun.

Der erste Traum: Susanne kommt auf mich zugelaufen, sie ist jedoch erst ungefähr 4 Jahre alt und ruft: „Mami, Mami, schön, dass wir uns sehen, komm ich zeige Dir, wo ich jetzt bin."

Wir umarmen uns inniglich, ich freue mich, meine Kleine zu herzen und sie nimmt mich an der Hand und fliegt mit mir durch den Weltraum, bis wir zu einer wunderschönen Blumenwiese kommen. Da ruft sie aus: „Schau mal Mami, da wohne ich jetzt." Es war ein wunderschöner Ort, an dem nun meine Susanne war. Dann wachte ich auf, ich verstand den Traum überhaupt nicht, weil meine Susanne doch lebt, und schon bald 14 Jahre alt ist.

Der zweite Traum, ein paar Tage später: Eine Frau mit Kopftuch und langem Kleid schreitet auf mich zu. Ihr Bauch wird immer größer, wie bei einer werdenden Mutter, die kurz vor der Entbindung steht. Es ist eine junge Türkenfrau, so denke ich. Als sie vor mir steht, da gebe ich ihr einen Fußtritt in den Bauch. Da erschrecke ich selbst total davon und weiß eigentlich auch damit nichts anzufangen. Nur eines weiß ich ganz genau, dieser Traum hat etwas mit Susanne zu tun.

In dieser Zeit hatte ich Claire La Belle, auch im Internet unter diesem Namen zu finden, kennen gelernt, eine bekannte Psychosomatiktherapeutin, die mit ihren Patienten/ Klienten nach den Ursachen der Krankheiten sucht und die durch die Vergebungsarbeit danach auch zur Heilung kommen, nach dem Motto „Heilung von der Seele her - was den Körper krank macht und ihn auch wieder gesunden lässt.“[1] Zu ihr bin ich dann gegangen, und habe ihr die beiden Träume erzählt und sie gebeten, dass sie mit mir eine Durchlichtungsanalyse machen soll und mit mir nach den Ursachen für diese Träume sucht. Die haben wir auch gefunden.

Schon im Vorgespräch hat mich Claire dann gefragt, ob Susanne vielleicht mal einen Unfall hatte, der sie bis an den Rand des jetzigen Lebens brachte. Ich erinnerte mich daran, dass Susanne mal einen Rollschuhunfall hatte. Sie war mit ihren größeren Geschwistern draußen vor dem Haus und wollte mit ihren vier Jahren auch Rollschuh fahren. Dabei rutschte sie so heftig aus, dass sie in hohem Bogen nach hinten fiel und mit dem Kopf auf den Boden aufprallte. Sie blieb regungslos liegen. Meine beiden anderen Kinder kamen ganz aufgeregt ins Haus und holten mich. Susanne lag wie tot da. Ich rüttelte sie, aber einige Minuten lang blieb sie

---

[1] Claire La Belle: „Heilung von der Seele her“ Band 1, Was den Körper wirklich krank macht und jetzt auch wieder gesunden lässt,

im selben Verlag erschienen wie dieses Buch

regungslos liegen, erst dann kam sie wieder zur Besinnung und schaute mich ganz erschrocken an und stand dann auf.

Für die Durchlichtung stellte ich dann die Frage, was dieser Vorfall für Susanne bedeutete. Die Antwort habe ich erhalten. Bei diesem Unfall ist Susanne eigentlich gestorben, ihre Seele ging vor lauter Schrecken über den Aufprall aus dem Körper heraus, und wusste im ersten Moment eigentlich nicht, was los ist. Diesen Moment nutzt eine andere Seele aus, und schlüpft in den Körper von Susanne hinein. Susannes Schutzengel, Gabriel, stand bei ihr, sie schaute diesem Ereignis zu und wusste sich nicht zu helfen. Die andere Seele aber fragt den Schutzengel, ob sie in den Körper hinein darf und der Engel sagt: „JA“ Susanne fragt daraufhin ihren Engel: „Ja, aber was ist mit meiner Mami, sie ist doch dann ganz traurig“? Gabriel antwortet: „Sie merkt es erst später“.

In der Sitzung fragte Claire nun nach, warum diese andere Seele denn in den Körper von Susanne hinein schlüpfte. Hat diese Seele etwas mit mir zu tun? Ja, das hat sie.

Als ich selbst ungefähr 15/16 Jahre alt war, hatten meine Eltern eine ziemlich heftige Ehekrise zu bewältigen, mein Vater hatte eine Geliebte. Diese Frau hatte ich von meiner Seele her abgelehnt, ich wollte, dass meine Eltern zusammen bleiben und wieder glücklich miteinander sein sollten. Dieses Wollen von mir war die Ablehnung dieser anderen Frau. Diese Frau war eine junge Türkin und sie wurde von meinem Vater schwanger. Mein Vater aber hatte sie wieder verlassen, ich weiß bis heute nicht, ob er es überhaupt wusste, dass er nochmals Vater werden würde. Bei den Türken ist es aber sehr schlimm, wenn eine junge ledige Frau schwanger wird, und keinen Ehemann dazu hat. Sie hatte damit Schande über die Familie gebracht und wurde von ihrem eigenen Vater mit dem Messer umgebracht.

Diese Seele war nun im Körper meiner Tochter. Christus hatte dann zu mir gesagt: “Erika, bitte sie um Vergebung und nimm sie als Dein Kind an, Ich helfe Dir dabei.“ Erst einmal war dies ein Schock für mich. ‚GOTT sei Dank hilft mir Christus dabei,’ dachte ich noch.

Erst im Nachhinein verstand ich die veränderte Susanne, die ja eine total andere Seele war. Meine Zwillingsschwester und ich hatten beide gleichaltrige Mädchen, die beiden hatten sich total gut verstanden und spielten sehr friedlich miteinander. Ungefähr als die Mädchen vier Jahre alt waren, hat sich dies verändert und wir haben es überhaupt nicht verstanden. Wir haben öfters darüber gesprochen, warum dies wohl so war. Jetzt hatten wir dafür die Erklärung.

Ich hatte nun die Aufklärung für meine beiden Träume. Meine Susanne ist schon mit vier Jahren in die Seelenebenen gegangen, sie war auf dem Kinderplaneten auf dieser wunderschönen Blumenwiese, die sie mir im Traum zeigte. Die Aufklärung für den anderen Traum mit der jungen, schwangeren Türkenfrau hatte ich gleichfalls bekommen. Sie war einstmals die Geliebte meines Vaters, und hatte deshalb noch ungelöste Gefühle mir gegenüber, da ich sie damals ablehnte, deshalb wollte sie unbedingt zu mir, um dies aufzulösen. Als ich den ersten Schrecken überwunden hatte, ging ich heim, konnte darüber allerdings mit meiner Tochter nicht bewusst sprechen, aber in Gedanken sprach ich sehr oft mir ihr, mit ihrer Seele, und habe sie um Vergebung gebeten. Ich hatte mich für meinen Vater und für meine Mutter entschieden, was man vom menschlichem Standpunkt aus gesehen ja verstehen konnte, jedoch mit Gottes Augen angeschaut habe ich eine Frau abgelehnt, ja sie sozusagen in ihren Bauch gestoßen, wo sie auch noch ihr Kind unter ihrem Herzen trug. Ich hatte Mutter und Kind abgelehnt. Das wollte ich auf jeden Fall wieder gut machen. Ich habe also mindestens vier Wochen lang bei jeder Gelegenheit mit meiner Tochter in Gedanken gesprochen, sie um Vergebung gebeten, und dass ich sie als mein Kind annehme, sie liebhabe, und mich ganz inniglich um sie kümmern werde. Diese Vergebungsarbeit blieb nicht ohne Erfolg. Das Verhalten meiner Tochter, ihre derzeitige Ablehnung mir gegenüber, hörte total auf. Sie nahm für sich die Verantwortung wieder ganz bewusst in die Hand, kümmerte sich wieder um ihre Schulaufgaben, auch ihre häuslichen Aufgaben erledigte sie wieder.

In dieser Zeit ist allerdings noch etwas ganz Entscheidendes passiert. Eines Abends, Susanne war schon im Bett, auch ich und mein Mann gingen schlafen, da passierte es. Ich bin ganz beruhigt eingeschlafen, ich brauchte mir keine Sorgen um meine Tochter zu machen, da sie ja friedlich im Bett lag, auch hatte sich ihr Verhalten ja wieder verändert. Mitten in der Nacht ist Susanne plötzlich aufgewacht, wollte auf die Toilette gehen und konnte nicht aufstehen, sie bekam einen heftigen Schüttelfrost und war unfähig sich zu bewegen, zu schreien, oder sich einfach bemerkbar zu machen. Ihr ganzer Körper zitterte, es wurde immer schlimmer und heftiger und sie bekam regelrechte Panik, zwei Stunden dauerte dieser Zustand, bis sie sich bemerkbar machen konnte. Mit einer Kerze schlug sie, so fest sie es vermochte, an den Heizkörper, und dies hörte mein Mann und ging nachschauen, was da wohl los ist. Er holte mich sofort, wir holten den Notdienst. In der Zwischenzeit versuchte ich meine Tochter zu beruhigen, ich betete ganz stark für sie, bis endlich nach ewig langer Zeit, so hatten wir es empfunden, der Notarzt kam. Sie bekam eine Beruhigungsspritze, wurde danach auch recht schnell ruhig und konnte uns erzählen, was eigentlich passiert war. Zur Beobachtung war sie dann drei Tage in der Klinik, sie hatten festgestellt, dass sie Pfeifferisches Drüsenfieber hatte.

Sie wurde dann nach Hause entlassen, war dann aber noch sehr krank. Sie hatte immer um die 40 ° Fieber, war total geschwächt und es dauerte vier Wochen, bis sie sich wieder einigermaßen erholt hatte. In dieser ganzen Zeit, wo sie so krank im Bett lag, hatten ihre sogenannten Freunde, mit denen sie vorher immer unterwegs war, sie nicht einmal besucht. Das machte sie total traurig, sie konnte es eigentlich überhaupt nicht verstehen. Ihre besten Freunde, wie sie dachte, kamen nicht, um sie zu besuchen, kein Telefonanruf, keine Nachfrage: ‚Wie geht es dir,' nichts, das kann man kaum verkraften.

Ich habe die Situation sehr wohl verstanden, konnte sie aber noch nicht völlig darüber aufklären, ich sprach nur insoweit mit ihr, dass ich sie dazu veranlasste, dass sie keinen Groll gegen die Freunde aufbaute, und dass sie ihnen verzeihen möge. Diese Freundesgruppe war ihre damalige Familie, sie haben sich in diesem Leben wieder getroffen, um sich gegenseitig zu verzeihen. Aber zu diesem Zeitpunkt war Susanne noch nicht soweit, dass sie dies ganz verstehen konnte. Ich sprach weiterhin immer wieder mit ihrer Seele, sie möge ihnen vergeben. Das hat sie so einigermaßen geschafft. Susanne wurde wieder gesund, ging ihren schulischen und häuslichen Verpflichtungen wieder voll und ganz nach.

Damit ist ihre Geschichte aber noch nicht zu Ende, ich habe noch viele Beobachtungen zum Geschehen machen können, die auch ich erst im nach hinein verstehen konnte. Susanne spielte von ihrem achten Lebensjahr an Tischtennis. Sie übte diesen Sport sehr gerne aus, hatte allerdings immer wieder Schmerzen im Rücken. Die Ärztin, sowie ihre Physiotherapeutin glaubten damals, dass ihre Rückenschmerzen vom Tischtennis herkamen.

Interessant für mich war allerdings, dass diese Schmerzen nach der Vergebungsarbeit, die Susanne leistete, völlig verschwanden, obwohl sie weiterhin täglich Tischtennis spielte. Die Stelle im Rücken, die Susanne schmerzte, war die Einstichstelle des Messers, mit dem sie im vorigen Leben von ihrem eigenen Vater umgebracht wurde. Da haben wir wieder einen Beweis, wie nachhaltig die Vergebungsarbeit wirkt. Weiterhin konnte ich nun ihren Berufswunsch verstehen und nachvollziehen. Schon als vierjähriges Mädchen hatte Susanne im Kindergarten, zu Hause und überall, wo die Rede auf ihren zukünftigen Beruf aufkam, lautstark erzählt, dass sie zur Polizei, besser noch zur Mordkommission gehen würde. Ich wehrte mich innerlich immer gegen ihre Berufswahl, machte mir Sorgen um meine Tochter, weil sie einen gefährlichen Beruf für sich auswählte, und verstand dies erst nach meiner Aufklärung, die ich durch die Durchlichtungsanalyse bekam. Sie wollte unbedingt ihren eigenen Mordfall aufklären und auch für Recht und Ordnung über ihren Beruf sorgen.

Heute ist Susanne examinierte Kriminalkommissarin und in der Mordkommission tätig. Sie hat sich über die ganzen Jahre hinweg dafür eingesetzt, dass sie ihrer Berufung nachgehen konnte.

Ich konnte noch mehr über das Verhalten der gesamten Beteiligten um Susanne herum beobachten. Susanne hatte von Anfang an ein sehr herzliches Verhältnis zu ihrem Opa, meinem Vater, ihrem Geliebten im vorigen Leben. Im Gegenteil dazu hatte meine Mutter, Susannes Oma, im vorigen Leben ihre Rivalin, eine heftige Ablehnung gegen Susanne. Meine Mutter konnte dies öffentlich natürlich nicht zugeben, sie war ja doch die Oma, jedoch Susanne und ich spürten die Ablehnung sehr deutlich. Ganz heftig wurde dies immer, wenn ich nicht in der Nähe von Susanne war, wenn wir bei der Oma waren, da hatte die Oma ständig was an Susanne auszusetzen, nörgelte an ihr herum und war einfach total anders als zu ihren anderen Enkeln. Susanne sagte dann einmal zu mir: „Mama, ich geh nie, nie mehr zu meiner Oma, und schon gar nicht, wenn du nicht dabei bist, die Oma hat mich überhaupt nicht lieb.“ Ja, was sollte ich da meiner kleinen Tochter sagen. Auch hier versuchte ich Susanne dahin zu bringen, dass sie Oma doch vergeben möchte. Entspannt hatte sich die Situation zwischen den beiden erst, als Susanne 17/18 Jahre alt war. Susanne war dann soweit, dass sie den Zusammenhang zwischen diesem und den vorigen Leben verstand, und ich konnte ihr daher ihre eigene Geschichte erzählen. Nun konnte sie nochmals ganz speziell ihrer Oma vergeben und sie auch um Vergebung wegen ihrer Liebe zum Opa, ihrem Geliebten im vorigen Leben, bitten, allerdings auch nur in Gedanken, von Seele zu Seele, weil die Oma leider bis heute die Reinkarnation ablehnt und nicht versteht. Jedoch ist die Bitte um Vergebung bei ihrer Seele angekommen und somit konnte sich das Verhalten der Oma gegenüber Susanne auch ändern. Heute verstehen sich beide großartig. GOTT sei DANK - wieder ein Lebenskrimi gelöst und vergeben.

Die Geschichte geht weiter. Meine Tochter hat mich, als sie vier Jahre alt war, immer wieder darum gebeten, „Mama, warum bekommst du nicht noch ein Baby, ich möchte so gerne ein Geschwisterchen." Ja, wer war wohl dieses Geschwisterchen, das da kommen wollte? Es ist ihr eigenes Kind gewesen, das mit ihr bei ihrem Tod in die anderen Ebenen rüberging und nun kommen wollte. Ich jedoch wollte kein Kind mehr, damals habe ich leider noch nicht so verstanden, dass die Seelen so gerne wieder kommen wollen, und dass sie auch Mütter dazu brauchen, die gerne ein Kind aufziehen. Nachdem Susanne ungefähr ein Jahr alt war, habe ich mich sterilisieren lassen und konnte deshalb keine Kinder mehr bekommen. Das habe ich später sehr bereut, habe auch den VATER unseren SCHÖPFER dafür um Vergebung gebeten, aber leider habe ich da in jungen Jahren etwas getan, was nicht mehr rückgängig zu machen war. Dann hat dieses Kind versucht, zu ihrer eigenen Mama zu kommen, Susanne wurde schwanger, als sie gerade mitten im Abitur war, doch da wollte Susanne wiederum kein Kind haben, jetzt war ihr die Ausbildung, ihr Beruf, wichtiger. In dem Moment ging das Kind freiwillig wieder in die anderen Ebenen zurück, ungeliebt wollte sie auch nicht kommen, und Susanne hatte schon im zweiten Monat eine Fehlgeburt.

Das Verhältnis zwischen Susanne und mir ist so inniglich und liebevoll geworden, wir verstehen uns total gut. Susanne lässt mich an ihren innersten Gefühlen teilnehmen, erzählt mir eigentlich alles, was sie bewegt, sei es nun Freude oder Trauer. Ich bin total dankbar dafür, dass ich mein Kind damals nicht verloren habe, ich hätte den Tod meiner Tochter verkraften müssen, und das wäre mir sehr schwer gefallen. So habe ich eine Tochter dazu geschenkt bekommen und wir konnten beide unsere Karmas bearbeiten und auflösen.

Meine Geschichte geht noch weiter. Meine erste Susanne ist heute wieder da! Sie ist meine Enkelin, die Tochter meiner Gabi, Susannes Schwester, und heißt heute Sophia. Gabi ist hellsichtig, hat sich für eine Hausgeburt entschieden und hatte ein so einmaliges Erlebnis dabei. Sie erzählte mir: „Mama, ich habe den Himmel offen gesehen, alle Engel haben jubiliert, gesungen und getanzt. Sie haben sich über die Geburt eines neuen Erdenkindes so gefreut." Gabi hat ihr Kind ohne große Probleme geboren, Sophia lag auf ihrem Bauch und trank an ihrer Brust, es war einfach nur Frieden im Haus. Gabis Mann, Frank hat sie bei der Geburt ganz liebevoll begleitet und unterstützt. Susanne hat auf Lorenzo, Gabis erstes Kind aufgepasst, und alle haben sich einfach nur gefreut, dass alles gut gegangen ist, ein gesundes Kind zur Welt kam. Als Mutter und Kind von der Hebamme versorgt waren, kam Susanne dann mit Lorenzo und alle waren inniglich miteinander verbunden. Als ich dann das neu geborene Kind in meinen Armen hielt, machte Sophia ihre Augen auf, schaute mich voll an, und mir fuhr es durch alle Knochen. Ich dachte: „Susanne, das bist doch du, bist du jetzt wieder gekommen?" Sophia, meine kleine Susanne von damals, schaute mich nochmals ganz offen und intensiv an und lachte, ja wirklich sie lachte, als ob sie sagen wollte: „Ja,

Mami, ich bin wieder da.“ An diesem Tag sagte ich zu meinen beiden Töchtern noch nichts. Aber einige Wochen später zeigte mir Gabi, wie Sophia immer auf ihrem Schoß liegt. Gabi sagte zu mir: „Schau mal Mama, wie Sophia immer auf meinem Schoß liegt. Ich halte sie auf meinem Beinen, sie liegt auf dem Rücken und dann lässt sie ihren Kopf und ihre Beine ganz rund durchgebogen nach hinten/unten fallen.“ Ich erinnerte mich an ihren Rollschuhunfall. Genau so ist sie mit ihren Rollschuhen gestürzt. Sie ist nach vorne weggerutscht und im Bogen nach hinten auf ihren Kopf gefallen. Es ist eigentlich dieselbe Körperhaltung. Das war ihre letzte Erinnerung an ihr voriges Leben, und diese Haltung hat sie sich mitgebracht. Dies erzählte ich Gabi, und nun verstand sie die Körperhaltung von Sophia. Ich sagte zu Gabi: „Du kannst jetzt mit Sophia reden, teile ihr mit, dass sie jetzt in einem neuen Leben ist, sie braucht keine Angst mehr vor Rollschuhen zu haben. Sag ihr, dass du auf sie aufpasst, dass sie vergeben soll, und dass sie jetzt geliebt ist und ganz in Ruhe aufwachsen darf.“ Gabi und auch ich haben mit ihrer Seele gesprochen und in kurzer Zeit hat sich die Körperhaltung von Sophia normalisiert. Auch hier wieder ein voller Beweis für die Wirksamkeit der Vergebungsarbeit!

Als Sophia ungefähr 3 Jahre alt war, bin ich mit Gabi und Sophia im Haus gestanden. Das Mädchen stand zwischen mir und Gabi. Ganz deutlich hat Sophia gesprochen und hat erst auf mich gezeigt. Sie sagte: „Du bist meine Mama gewesen“ und zur Bekräftigung hat sie mit dem Kopf genickt und nochmal gesagt: „Du bist meine Mama gewesen“, dann zeigte sie auf Gabi und sagte: „Das ist meine Mama jetzt“ Ich habe darauf geantwortet: „Ja, du hast Recht, ich bin deine Mama gewesen, und heute ist Gabi deine Mama, Sophia.“ Sophia strahlte über das ganze Gesicht, sie wurde verstanden und hat sich darüber gefreut. Kurz darauf war Weihnachten und die gesamte Familie war bei Gabi im Haus und hat Heiligabend gefeiert. Gabi hatte ein Foto von mir an der Wand hängen. Sophia hat mit Robert, meinem Sohn gespielt. Sophia zeigt auf das Foto und sagt zu Robert: „Das ist meine Mama," sie nickt mit dem Kopf und sagt nochmals, „Das ist meine Mama," Robert natürlich sagt zu ihr: „Nein, das ist doch deine Oma." Aber Sophia blieb ganz dabei und sagte nochmals: „Das ist meine Mama." Nun sagte ich nochmals zu ihr, „Ja, du hast Recht, ich war deine Mama, und heute ist Gabi deine Mama." Da schaute sie zu ihrer jetzigen Mama und strahlte und sprach: „Meine Mama". Sie hatte uns ganz eindeutig davon berichtet, dass sie jetzt wieder da ist, und dass ich ihre Mama war, das war ihr ganz wichtig. So wollte sie auf ihre kindliche Art auch meinen Sohn von der Wirklichkeit der Reinkarnation überzeugen.

Auch ihre Geschichte geht weiter. Ich war mit ihr schon in einem vorigen Leben verbunden. Meine Erinnerung daran kam, als ich mit meiner Freundin einen Urlaub im Lappland machte. Wir sind zum Nordkap hochgefahren und dabei über Schweden gefahren. Dort hatte ich einmal gelebt und war damals als Mann inkarniert und mit meiner Freundin, mit der ich jetzt unterwegs war, verheiratet. Leider war ich damals meiner Frau nicht treu, und hatte nebenher eine Geliebte – meine kleine Susanne, bei der der Seelenaustausch stattfand, heute meine Enkelin Sophia. Meine Frau konnte damals keine Kinder bekommen und ich brauchte oder wollte für mein Geschäft - ich war Rentierfellhändler - einfach einen Nachkommen. Da war eine schöne junge Frau in Schweden, die es mir angetan hatte: Meine Susanne. Mit ihr hatte ich ein Kind, mein heutiger Papa. Das Kind wurde allerdings von mir und meiner Frau aufgezogen, obwohl es nicht das Kind meiner Frau war. Aber immer wieder ging ich zu meiner Freundin und mein Sohn blieb dann aber bei meiner Frau. Die beiden haben sich sehr gut verstanden.

Als er schon zum Jüngling herangewachsen war, hatte er heraus bekommen, dass seine Mama gar nicht seine Mama war, und sagte zu ihr: „Du bist ja gar nicht meine Mama, dann kann ich dich doch auch lieben." Es entstand ein Liebesverhältnis zwischen den beiden. Ich aber habe dadurch meinen Sohn und meine Frau verloren. Das hat mich auch sehr traurig gemacht. Im heutigen Leben musste ich mal wieder um Vergebung bitten. Das habe ich auch gemacht und wir sind noch heute Freundinnen.

Damals mein Sohn, heute mein Papa, hat wohl durch mein damaliges Verhalten von mir gelernt, wenn auch nicht positiv. Ich war damals untreu, mein Papa war es heute und somit schließt sich der Kreis. Durch mein eigenes Verhalten habe ich wohl ein Vorbild gegeben, das ich heute aber gern auflösen möchte, und ich habe dies auch getan. Für mich ist heute Treue total wichtig. Beim Verhalten meiner Enkelin, Sophia, habe ich ganz oft ein richtig neckisches Verhalten mir gegenüber bemerkt. Auch ihre Seele hat sich wieder an mich erinnert und war ganz verführerisch und neckisch zu mir. Auch hier habe ich Seelenarbeit gemacht, denn ich will ja nicht, dass sie ihr Verhalten von damals wiederholt. Sie soll einmal eine treue und liebevolle Gefährtin für einen Mann werden. Sie soll treu sein. Das habe ich ihr in Gedanken immer wieder gesagt. Untreue bringt nichts, nur Unglück und Schmerzen. Für mich hat sich der Kreis auch wieder geschlossen. In meinem jetzigen Leben hat mein Mann dann jahrelang eine Freundin gehabt. Jetzt durfte ich am eigenen Leib spüren, wie weh Untreue tut. Ja, ‚Was du säst, wirst du ernten,' das gilt auch für mich. Wieder Vergebensarbeit, aber ich habe es geschafft, ihm zu vergeben. Heute bin ich frei von Groll und Nachtragen, nur eines ist mir wichtig, dass wir alle eines Tages heim kommen ins Vaterhaus zu unserem Schöpfer, der uns aus vollstem Herzen liebt und nichts **mehr** möchte, als dass seine Kinder endlich alle wieder in Liebe und Frieden miteinander leben."

So kann man aus dieser Geschichte vielerlei erkennen: Welche Kettenreaktionen ergeben sich über die Inkarnationen hinweg? Wie bedingt eine Inkarnation und deren Verlauf die nächste?

Und: Wir sollten auf die Kinder hören, wenn sie uns aus früheren Inkarnationen berichten. Denn wie die Kinder mit Kindermund die Wahrheit sagen, so kommt sie ungeschminkt und ohne Vorwissen heraus. Diese Kleinen sind oft unsere Lehrengel und begeben sich unter dem Risiko, dass sie große Missverständnisse ernten, dennoch auf die Erde, um die seit etwa 1500 Jahren in die Irre geführte Christenheit dennoch von der Wahrheit der Reinkarnation zu belehren.

Progeria

Dieselbe Ursache, nämlich ein Leben durch einen Schnelldurchlauf möglichst rasch zu beenden, ehe dass man sich frisch belasten kann, finden wir auch bei der Krankheit Progeria. Dies sind Kinder, die in kürzester Zeit altern und bereits mit 9 aussehen wie mit 90. Mit 10 Jahren sind diese Kinder meistens schon gestorben. Diese Kinder möchten in einem Schnelldurchlauf möglichst alles ablegen, was noch in ihrer Seele schwingt, um dann möglichst schnell in höhere, lichtere Ebenen einzugehen. Die Vorbelastungen sind meistens groß, und ähnlich wie beim plötzlichen Kindstod erlaubt diese Krankheit dem Kind einen raschen Übergang in höhere Ebenen nach einer meist ziemlich schweren Belastung. Es ist also unnütz, nach einer Behebung dieser Krankheit zu suchen, denn es ist eine Vorgabe der Seelen, diesen Lebensdurchlauf möglichst schnell zu beenden. Das Verständnis für diese Zusammenhänge würde manchem Elternteil viel Trauer ersparen.

Alterskrankheiten – Jugend- und Kinderkrankheiten

Wenn eine Seele vor ihrem letzten Ableben eine Krankheit noch nicht zu Ende ausgestanden hat bzw. sie das, was ihr die Krankheit sagen wollte, nicht begriffen hat und darüber gestorben ist, so bringt sie diese Krankheit oft als Jugendkrankheit wieder mit. Wir kennen den Fall: Altersdiabetes – Jugenddiabetes. Im Grunde ist es dieselbe Krankheit, nur dass sie im letzten Leben aufgrund der Unkenntnis von Ursache und Wirkung nicht in ihrer Tiefe erkannt wurde. Hat der alte Mensch sein Streben nach Anerkennung oder den Frust über die fehlende Anerkennung abgelegt? Nein? Nun, dann taucht die Diabetes wieder auf, und zwar im Leben des jungen Menschen, der diese Charakterzüge noch nicht abgebaut hat. Ich habe Kinder und Jugendliche mit Diabetes erlebt: Alles sollte sich nur um sie drehen, Mutter war fast eine Magd, die jeden Wunsch zu erfüllen hatte, und wenn sie einmal gegen das Gebaren der Jungen protestierte, so wurde sie übergangen und nicht gehört. Die gesamte Aufmerksamkeit wurde nur den Jungen und ihrer Diabetes geschenkt. Dadurch bekamen sie genau das, was sie am wenigsten brauchten: Dauerhafte und ungeteilte Aufmerksamkeit. In einer Zeit, wo die Kinder auf sich gestellt oder in Kliniken zur Einstellung waren, ging die Diabetes zurück. Würden diese Kinder normal integriert und würde ihnen die Aufmerksamkeit auch einmal versagt oder auf ein normales Maß zurückgeschraubt, so würden viele dieser Kinder sehr schnell genesen. Dann müssten sie sich anstrengen, auch einmal etwas von sich aus zum Gemeinschaftsleben beizutragen, und das regt dann die Insulinproduktion, die auch mit Kreativität im positiven Sinne verbunden ist, enorm an.

Ebenso kann die Jugenddemenz eingestuft werden: Wurde aus irgendeinem Grunde der innere Ruheprozess, der der Seele, wie wir bereits vorher gesehen haben, ein schnelles Bearbeiten ihrer

Bilder erlaubt, unterbrochen und trat ein vorzeitiger Tod ein, so wird die Seele diese Restlast so schnell wie möglich abzuwerfen versuchen und wählt aus diesem Grunde ein Leben mit Jugenddemenz. Oft dauern diese Leben nicht lange und dienen einfach nur der Vollendung des letzten Lebens. Oft wird sogar erkannt, welche Seele sich in dem Körper des Neugeborenen befindet, weil das Gebaren dieser Kinder eine solche Ähnlichkeit mit dem eines Verstorbenen aufweist, dass fast kein Verwechseln möglich ist.

Aus demselben Grunde haben Kinder oft Krebs: Viele der Krebsarten sind unausgestandene Konflikte aus den letzten Leben. Sobald das Kind den Lebensmut entwickelt, diese Konflikte wieder anzugehen, so kann es genesen. Hat es sich vorgenommen, die Konflikte nur noch einmal anzuschauen und doch wieder den Weg über die Selbstaufgabe zu gehen, so wird auch der physische Tod wieder eintreten. Auf eine lustige Art und Weise zeigt ja Patch Adams, wie krebskranken Kindern geholfen werden kann, indem er die Kinder zum Lachen und damit zu einer Lebensfrohheit bringen kann. Aus dieser Lebensfrohheit entstanden Heilungen, an die kein Schulmediziner mehr geglaubt hätte. Patch Adams hat heute in Arizona eine freie Klinik, die durch den Film „Patch Adams“ ermöglicht wurde, und bringt seinen Ärzten die Heilung durch Fröhlichkeit nahe. Lebensmut trotz allem – ist seine Devise, durch die auch er hindurchgeführt wurde.

Beobachtungen zum Spiel des Kindes

Kinder spielen meistens ihre Charakterzüge, indem sie die Rollen verstärkt wählen, in denen sie einmal gelebt haben. Die kleine zickige Prinzessin, die auch in diesem Leben nur in der schönsten und neuesten Mode gekleidet sein will und alles daran setzt, ihrem Gutaussehen die höchste Bedeutung zu verleihen, der rassige Cowboy, der schon mit 3 Jahren alle vom Pferd „schießt", der kleine Pascha, der sich von allen Weiblichkeiten des Hauses verwöhnen lässt und höchstens seinen Charme dazu einsetzt, aber nie selbst ein Geschirrtuch schwingen würde... alle diese Rollen beobachtet man im Spiele des Kindes. Aus dem heraus kann man so genau beobachten, welche Inkarnationen im Moment in der Seele des Kindes schwingen und gerne abgebaut werden wollen. Aus dieser Beobachtung heraus ist es dem Erzieher gegeben, rechtzeitig die Weichen für ein mitmenschliches Verhalten zu stellen, ehe dass das Kind unter seinen eigenen Charakterzügen leiden muss.

Viele Erzieher fühlen sich in diesem Punkt ein wenig überfordert. Doch zeigt es sich, dass bereits im Kleinkindalter, also im Kindergartenalter, die Kleinen sehr wohl den Rollenwechsel verstehen. „He, Du, willst Du so behandelt werden, wie Du gerade deinen kleinen Kameraden / Deine Kameradin behandelt hast? Nein? Dann hör auf!" Oft hilft es, wenn man den Kleinen wirklich einmal in die Rolle des anderen versetzt, der unter ihm gerade zu leiden hat. Es gehört Mut dazu, Friedenserziehung richtig durchzuführen, aber mit Hilfe der Natur und einem aufrechten Verhalten gelingt es immer schneller und besser. Die Natur ist deswegen ein guter Helfer, weil sich die Kinder dort besser entladen können, sie können sich auch besser entfalten und das Aufeinander-Angewiesen-Sein üben. In Zimmern ist es anders, da werden die Konflikte weit mehr komprimiert und eine Lösungsmöglichkeit ist nicht so einfach zu finden und durchzuführen. Aus dem Grunde ist es auch wichtig, das Kinder viel in der freien Natur spielen dürfen.

In der Zeit von Null bis 7 Jahre kann am besten in der Seele des Kindes aufgeräumt werden. Die Seele des Kindes ist noch offen. Vieles kann über Gebet und Gedankenkraft erreicht werden. Die Seele nimmt diese Schwingungen leichter an. Dies ist ebenfalls die Zeit, in der die Friedenserziehung am meisten Früchte trägt. Das Sprichwort: „Was Hänschen nicht lernt, lernt Hans nimmermehr", stimmt zwar für Lernbegierige ältere Menschen nicht, aber es stimmt sehr wohl, dass das, was man in der Kindheit und Jugend gelernt und aufgenommen hat, einen im späteren Leben nicht mehr tangiert. Später ist derselbe Lernstoff nur noch schwierig zu erreichen.

In die Beobachtungen des Kindes ist wichtig einzuschließen, dass viele Kinder auch ihren Lebensauftrag spielen. Ein Kind zieht sorgfältig seine Püppchen an und legt sie jeden Abend in ihre Bettchen: Unschwer zu erkennen, dass diese Kinder oft mit Menschen arbeiten wollen, in der Pflege, im Dienen. Andere Kinder sausen mit den Autos umeinander, nehmen nur Technik in die Hand: Damit zeigen sie den Eltern, dass in ihnen ein kleiner Techniker steckt. Kinder, die sehr gerne mit Doktorsachen spielen, ergreifen oft einen medizinischen oder paramedizinischen Beruf: Chirurg, Masseur, Physiotherapeut, Kinderarzt, Heilpraktiker... Merkwürdigerweise sind dies auch die Menschen, die mit ihrem ersten erlernten Beruf meist nicht zufrieden sind, wenn er nicht aus diesem Berufsfeld kommt, und dann, wenn sich der ursprüngliche Lebensplan wieder Raum geschaffen hat, noch einmal einen medizinischen Beruf wie Heilpraktiker oder Fußreflexzonentherapeut o.ä. anstreben und erlernen.

Aus diesem Grunde ist es so gut, die Kinder gründlich u beobachten und sie auch sich ausdrücken zu lassen, damit keine Verformung des kleinen Menschen stattfindet. Denn wie das Sprichwort schon sagt: „Was Hänschen nicht lernt, lernt Hans nimmermehr“, aus dessen Umkehrformel heraus: „Was Hans nicht mehr gelernt hat und nicht lernen wollte, lernt Hänschen dann wieder leichter und oft ohne Mühe und mit viel Einsicht!“, kommen ja viele Seelen nochmals auf die Erde, um im kindlichen Zustand das zu lernen, was sie im Erwachsenenzustand mit ihrer Starrköpfigkeit und Unbeirrbarkeit nicht lernen wollten.

7 - 14 Jahre: Die Phase des Willens

Nun hat das Kind – hoffentlich – die typischen Kinderkrankheiten überstanden, seinen Charakter geläutert und ist bereit, etwas Neues aufzunehmen: Nämlich den Schulstoff und das Lernen mit den Mitmenschen, die um es herum sind als Klassenkameraden, Lehrer, Sportkameraden usw... In dieser Phase sind die meisten Kinderkrankheiten abgeschlossen, damit sich das Kind voll und ganz dieser Aufgabe widmen kann. Nun beginnt die Willensschulung: Das Kind sieht seinem Willen dem von Autoritäten gegenübergestellt. Es merkt, dass es in seinen Willensäußerungen manches Mal sich dem Willen der anderen anpassen muss, damit aus den Ganzen ein gutes Gefüge: Eine Klasse, eine Gruppe etc. wird. Es darf nicht mehr aus der Reihe tanzen, weil sonst das Gesamtgefüge gestört wird. Dies ist die harte aber wichtige Schulung der Kollektivität: „Was ich nicht will, was man mir tu, füg ich auch keinem andern zu." Oder andersherum gesagt: „So, wie ich behandelt werden möchte, behandele ich den anderen zuerst." Diese Phase enthält viele Ausdrucksformen, in denen das Kind seinen Gutwillen, der ja als Lichtseele in ihm steckt, zugunsten aller „auspacken" lernt und ihn den Mitmenschen zur Verfügung stellt.

Ich erzähle meinen Lesern gern ein Beispiel: Ich arbeitete in der „Schlafstadt" einer Großstadt, in der viele verhaltensgestörte Jugendliche waren, als frisch angekommene Lehrerin. Gut, ich war zum Glück nicht mehr ganz grün und unerfahren, weil ich gerade mein zweites Studium abgeschlossen hatte und mein eigener Junge auch bereits 17 Jahre alt war. Mit ihm hatte ich diese Phase des Willens und der Willenserprobung schon durchlaufen. Aber wie das so ist: Man bekommt gern die Klassen , die kein Lehrer will. Unter dem gleichen Tenor bekam ich eine Klasse, die an der ganzen Schule gefürchtet war. Diese Klasse stand gerade am Ende der Willenschulung: Die Schüler waren dreizehn Jahre alt und hatten sich offensichtlich zwar sehr im Eigenwillen erprobt, aber von Gutwilligkeit war noch nicht viel zu sehen. Bevor sie in die nächste Entwicklungsstufe gingen, fehlte noch sehr viel nachzuholen, was mir aber damals noch nicht klar war.

Ich stand jedenfalls als Junglehrerin, frisch aus dem Referendariat, vor dieser Klasse und egal, wie gut (ich hatte mein Examen mit 1,7 abgeschlossen) ich meine Stunde vorbereitete, hörte ich nur immer wieder: „Frau X, Ihr Unterrricht ist Sch.....!“ (Originalton). Bis ich dann aus Selbstvorwürfen und Selbstzweifeln entwuchs und dem schlimmsten Schüler der Klasse, der dieses immer wieder sagte, vorschlug: „Max, (Name geändert) Du kannst es dorch sicher besser als ich. Willst Du morgen nicht einmal den Unterricht halten?“ „Was, ich? Ich kann das doch gar nicht!“ „Na, ja, dann probier es doch halt einmal, vielleicht kannst Du es ja viel besser als ich und ich gucke mir gern von Dir ab, was ich besser machen kann.“ Ich gab ihm den Stoff für die nächste Stunde, der auch für ihn sehr interessant war.

Am nächsten Morgen stand Max schwitzend vor mir: „Mensch, drei Stunden habe ich gebraucht, um mich für diese Stunde vorzubereiten!“ „Max, das brauche ich auch,“ antwortete ich ihm einfach und setzte mich in die letzte Bank. Max stand hinter dem Pult: „So, nun hört mal zu!“ Wie üblich machte die Klasse, was sie wollte, Kügelchen flogen, reingeredet wurde. „Was seid Ihr denn für ein Scheiß Laden (oh pardon, Originalton), jetzt hört doch mal zu!“ Nichts war. Er „mühte sich einen ab“ und hatte in etwa das selbe Verhalten vor sich, wie ich es mit der Klasse täglich erlebte. „Frau X, jetzt sagen Sie der Klasse doch einmal, Bescheid!“. „Nichts werde ich tun“, sagte ich hinten aus meiner letzten Bank. „Das ist Deine Stunde. Sieh zu, wie Du Deine Klasse hinter Dich bringst!“ Nach 45 Minuten hatte ich einen total durchgeschwitzten Max vor mir stehen, der heftig ausrief: „Ist das ein Sch...Laden hier!“ „Du, Max,“ antwortete ich ihm. Heute war es noch gar nicht mal so schlimm! Der Schlimmste fehlte!“ „Wieso?“ fragte er ganz entrüstet. „Der bist Du! Du standst heute hinter dem Pult. Kannst Du Dir jetzt vorstellen, was ich jeden Tag durchmache?“

Von da an brauchte ich nur noch zu fragen: „Max, willst Du mal wieder eine Stunde halten?“ und alles war ruhig. Keine Strafarbeiten nötig, kein Nachsitzen, nichts. Ein paar andere Großmäuler wollten es auch noch einmal besser machen und merkten dann auch, wie es sich in der Umkehrrolle anfühlte: „Meine Frage: „Willst Du mal wieder eine Stunde halten?“, wirkte Wunder. Und sie arbeiteten fleißig mit, weil sie merkten, dass ich keine Person von Druck war. Allmählich wendete sich das Blatt und sie hatten richtig Spaß an der Mitarbeit. Da ich sehr viel Projektarbeit und freie Arbeit anbot, war auch für jeden immer das Passende dabei. Auch bei der Formung der Gruppen für Gruppenarbeit mischte ich mich nicht ein und ließ weitestgehend das gelten, was sie vorschlugen, hatte einfach immer ein waches Auge über ihre Entwicklung, wobei ich nur mit dem äußersten Minimum eingriff. Allmählich wurde, wie ich nach 2 Monaten(!) bereits erfuhr, die Klasse zur beliebtesten Klasse der Schule: „Die arbeiten mit! Die sind aufmerksam! Die sind richtig interessiert! Ist ja toll, wie die sich gewandelt haben!“ Aus der Böswilligkeit einer kleinen Menschengruppe entpuppte sich immer mehr die Gutwilligkeit! Es galt nur, die Wandlung herbeizuführen.

Nach weiteren 2 Monaten stand ein Theaterspiel zur X. Jahresfeier der Schule an. Es sollte ein indisches Stück aufgeführt werden. Unsere Klasse hatte auf der Bühne selbst nicht so viel zu tun, sondern tat sich mit der Parallelklasse, auf die das Prinzip des „Was ich nicht will, was man mir tu, füg ich auch keinem andern zu!“, schon abgefärbt hatte, zusammen und gestaltete das Umfeld. Selbstständig entwickelten sie einen indischen Markt, der selbstgefertigte Sachen wie Seidentücher, Gewürze in selbstgemachten Beutelchen und vieles andere aus der Schulkreativität verkaufte. Sie deckten die Tische schön dekoriert, sie verkleideten sich abends als indische Bediener, zum Teil mit Turban und aufwendigen, bunten Kostümen. Morgens ging es schon los: Ab sieben Uhr wurden 250 indische Essen in einer Gulaschkanone vorbereitet (so viele Personen fasste die Halle und es wurden vier Aufführungen in einer Woche und eine noch am Sonntag anberaumt), mittags wurden dann die Tische vorbereitet und abends wurde bedient: Nachts wurden die Tische abgeräumt und die Gulaschkanonen und die Küche wieder aufgeräumt. Nach einer Woche waren die Kinder und ich auch, fix und fertig, aber es hat so viel Spaß gemacht, dass sogar eine Zeitung schrieb: „Das Schönste am Stück war das gesamte Umfeld und der unermüdliche Einsatz unserer beiden Klassen!“ Die Atmosphäre in der Halle war unglaublich schön: Lauter freudige Gesichter!

Da war der Gutwille entgültig geweckt. Und von nun an ging es noch mal bergauf: Jetzt fragten mich meine Schüler, was denn eigentlich Stoff des nächsten halben Jahres sei: Sie hätten so Lust am Selberarbeiten bekommen, dass sie ihn durch Computererfragen (Internet) und Gruppenarbeit selbst aufarbeiten möchten. Von da an war ich (fast) arbeitslos: Ich brauchte nur noch zu koordinieren: Eine Gruppe bereitete „Die Insel der blauen Delphine“ vor, eine weitere holte alles über Drogen, Drogensucht, Gefahren etc. im Zuge der Lektüre „Wir Kinder vom Bahnhof Zoo!“ heraus und machte darüber eine erstklassige Gruppenarbeit, die sie anschließend auch selbst präsentierte: Es war herrlich! Selbst Grammatikübungsstunden machten ihnen Spaß: Sie entwarfen selbst die Übungen, mit Selbstkorrekturblättern, machten Circle-Training mit Grammatik und alle die Sachen, die ein moderner Lehrer so gern mit seinen Klassen durchführt. Ich war glücklich! Aus der schlimmsten Klasse der Schule war die im guten Sinne aktivste, gutwilligste Klasse geworden und ich trage heute, 2007, wo sie sicher alle auch bereits Väter und Mütter sind und bald

Kinder in dem Alter haben werden, wie ich sie damals in der Klasse hatte, eine gute Erinnerung in mir! Unbeschreiblich, wie sich Wandlung vollziehen kann, wenn man immer nur die Gutwilligkeit anspricht und die ehemalige Böswilligkeit zur Wandlung bringt. Ich hoffe, dass ihnen dieser Lernstoff geblieben ist. Für mich war das Jahr mit der Klasse eine Lebenslektion: „Nichts ist unwandelbar!"

Aus diesem Jahr kamen sie gereift heraus. Sie kannten ihre Fähigkeiten, halfen sich untereinander, wo sie Schwachstellen hatten, und waren richtig zu dem zusammengewachsen, was Christus sagte: „Seid ein Volk von Brüdern!"

Die eigene Meinung, die sich dabei gebildet hatte, wurde immer wieder am Geschehen überprüft und gespiegelt,: „Ist sie auch dann haltbar, wenn sie andere Personen betrifft oder sehe ich manches zu einseitig / nur auf mich bezogen?" So erweitert sich in dieser Stufe die Sichtweise oft sehr schnell und sehr schön und meist ohne große Mühe, was man in den späteren Lebensabschnitten nicht mehr so einfach sagen kann.

Will ich einen vierzig- oder sechzigjährigen Mann dasselbe lehren, was ich diesen Schülern in einem Jahr nahe bringen durfte, so muss ich mir schon die 10-fache Zeit geben, wenn es denn überhaupt gelingt, weil die Prägephase für die Aufnahme von Gutwilligkeit = Gotteswillen ungenutzt verstrichen ist. Nach dieser Zeit geht das Lernen desselben Stoffes viel, viel langsamer voran. Frauen lernen meiner Erfahrung nach in jedem Alter etwas schneller, wenn sie nicht völlig frustriert und traumatisiert sind.

Wichtig ist, dass man den Kindern die weitestmögliche Freizügigkeit gibt, ohne sie jedoch aus dem Ruder laufen zu lassen. Ich erkläre es immer folgendermaßen: Der Erzieher muss die Leitplanken setzen. Das Kind befindet sich wie auf einer Bergstraße, auf der es immer höher hinauf geht. Die Gefahr von Höhenflügen ist groß, deswegen braucht es die Leitplanke links, und die Gefahr von Abstürzen ist groß, deswegen braucht es die Leitplanke rechts. Aber geradeaus, auf dem geraden Wege Gottes, des guten Willens, darf es sausen, so schnell es seine eigene Geschwindigkeit erlaubt. Wenn man dieses als Erzieher beachtet, sind sogar Überflieger erlaubt, die ohne Schwierigkeiten Klassen überspringen oder sich sonst in einer Materie profilieren. Schlimm in diesem Alter sind nur „Straßensperren", dort wird das Kind probieren auszubüchsen, und dabei gerät es in die Gefahr, links oder rechts abzustürzen. Eine große Toleranz für Erwünschtes, Ungefährliches und Erlaubtes ist wichtig, eine große Spannbreite für Gutes, Kreatives und Alternatives zum „Rumhängen" ist wichtig. Die Kinder dürfen und sollen auch ihre eigene Meinung haben und sich bilden dürfen. Wichtig ist das Gespräch, denn im Gespräch kann man den Weitblick des Kindes manchmal über den erreichten Horizont hinaus weiten, dass sie manche Sachen noch von einer anderen Warte aus betrachten lernen, und ihnen dadurch schwere Erlebnisse ersparen. Nur darf dieses nur mit äußerstem Feingefühl geschehen und nur in dem Maße, in dem das Kind eine Belehrung auch bereit ist aufzunehmen. Sonst wird sie zum Anlaß des Widerstandes, und dann hat der Erziehende verloren: Der Widerstand wird sich immer weiter aufbauen und zum Schluß ist alles, was „der Alte oder die Alte sagen, immer nur Mist"... Deswegen muss man die Worte und Wortwahl genau dosieren und versuchen, die Seele des Kindes zu erreichen. Dann hört das Kind zu, auch in dieser Altersstufe.

14 - 21 Jahre: Die Phase der Weisheit und Kreativität

In dieser Phase tritt der junge Mensch normalerweise in das Berufsleben ein. Doch durch die heutige lange Schulbildung verzögert sich diese Phase um ein Gewaltiges und vermischt sich oft mit der darauffolgenden Phase. Von der inneren Entwicklung her ist es die Phase, in der der junge Mensch seine Talente ausprobiert. Wer bin ich? Was kann ich? Ist es etwas Handwerkliches? Dann schnuppere ich doch am besten einmal in verschiedenen Lehrbetrieben. Ist es etwas Administratives? Dann versuche ich meine Geschicke einmal, in einem Büro anzubringen. Ist es die Natur? Ferienarbeit auf dem Bauernhof wird es mir zeigen! In dieser Zeit sollte dem jungen Menschen auf vielfältigste Art und Weise Gelegenheit gegeben werden, seine Talente und seine Kreativität so auszuprobieren, dass er möglichst ohne Irrtum (z.B. nur dem Wunsch des Vaters gehorchend) den Beruf erwählen kann, der auch zu seinem Inneren, zu seiner mitgebrachten „Talentekiste“ passt. In dieser Zeit war es auch bei mir so, allein schon aus finanziellem Mangel, dass ich jede Ferien in irgendeiner Form irgendwo arbeiten und gleichzeitig Ferien machen konnte. Ob es auf Helgoland war, wo ich eine Saison lang morgens bediente und nachmittags an den Strand durfte, ob es Arbeitsferien in England waren, wo wir in einer Behinderteneinrichtung einen Graben buddeln durften, ob es mit dem Jugendsportverein war, bei dem ich die Jugendleiterinnenfunktion übernahm, immer waren Aktivferien angesagt. Dadurch lernte ich Land und Leute und die Welt und ihre Sprachen gut kennen. Ich wollte daraufhin auch gern Psychologin werden, doch zur damaligen Zeit sagte mir mein Vater, dass das ein Beruf für Spinner sei. Ich habe es sehr bereut, wurde anschließend seinem Wunsche nach Lehrerin und unterrichtete 25 Jahre, bis ich mit 49 doch noch die Ausbildung zum Heilpraktiker für Psychotherapie begann und in diesem Beruf sehr, sehr glücklich bin. So setzt sich das, was im Menschen schwingt, im guten

Falle dennoch immer wieder durch. Je gründlicher ein Kind in diesem Alter seine Kreativität erforschen kann, desto deutlicher schält sich heraus, zu was es sich auf dieser Erde inkarniert hat. Diesen Lebensplan sollte man dem Kinde unbedingt lassen, auch wenn er von der Familie aus gesehen, „aus der Reihe tanzt". Auch das hat seinen Grund, denn damit soll vielleicht auch die Familie einmal andere Aspekte des Lebens kennenlernen. Ich denke da an einen jungen Mann, der aus einer Familie von nur Lehrern kam. Er verspürte in sich das Talent, Pauker zu werden, aber im wahrsten Sinne des Wortes, und ist es auch geworden. Seine Familie verstand nie, wieso der Junge so aus der Reihe tanzen konnte. Jetzt hat er Lehrer und Pauker kombiniert, denn er unterrichtet jetzt Jugendliche in einer Musikschule an der Pauke

Damit in dieser Zeit talentemäßig keine falschen Weichen gestellt werden, ist es nötig, dass sich die Eltern weitestmöglich zurückhalten und das Kind seine Kreativität selbst erforschen lassen. Auch wenn das, was aus dem Erforschen der Talentekiste letztendlich herauskommt, nicht lukrativ erscheint, ist es wichtig, das das Kind diesen Beruf erlernen darf. Das Glück lässt sich nicht in Pfennigen zählen, auch nicht in Euros und Dollar, sondern es entsteht im Inneren, auch wenn eine Inkarnation dadurch nicht so reich verläuft. Das innere Glück zählt, die Zufriedenheit mit der Arbeit, das Glücksgefühl, diesen Tag erfüllt verbracht zu haben, egal ob man als Fotograph einem Hochzeitspärchen seinen schönsten Tag auf die Linse gebannt hat und es nun eine Riesenfreude hat, oder als Strickerin die neuesten Pullovermodelle entworfen hat... schon manches hat zum Erfolg geführt, was die Eltern sich nicht hätten träumen lassen. Auch ich bin in meinem jetzigen Wunschberuf erst richtig glücklich, obwohl mir die Fähigkeit des Lehrens auch immer wieder über finanzielle Lücken hinweggeholfen hat.

Weichenstellen ist in dieser Zeit auch wieder wichtig: Die Art der Erzieher, mit den jungen Menschen umzugehen, appelliert in dieser Phase vor allen Dingen an ihr Gewissen und ihren Sachverstand. Dass Rauchen zum Beispiel sehr schädlich ist, muss in dieser Zeit den jungen Menschen klar aufgezeigt werden, sonst wird aus dem anfänglichen Ausprobieren sehr bald eine Sucht. Manche Sachen müssen schon vor dem ersten Gebrauch in ihrer Schädlichkeit aufgezeigt und vehement untersagt werden, wie der Gebrauch von Heroin, welches schon beim ersten Gebrauch süchtig macht. Nicht alles darf ausprobiert werden, weil schon der einmalige Versuch tödlich enden kann. Mit allem kann und muss der Erzieher rechnen, und manchmal müssen die Weichen sehr vehement gestellt werden, auch wenn der Erzieher von seiner Gutherzigkeit her fast gegen seinen eigenen Strich handeln muss. Ich möchte Ihnen dazu ein Beispiel aus der Erziehung meines Sohnes geben: Auch er war, wie so viele andere junge Menschen, in das Rauchen von Haschisch geraten. Zu der Zeit bekam er von mir noch Taschengeld. Ich fragte den Schöpfer, ob das durch die Arbeit für andere Menschen erworbene Geld für diese Droge nicht viel zu schade sei, zumal, was man meistens nicht weiß und nicht wahrhaben will, die geistige Beeinflussung des Haschisch sehr viel schwerwiegender ist, als man allgemein annehmen will: Es bringt den Menschen in eine „Null-Bock-Haltung", der Haschisch-rauchende Mensch verliert jedes Gefühl für Verantwortung, Mitverantwortung, und dreht sich letztendlich nur um sich selbst, wobei er auch da vergisst, die Verantwortung für sein eigenes Leben zu übernehmen. Also fragte ich den Schöpfer, was nun zu tun sei. Da bekam ich die Antwort: „Bezahle ihm die Miete und den Bioladen, so wird alles, was er zum Leben braucht, damit abgedeckt sein. Das Weitere kann er sich durch Zusatzarbeiten auch verdienen, wie Du es zu Zeiten Deines Studiums auch getan hast!" Mir fiel es schwer, meinem Sohn diesen neuen Modus zu erklären, da ich kein harter Typ bin, doch ich tat es: „Junge, Du hast zwei Arme, einen Kopf und zwei Beine. Du bist jetzt alt genug, um Dir selbst Dein Geld neben dem Studium zu verdienen. Von mir bekommst Du keins mehr!" „Aber Mami!", protestierte er, doch ich blieb, wenn auch mit bibberndem Herzen, hart. Und siehe da, was passierte? Er fand Arbeit und auf einmal war ihm das selbst schwerverdiente Geld zu schade, um für Haschisch ausgegeben zu werden. Er wurde clean. Ich dankte dem Vater auf Knien und freute mich, das Er damit wieder zwei Fliegen mit einer Klappe geschlagen hatte: Einmal wusste mein Junge, was Arbeiten heißt und wie schwer es heutzutage ist, sein Geld zu verdienen und zum anderen ließ er von seiner Sucht los! Wunderbar! Weiser hätte ein Ratspruch nie sein können!

In dieser Zeit ist es auch wichtig, wie ich schon vorher beschrieben habe, dass die jungen Menschen möglichst viel kennenlernen, möglichst viele verschiedene Völker, Kulturen, um von dem doch immer beengenden Blickfeld des eigenen Volkes den Weitblick für viele Kulturen und Menschen zu bekommen. Viele verschiedene Lebensarten gibt es hier auf der Erde, und man kann nicht sagen, dass nur die eigene richtig sei. So wird der junge Mensch zum Kosmopolit und kann dadurch auch das Gefühl für die Gleichheit der Menschen eher umsetzen. Hier, in unserem neuen Heimatland Paraguay, erlebe ich die Deutschen, die 1923 und wenig später aus Deutschland geflohen sind, noch in dem Denkstil aus der Zeit. Sie haben Mühe, die Gleichheit aller Menschen anzuerkennen, weil ihnen die alten deutschen Werte noch so lieb und teuer sind. Auch wir hatten zuerst unsere liebe Mühe, die Denkweisen der Guaranis zu verstehen, bis uns Vater ein Beispiel gab: „Stellt Euch vor, Euch würde ein Flugzeuglotse in seinen Radarschirmraum setzen und sagen: „Vertritt mich mal schnell, aber mach alles richtig, damit die Flugzeuge heil herunterkommen!" Wir wären doch hoffnungslos überlastet und wüssten nicht, was zu tun sei. So geht es den Guaranis, wenn man ihnen sagt: „Reinige mal schnell die Küchenmaschine und setze die Wäsche auf!" Die Küchenmaschine landet bestimmt als ganzes im Wasser und die Knöpfe der Waschmaschine sind für die Guaranis böhmische Dörfer. Ihre Waschmaschine ist der Wasserkran draußen und der Trockner ist der Stacheldrahtzaun. Elektrische Geräte kennen sie nicht und haben auch kein Geld, sich welche zu kaufen. Und selbst wenn sie das Geld dazu sich zusammensparen, können sie oft die Stromkosten nicht tragen, die dieses Gerät verursacht, und dann wandert das Gerät wieder in eine der zahlreichen Pfandleihanstalten. Ich habe noch nie so viele Pfandleihanstalten gesehen wie hier in Paraguay. Sind deswegen die Menschen vor Gott nicht gleich? Vater gab uns das Gegenbeispiel: „Wenn ihr jetzt ohne Strom und ohne Wohnung Euch auf einmal in der Natur befindet und davon leben müsstet, würdet Ihr da klarkommen?" Nun, das wäre für uns äußerst schwierig, ist aber für den Guarani kein Problem. Strom muss nicht sein. Ein alter Guarani sagte einmal zu mir: „Der Strom hat unser ganzes Land verdorben." Damit hat er nicht unrecht! Seitdem es den gibt, streben die Menschen mehr und mehr nach der Hollywoodwelt, wie sie ihnen im Fernsehen gezeigt wird, und vergessen die wahren Werte. Sind sie dadurch, dass sie vieles nicht kennen, Menschen zweiter Klasse? Sicher nicht, und in stromlosen Zeiten fällt ihnen das Leben garantiert leichter als uns. Dadurch, dass ich schon als junger Mensch immer wieder diese Erfahrung machen durfte, indem ich mit anderen Völkern zusammenlebte, fiel mir jetzt diese Haltung nicht schwer, und das ist auch das, was unsere jungen Mitarbeiter, die allesamt in der Stufe der Weisheit sind, sehr schätzen. „Karin, bei Euch werden wir wirklich gleich behandelt", ja natürlich, obwohl wir, um des Wissens willen, sie auch zuerst im Umgang mit den Elektrogeräten schulen, ehe das wir sie benutzen lassen. Und sie bestätigen uns auch immer wieder: „Wir sind ja nicht dumm! Wir lernen schnell, nur müssen wir es einfach gelehrt bekommen, weil wir es von zuhause aus nicht kennen."

Uns würde es ja genauso gehen, wenn wir auf einmal in eine vollelektronische Schreinerwerkstatt gestellt werden: Wir müssten in die Handhabung der Geräte und auch deren Wartung erst einmal richtig eingewiesen werden, ehe wir sie benutzen können.

Uns macht es auch richtig Freude, wie jetzt unsere „Kinder" hier, die alle in diesem Alter sind, ihre Talente ausprobieren und sich dann frei entscheiden können, was sie letztendlich lernen wollen: Alle drei wollten nämlich Advokat werden, weil das hier ein lukrativer Beruf ist und es an jeder Ecke eines Quaders (Straßenviertels) einen Advokaten gibt. Doch allmählich kommen sie darauf, dass ihr Herz eigentlich nein sagt. Fragen wir dann: „Ja, was möchtet ihr denn wirklich machen?", so schälen sich jetzt allmählich die richtigen Neigungen heraus, und dadurch, dass ihnen durch die Arbeit bei uns die Gelegenheit zum Abendstudium gegeben wird (ohne die Arbeit bei uns wäre es viel zu teuer) können sie sich jetzt wirklich frei entscheiden, was sie werden wollen: Einen der Berufe innerhalb oder außerhalb der Brotbackstube? Jetzt haben sie Zeit und Gelegenheit dazu. Die Not drängt sie nicht mehr, einen Beruf zu ergreifen, der ihnen nicht gefällt. Von unseren „Kindern", vier an der Zahl, sind drei Abiturienten, die im März vor der Studien- oder Berufswahl stehen.

Sie nennen uns auch bewusst so: „Mi chica madre" – „meine kleine Mutti" heißen Erika und ich bei ihnen. Durch den Kontakt mit uns wird auch die Haltung ihrer Ursprungsfamilie etwas nivelliert, was auch ihnen guttut. Egal, auf welchem Erdteil und in welcher kulturellen Schicht man lebt: Die Weisheit, das Wissen um die Gleichheit der Menschen, das Voreinander-Lernen ist das, was die Weisheit und Kreativität erweitert, und das sollte man dem jungen Menschen als Lernangebot offerieren. Ich merke es jetzt an mir und allen, die als junge Menschen den Blick erweitert haben: Sie stehen viel toleranter der Welt und ihren Verschiedenheiten gegenüber.

21 - 28 Jahre: Die Phase der Gewissenhaftigkeit

Die Phase der Gewissenhaftigkeit und des Ernstes kennzeichnet sich dadurch, dass in dieser Phase „der Ernst des Lebens“ beginnt: Es ist die Phase, in der der junge Mensch lernt, Verantwortung für sich und seine beginnende Familie zu übernehmen. Das erste Lernstück ist die Auseinandersetzung mit dem Partner, den man vielleicht zu ehelichen wünscht. Dass das Leben mit einem Partner nicht einfach ist, weil jeder seine Vorstellungen in das Leben mit hineingebracht hat, und deswegen die Vorstellungen erst mal auf einen Nenner gebracht werden müssen, weiß jeder, der schon einmal eine längere Partnerschaft erfolgreich geführt hat. Heute sind die Rollen auch nicht mehr so klar definiert wie früher, und mancher junge Mann muss sich umgucken, wenn er, aus dem Schoß der Familie kommend, auf einmal selbstständige „Frauenarbeiten“ bei seiner berufstätigen Freundin übernehmen muss. Da hat schon mancher junge Mann gemerkt: „Das bisschen Haushalt macht sich von allein“, entspricht nicht so ganz der Wahrheit. Soll es im Hause schön aussehen, gehört schon ein gehöriges Maß an Mitarbeit dazu. Doch in der heutigen Situation ist es kaum möglich, dass nur noch einer der Partner verdient, außer er sei ein Großverdiener, und dadurch verschieben sich die traditionellen Rollen. Da aber viele der Männer das letzte Mal von einigen Jahrzehnten bzw. Jahrhunderten auf der Erde waren, hat sich ihr Sinn nicht mit der Zeit mitentwickelt, und so haben sogar oft noch ganz junge Männer Vorstellungen, bei denen man sich fragt, aus welchem Jahrhundert die wohl noch stammen. Richtig genug, sie sind alt, und in den Durchlichtungsanalysen bekommt man auch sehr schnell heraus, in welchem Jahrhundert die Vorstellungen steckengeblieben sind.

Anpassung an das heutige Denksystem, Einordnung der eigenen Werte, Einbringen der eigenen Talente, Teilen des Berufseinkommens, alles dies sind die Anforderungen, die in der Zeit des Ernstes auf den jungen Menschen zukommen. Dazu kommt das Thema: Wann gründe ich eine Familie? Möchte ich sie jetzt haben, wo ich noch jung bin, und dann mit Mitte dreißig schon große Kinder haben, oder warten wir lieber, bis wir etwas älter sind und nehmen das Risiko einer späten Schwangerschaft auf uns? Heute entscheiden sich immer mehr junge Familien dafür, eher später, mit Mitte dreißig, wenn die finanziellen und sachlichen Gegebenheiten erfüllt sind, eine Familie zu gründen. Dagegen ist auch nichts einzuwenden, solange die Verhütung auf natürliche Weise geschieht und der Körper der Frau nicht mit artfremden Hormonen überlastet wird. Sonst besteht das Risiko, dass aufgrund der langen chemischen Verhütung der Kinderwunsch nicht mehr in Erfüllung geht: Bei längerer Einnahme der Pille verkleben die Eileiter nur allzu gern.

Entscheidet sich das junge Paar, früh ein Kind zu bekommen, so sind die Anforderungen an die Partnerschaft und die Gewissenhaftigkeit noch größer: Wie gehe ich als Mann mit der Schwangerschaft meiner Frau um? Halte ich gewisse Durststrecken durch, ohne fremdzugehen? Schaffe ich es, ihr die Treue zu halten? Werde ich auch nach der Geburt für das Kind da sein? Bin ich bereit, auch die Windeln zu wechseln und nachts einmal aufzustehen, wenn das Kind aufschreit und meine Frau todmüde im Bett liegt? Bin ich bereit, während der Stillzeit anzuerkennen, dass sie alle zwei Stunden aufstehen muss und deswegen der Haushalt einfach nicht so gepflegt sein kann wie er es vor der Stillzeit war? Bin ich bereit, auch einmal ein Essen für Mutter und Kind zu kochen? Viele Fragen der Art stürzen auf den jungen Mann ein, denen er sich einfach in Gewissenhaftigkeit stellen muss.

Für die junge Frau gibt es nicht weniger zu bedenken: Bin ich bereit, meinen Beruf für ein Kind, zumindestens teilweise, und zeitweise aufzugeben? Bin ich bereit, meinem Mann, trotz dem Vorrang der Bedürfnisse des Kindes, meine Zuneigung zukommen zu lassen und ihn als Partner wahrzunehmen? Nicht dass er nur in die Rolle des Versorgers abrutscht? Nur so ist gewährleistet, dass der junge Mann seinen geleisteten Treueschwur auch halten kann. Bin ich ebenfalls bereit, mir helfen zu lassen, wie das in Schwangerschaft und Stillzeit auch nötig ist, ohne dass der Helfer / die Helferin alles genauso machen muss wie ich? Jeder hat ja seine eigene Art und Weise, die Dinge anzufassen und zu vollenden. Bin ich bereit, meinen Mann in seinen Denkansichten da abzuholen, wo er von der Mutter her steht, und ihn behutsam dahin zu führen, wo ich ihn haben möchte und wo er wirklich als vollwertige hilfsbereite Person mir zur Seite steht? Viele Mütter haben immer noch die Tendenz, ihre Jungen zu verwöhnen, und diese Jungen haben in der Partnerschaft enorme Probleme, weil sie nicht gewohnt sind, tatkräftig im Haushalt mit anzupacken und mitmenschliche Bedürfnisse adäquat zu erfüllen. Da überfordert schon das Zubereiten einer Tasse Tee ihren Horizont (bitte nicht lachen, habe ich alles schon erlebt!)

Für die junge Frau stellen sich ebenfalls die Probleme: Bin ich bereit, auch Veränderungen an meinem Körper in Kauf zu nehmen? In der Schwangerschaft und Stillzeit verändert sich der Körper manchmal dauerhaft, Schwangerschaftsstreifen können entstehen, die Pölsterchen bilden sich gegebenenfalls nicht mehr zurück. Bin ich bereit, mich und mein Aussehen so zu akzeptieren, wie ich jetzt bin, und meinem Mann auf eine neue Art als Frau und Mutter dennoch zu gefallen? Bin ich auch bereit, meine Ansprüche an meine Kleidung und mein Aussehen zurückzustecken zugunsten des Kindes und der Anschaffungen, die notwendigerweise damit in Verbindung stehen? Viele Fragen, die die Gewissenhaftigkeit schulen und wirklich geklärt werden sollten, ehe dass sich an kritischen Punkten Gewissenlosigkeit breit macht.

Ist diese Phase gut durchlaufen worden und haben beide die Verantwortung übernehmen gelernt, so wirkt sich das auch in sehr späten Zeiten sehr gut aus: Dann steht keiner der beiden Partner „im Regen“, wenn der andere einmal stirbt oder von ihm geht: Jeder hat gelernt, für sich selbst auch in Gewissenhaftigkeit zu sorgen.

Die Gewissenhaftigkeit erstreckt sich auch auf das Berufsleben: In diesem Alter werden die Jugendsünden nicht mehr verziehen: Der Mensch muss voll gewissenhaft im Berufsleben stehen, seinen Fleiß und seine Ehrlichkeit beweisen, hinter dem gewählten Beruf stehen, sonst wird er zum Versager. Dann entstehen Berufs- und Arbeitsplatzwechsel ohne Ende und irgendwann steht die Sozialhilfe an, wenn es die dann überhaupt noch gibt. Hier in Paraguay, wo es keine Sozialhilfe gibt, sieht man genau, wer ehrlich ist und wer nicht: Wer den Verlockungen folgt und seinen Arbeitgeber um irgendetwas erleichtert, fliegt rigoros heraus und muss schauen, wie er sein Leben fristet. Deswegen hat hier nur der eine Chance, der sich die Gewissenhaftigkeit zu eigen gemacht hat. Diese Arbeiter steigen dann auch auf und haben auch hier ein gutes Leben. Die Gewissenlosen denken nur an das rasche Geld, werden oft zu Asaltos, Raublagerern, und landen irgendwann am Ende der kriminellen Laufbahn.

In dieser Phase lernen die jungen Menschen ebenfalls, sich der Tragweiten ihres Handelns bewusst zu werden. Sie lernen das Gesetz von Ursache und Wirkung im täglichen Leben kennen: So wie ich handle, werde ich auch angesehen und eingeschätzt. Das bedeutet nicht, dass jede Handlungsweise falsch ist. Ein langsamerer Arbeiter kann sehr wohl einem schnelleren vorgezogen werden, wenn er dafür gründlicher arbeitet. Aber solche Haltungen wie Intrigen-schmieden, üble Nachreden in die Welt setzen und weitergeben, die wirken sich meistens sehr schnell sehr übel aus: Hier kann man Ursache und Wirkung sehr rasch erkennen, denn das Gesetz des Himmels: „Was ich nicht will, das man mir tue, füg ich auch keinem anderen zu“, kommt in dieser Phase des Ernstes sehr schnell zur Auswirkung und zeigt entweder menschliche Folgen (Arbeitsplatzverlust, Verlust des Ansehens) oder körperliche Symptome (Kopfschmerzen, nachdem man wieder einmal eine Intrige losgelassen hat).

Wichtig ist aber ebenfalls, dass man bei allem Ernst der Lage sich eine gewisse Kindlichkeit bewahrt. Sie hilft einem, frisch und spielerisch zu bleiben, damit das Leben nicht bitterernst wird, und auch später mit dem Partner und den Kindern einen Spaß zu vertragen (oder gar anzuzetteln...). Ich sagte immer wieder: Bei allem Ernst der Lage und aller gewissenhaften Arbeit steckt auch in mir eine gewisse Pipi Langstrumpf, die die eingefahrenen Verhaltensweisen ein bisschen in Bewegung bringt und durch gewissenhaftes, aber unkonventionelles Verhalten manches auch in den Denkapparaten in Bewegung bringt.

28 - 35 Jahre: Die Phase der Geduld

In dieser Phase des Lebens wird an der Geduld gezerrt: Da gilt es, Geduld zu lernen. Der Beruf ist zum Alltag geworden, und wenn er nicht gerade der Traumberuf war, kann es sein, dass er den jungen Menschen anödet. Die erste Unzufriedenheit macht sich breit.

Die Partnerschaft ist schon einige Jahre alt, vielleicht befindet man sich gerade im verflixten siebten Ehejahr, in dem alles hinterfragt wird und nichts mehr so ist wie am Anfang. Der Lack ist ab.

Der Körper braucht sein Recht: Bewegung ist angesagt, sonst erscheinen die ersten Büropolster und schnüren Herz und Kreislauf zusammen.

Die Kinder fordern die eigene Geduld heraus. „Papi, ich möchte aber ...“, „Mami, kannst Du mich mal schnell zu .... fahren?“ „Darf ich bei ... übernachten?“ „Papi, der X hat aber auch ein Boss-T-Shirt, so eins will ich auch..“ und was der Fragen und Ansprüche mehr sind. Hier aus der Haut zu fahren, wäre die menschliche Reaktion, aber genau das ist in dieser Zeit nicht gefragt. Hier heißt es, sich auf die Zunge zu beißen, den Mund zu schließen und erst mal in Geduld und Ruhe zu überlegen, was angesagt ist, was zu tun ist. Nachdem das Ergebnis klar und unaufdringlich im Kopfe verankert ist: „Ja, so ist es gut!“ kann man es den Kindern bekannt geben. Und ebenso sicher, wie man selbst in der Phase des Willens aufmüpfig reagiert hat (da ist manchmal ein Zurückdenken an diese Phase sehr fruchtbar) kann man mit der Aufmüpfigkeit seiner eigene Kinder rechnen. Da gilt es, die oben beschriebenen Leitplanken zu setzen und den Kindern auch zu erklären, warum man sie setzt. Im guten Falle sehen sie es ein und richten sich danach – aber das braucht Geduld!

Auch in der Partnerschaft wird in dieser Phase sehr viel Geduld verlangt: Die Partner haben sich aneinander gewöhnt, die Phase des Abschleifens ist eingetreten. Man überfliegt miteinander Berge (Planungen eines neuen Hauses, berufliche Selbständigkeit u.ä.) und stolpert über Ameisenhügel wie die liegengelassenen Socken und den Berg Geschirr in der Küche. Der Reiz der ersten Nacht ist auch verflacht: Keiner gibt sich mehr so recht Mühe, dem anderen zu gefallen. In dieser Phase entstehen beim Nicht-Bewältigen der Geduldsprobe oft die Süchte: Der eine oder andere der Partner flüchtet sich aus Kummer oder dem Gefühl, nicht mehr verstanden zu werden, in Alkohol oder in das Kummerspeck-Syndrom und wird dadurch für den zweiten Partner noch abstoßender. In der Phase der Geduld ist es wichtig, die Kommunikation miteinander aufrecht zu erhalten, damit man erfährt, wie es dem Partner mit einem geht. Lange Gespräche sind in dieser Phase unausweichlich, damit die Partnerschaft und Ehe Bestand hat. In dieser Phase aus der Haut zu fahren, bewirkt genau das Gegenteil: Die Schilddrüse fährt hoch, dadurch wird das gesamte Hormonsystem auf Überschwang gebracht, der Mensch „platzt“ oder „fährt aus der Haut“ und es kommt zu ungezügelten Reaktionen, die bei Beibehalten dieser Handlungsweisen oft in einer Scheidung enden. Gute Gespräche miteinander und das Anpassen der Handlungsweisen an die sich wandelnden Bedürfnisse des Partners würden vielen dieser Konflikte vorbeugen.

Geduld ist auch gefordert beim Planen und Zusammenstellen des Lebens: Die Wünsche werden größer, vielleicht, weil die Kinder größer werden und jedes mittlerweile ein eigenes Zimmer braucht. Man hat das Gefühl, jetzt könnte die lange Arbeitszeit endlich ihre Früchte zeigen und man darf sich endlich einmal was leisten. Da ist Vorsicht geboten! In dieser Zeit überschätzen sich viele Paare gern, überschulden sich, fühlen in sich die Kraft, die Schulden abzuzahlen, was dann aber doch nicht gelingt: Dann kommen die berühmten Kleinkriege wegen des Haushaltsgeldes: „Du gibst zu viel aus! Du warst ja schon wieder beim Friseur!“ „Du denkst immer nur an Dein neues Auto und ich komme ständig zu kurz...“ Gemeinsame Planung und Toleranz gegenüber den Bedürfnissen des anderen ist ein großes Muss, welches in dieser Phase sehr oft zu Zerwürfnissen führt...oder sage ich hiermit etwas Unbekanntes? Kennen Sie den Kampf um das Haushaltsgeld?

Wichtig ist, dass solche Sachen wie Haushaltsgeld zum Beispiel im Vorfeld miteinander festgelegt werden, damit sich jeder der Partner auch einmal ohne Kommentar des anderen etwas Schönes erfüllen kann, was Herz und Seele erfreut. Für den einen mag das ein neuer Haarschnitt sein, für den anderen ein neues Computerprogramm... die Bedürfnisse und Freuden sind einfach völlig unterschiedlich. Wichtig ist nur, dass man miteinander genau überlegt, wann was ansteht, ohne dem anderen wegen der Andersartigkeit seiner Bedürfnisse Vorwürfe zu machen. Es darf nicht zu einer einseitigen Lastigkeit kommen, dass zum Beispiel alles Geld permanent in neue Autos und Zubehör gesteckt wird und die Frau darf sich nicht einmal ein neues Kleid kaufen. Dort muss das Zünglein an der Waage schon in der Mitte stehen. Auch darf keiner der Partner eine größere Dominanz für sich beanspruchen als er dem anderen zugesteht. Ich musste eine Zeitlang meinem Schatz, der sich gegen das Kaufen neuer Kleider aussprach, einmal vehement klar machen, dass seine Kamera, Video-Kamera, Ausrüstung für Computer etc. bei weitem die Beträge überstiegen, die ich für das Gutaussehen auf Seminaren und Messen brauchte. All seins war normal, aber was ich brauchte, war „Luxus“. Es brauchte einige Zeit, bis er die Gleichwertigkeit erkannte...

35 - 42 Jahre: Die Phase der Liebe

In der Zeit zwischen 35 und 42 erwacht noch einmal die große Liebe. Das Liebespotential geht hoch, es erstreckt sich auf die Kinder und den Partner. In dieser Phase zeigt sich auch, ob einer der Partner der Lieblosigkeit verfallen ist. Falls dem so ist, wird der andere Partner das kaum noch aushalten. Viele Scheidungen, bei denen Lieblosigkeit als Ursache vorliegt, fallen in die Zeit. Es müssen gar nicht mehr äußere Gründe sein, die das Paar auseinander treiben, sondern es sind oft die inneren Haltungen des andern zu einem selbst. Im guten Falle festigt sich die Liebe in dieser Zeit und man erinnert sich mit Freuden an die vielen bewältigten und überstandenen Konflikte. Man freut sich gemeinsam an dem Erreichten und beginnt es auch zu genießen.

Das Hormonsystem geht in dieser Zeit noch einmal hoch. Oft taucht sogar die Frage auf: Wünschen wir uns noch einmal ein Kind? Darf ein Nachzügler noch unser Leben bereichern?

Für viele Frauen beginnt eine neue Etappe: Die Kinder sind groß, der alte Beruf ist abgeschlossen oder man frischt sein altes Wissen noch einmal auf, um sich wieder in dem Beruf zu engagieren. Für mich bedeutete diese Etappe noch einmal ein Aufbaustudium: Auf der Basis der Grundschullehrerin baute ich mit dem mittlerweile erreichten Wissen das Lehramt für Realschule auf. Dieses Studium machte mir großen Spaß und da ich sehr bewusst studierte, viel bewußter als im ersten Studiengang, gelang der Abschluß auch besser als beim ersten Studium. Von vielen Frauen höre ich, dass sie in dieser Zeit noch einmal einen völlig anderen oder neuen Lebensabschnitt beginnen, auch beruflich, und dass dieser neue Wunschberuf, der dann meistens wirklich ihrem Inneren entspricht, sie auch stark erfüllt. Von der körperlichen Konstitution und dem Auftrieb des Hormonsystems her gesehen, ist dies auch die beste Zeit. Spaß macht es auch, sich in dieser Zeit noch einmal richtig jung zu fühlen. Ich genoß

Zeit noch einmal richtig jung zu fühlen. Ich genoß es, wieder mit Jeanslatzhose in der Pädagogischen Hochschule herumzulaufen und zu hören: „Hast Du einen neuen Freund? Wieso sagt der denn Mami zu dir?" Leicht verlegen: „Weil ich es bin!" Mein Sohn wirkte mit seinen 17 Jahren schon sehr erwachsen und kannte sich gut in Computern aus, in die er mich langsam erklärend einwies. „Wieso, ich dachte, Du wärest erst 27?" Ich hatte mich gehütet, die Schätzungen meiner Kommilitonen zu korrigieren...

Das sind dann die Freuden dieser Etappe am Rande...

Dass auch die heranwachsenden Kinder viel Liebe einer größeren Art brauchen, steht außer Frage. In dieser Zeit kommen sie oft mit dem ersten Liebeskummer, und man muss trösten und erklären, dass im Leben nicht immer alles so glatt läuft, wie man sich das gerne vorstellt. Man muss die Liebe zum Schöpfer und zum Auftrag des Geschöpfes als über alles stehend erklären, damit die heranwachsenden Jugendlichen nicht den Mut am Leben verlieren. Es gilt, den Kindern, und manchmal auch sich selbst, begreiflich zu machen, dass die freien Willensentscheidungen aller Menschen unbedingt respektiert werden müssen. Auch wenn einer Schluß macht, heißt es nicht: „Bis dass der Tod euch scheidet", sondern „Bis dass der freie Wille euch scheidet!" Auch dieses Kapitel muss man den Jugendlichen oft verständlich erklären und ihnen gleichzeitig Mut machen, dass bei jeder freien Willensentscheidung der Schöpfer noch eine neue Alternative für einen bereit hält – man muss nur bereit sein sie zu sehen und anzunehmen.

Das gilt besonders bei Liebeskummer und Trennung, in der man selbst oder die Kinder unter Umständen depressionsgefährdet oder sogar selbstmordgefährdet sind.

In dieser Phase ist es ebenfalls wichtig, die große Liebe zu den Kindern aufrechtzuerhalten, auch wenn sie einmal zu Schul- oder

Berufsversagern werden. Das Unrechte aufzuzeigen, aber bitte nicht darauf herumzuhacken, und mit den heranwachsenden versuchen zu bearbeiten, nach Ursachen zu schauen und zu beheben, ist eine große und anspruchsvolle Aufgabe an den Erzieher, der jetzt in dieser Etappe der großen Liebe steht. Nur dadurch kann der Heranwachsende das Vertrauen in sein Elternteil oder seinen Erzieher behalten. Die große Liebe in dieser Zeit macht sich stark bezahlt: Sie festigt das gesamte Familiengefüge und die Partnerschaft, und wenn ein Paar einmal durch diese Etappe gut und mit Gelingen gegangen ist, dann ist die Partnerschaft auch meistens haltbar...wenn sich nicht zu viele eingefahrene Verhaltensweisen zeigen.

Auch die Liebe, die meistens mit Verständnis gepaart ist, bleibt den Kindern sehr wohl im Gedächtnis, und in dieser Zeit werden die Eltern und Erzieher als gütig und verständnisvoll – oder im umgekehrten Falle eben als herrisch und dominant empfunden.

„Wer möchte ich sein?“ ist die Frage, die sich der Mensch in dieser Etappe immer wieder stellen darf.

42 - 49 Jahre: Die Phase der Barmherzigkeit

Hat man die Phase der Liebe gut abgeschlossen, hat man eventuell seine neue Ausbildung beendet und geht jetzt in seinen neuen Beruf, so beginnt hier die Phase der Barmherzigkeit: Viele Menschen merken, dass sie in dieser Phase gern für Menschen da sind und gern mit Menschen zu tun haben möchten. Man möchte das Wissen, was man sich bis hierhin erworben hat, den Menschen zur Verfügung stellen. Man möchte gern für andere da sein. In dieser Phase habe ich erlebt, das Frauen sehr gern in die Hospizarbeit gehen, wo sie sich um Sterbende kümmern. Andere lernte ich kennen, die noch mal eine Ausbildung als Erzieherin abgeschlossen hatten und sich gern um Kinder kümmerten. Andere wieder hatten Talente wie Malen, Handarbeiten, Seidenmalerei oder andere künstlerische und schriftstellerische Talente in sich entdeckt und waren in dieser Phase dabei, sie in die Tat umzusetzen. Letztendlich lernte ich auch viele Menschen aus dieser Phase kennen, die auch im medizinischen Sektor gern den Menschen zur Verfügung stehen: Viele lernen noch einmal Fußreflexzonenmassage, verschiedene Massagetechniken, Heilpraktiker/in u.ä. und üben diesen Beruf auch mit Hingabe aus. Die Hingabe und das Zuhören können ist das besondere Kriterium, welches sich die Seele in dieser Phase aneignen möchte.

In dieser Phase entwickelt sich auch die besondere Toleranz gegenüber den Verschiedenheiten von Lebensformen. Die Menschen dieser Phase suchen förmlich nach Dingen oder Menschen, die ihnen das gewohnte Bild einmal aufrütteln und so zu einer Perspektivenerweiterung beitragen. Einige Menschen suchen das Ungewöhnliche und Aufrüttelnde, indem sie Überlebenstechniken lernen und sich für viel Geld in die einfachsten Situationen des Lebens versetzen lassen – heraus aus dem gewohnten Bild der Zivilisation.

Andere lernen andere Länder und Lebensformen kennen und erweitern ihre Perspektive anhand von vielen Erlebnissen dieser Art: Sie möchten verstehen, wie die Menschen in anderen Kontinenten und anderen Bevölkerungsgruppen denken und leben.

Wieder andere gehen mehr in die Tiefe und erfreuen sich an einer beratenden Tätigkeit, in der sie Menschen aus der Tiefe ihres Wissens sanft zuhörend weiterhelfen können. Es ist eine Phase der großen Reife, in der man das Gefühl hat, voller Kraft zu sein und alles weitergeben zu können, was man an menschlichem und sachlichen Wissen erworben hat.

In dieser Zeit sind die Kinder meistens auch schon groß und man kann auch ihnen wieder auf eine neue Art und Weise zur Seite stehen, indem man ihnen beim Erwachsenwerden, Verantwortung-Übernehmen hilft. Vielleicht turnen auch schon die ersten kleinen Enkel um die Beine herum: Das gibt noch einmal eine neue Herausforderung, in der man die Kinder anders sieht: Man hat sie um sich, man kann sich an ihnen erfreuen, aber man muß sie nicht mehr immer und für alle Zeit haben. Sie gehen wieder zu ihren Eltern. Doch die sanfte Lenkung und Leitung und das ruhiger gewordene Gemüt tut den Enkelkindern gut: Immerhin sind ihre eigenen Eltern meist auch „so im Schuß“ wie man es früher selbst war, haben wenig Zeit, sind ungeduldiger, und nun sieht der Mensch in dieser Phase oft in seinen Kindern einen Spiegel seiner eigenen Erziehungstätigkeit und fragt sich: „War ich früher auch so ungeduldig? So aufbrausend? Nun, mit meinen Enkeln will ich es nicht mehr sein!“ Und im Stillen denkt sich mancher vielleicht den Satz: „Entschuldigung, meine Kinder, ich war früher auch nicht besser als ihr es heute seid!“

Wichtig ist es, diese Phase als das zu nehmen, was sie ist: Eine Phase der Läuterung und des Weicherwerdens, des Zuhörens und Verstehens, des sanften Belehrens, ohne aufdringlich zu wirken und in den freien Willen des jungen Menschen einzudringen: Der junge Mensch muß auch seine Erfahrungen sammeln (können), genau wie man es als junger Mensch auch gewollt hat. Dies ist eine Phase der großen Reife, die Menschheit so zu sehen, wie Gott sie in Seiner großen Barmherzigkeit sieht: Eine Menge von Kindern auf dem Weg des Weiterlernens, und jeder ist auf seinem spezifischen Stand.

Die gegenteiligen Charakterzüge haben in dieser Zeit natürlich auch die Tendenz, sich zu erhärten, wenn man nicht gewillt ist, den Weg der Gottesperspektive zu gehen: Da wird aus der Tendenz zu lehren Rechthaberei, da werden die eigenen Erziehungsmaßstäbe zu Dogmen erhoben, da entsteht Verurteilung der Andersartigkeit von Menschen, da wird aus gespieltem Verständnis üble Nachrede. Aus Nicht-Zugeben-Wollen wird Schönfärberei bis fast zur Lüge. Selbstverteidigung ohne Einsehen wird praktiziert und Schuldzuweisung ohne zu fragen, wie die Umkehrperspektive aussehen würde und ob man so über sich auch gedacht haben möchte (!), und wie auch immer dieselben Charakterzüge in der Negativform aussehen. Diese wirken sich in der Folge sehr belastend aus. Es lohnt sich also, in den ersten 7 x 7 Jahren seinen Charakter zu putzen und sich zu überlegen: Wie hätte Gott das gemacht? Wie hätte er da gehandelt? Wie hätte er das gesehen? Wenn ich mir diesen Satz zur Prämisse mache und genauso bestrebt bin zu handeln und zu denken, wie Er in der Situation gehandelt und gedacht hätte, dann stelle ich mich und mein Handeln immer wieder in Frage und unter Gottes Schutz und werde zur Demut. Aus dieser Demut heraus höre ich auf zu verurteilen und belasse die Mitmenschen so, wie sie sind, indem ich sie nur beobachtend wahrnehme, aber nicht mehr be- und verurteile. Damit bin ich einen ordentlichen Schritt weitergekommen in meiner seelischen Entwicklung und meine Seele kann ruhig dem Altern entgegensehen.

Nach 49 Jahren

Punktgenau mit 7x7 Jahren beginnt etwas Seltsames: Die Seele hält Rückschau. Es kommen Erinnerungen aus der Kinderzeit an Streiche, die man gespielt hat, an Menschen, die man geärgert hat, an Situationen, wo man sich der Rückschau nach falsch verhalten hat. Die Seele hinterfragt Situationen, die man in den ersten 7 x 7 Jahren für normal gehalten hat: „War das wirklich so, wie Du das damals gedacht hattest, oder war die Sachlage nicht doch ein bisschen anders? Hängt da nicht einiges schief? Überdenke doch noch einmal! Wie würdest Du die Situation heute betrachten?" Nachträgliche Einsichten purzeln, man fasst sich an die Stirn oder den Kopf und bittet um Verzeihung, sendet die Gedanken hinaus in die Atmosphäre, in der man hofft, dass die korrigierenden Gedanken durch die Atmosphäre den Empfänger erreichen, egal ob derjenige noch im Erdenkleide ist oder schon herübergegangen. Und in der Tat erreichen diese Gedanken die Menschen oft sehr schnell. Auf einmal erreicht einen ein Brief von der Person, an die man gerade gedacht hat, ein lange verschollener Klassenkamerad fragt, ob man noch lebt und sich nicht noch einmal treffen könnte, oder man hört auf einmal von der Person, an die man gerade gedacht hat, eine Nachricht über eine dritte Person. Es passieren oft unglaubliche Begegnungen, die bezeugen, dass die Gedanken des Um-Verzeihung-Bittens sehr wohl bei dem Empfänger angekommen sind.

Mir war es in dem Jahre passiert, dass mir auf einmal jetzt, wo ich selbst Lehrerin war, eine Situation in den Sinn kam, wo ich früher für eine Mitschülerin Taschentücher umhäkelt hatte, die diese für ihr eigenes Werk ausgab. Auf einmal treffe ich doch tatsächlich in einem Reisebus meine damalige Handarbeitslehrerin (wohlgemerkt: 35 Jahre später!) und beichte ihr meine damalige „Hilfe". Sie erinnerte sich doch tatsächlich noch an uns und sagte schmunzelnd zu mir: „Du, das habe ich doch damals schon gemerkt!“ Und sie verzieh schmunzelnd. Ich war erleichtert, dass ich meine alte Jugendsünde los war. Denn einen Mitschüler zu decken, der die Arbeiten einfach nicht auf sich nehmen wollte, ist auch nicht im Sinne des Schöpfers, im Sinne der Gewissenhaftigkeit! Da hätte ich damals mutiger sein sollen und sagen: „Nein, das machst Du selbst! Das ist Deine Aufgabe!“ Ob ich dieses Thema nicht wohl noch öfters in meinem Leben präsentiert bekommen habe? Ich glaube schon...

Auch von den Menschen, die nicht mehr im Erdenkleide weilen, kann man eine Nachricht erhalten: Man denkt an sie und spürt ein Gefühl der Erleichterung. Man träumt von ihnen und sieht, wie sie einem zuwinken: „Ist doch schon lang vergessen und vergeben. War doch nur ein Jugendstreich!“ Jugendstreich hin oder her – der eigene Anteil muß auch dann erkannt werden, wenn der Gegenüber uns schon lange vergeben hat!

So räumt ab Ende des 48. Lebensjahres bis zum vollendeten 49. Lebensjahr die Seele im Inneren auf. Sie will erkennen, abbauen, schauen, was der Kopf schon bereit ist zuzugeben, wo er falsch gehandelt hat. Sie mag sehen, ob der Mensch bereit ist, durch die Einsicht weiter zu handeln und die Folgen seines Handelns zu erkennen. In dieser Zeit passiert eine unglaubliche Rückschau, die uns hilft, gründlich im Inneren aufzuräumen.

Diese Rückschau kann man fast wie einen kleinen Lebensfilm bezeichnen. Sie ist unglaublich wichtig, denn wenn man in diesem Jahr alles bearbeitet, was hochkommt, erleichtert man sich das Alter(n) enorm. Warum?

Mit Punkt 50 fangen nämlich die Alterszipperlein an. Alles, was in dieser Phase der Einsicht, die die 7 x 7 Jahre darstellen, nicht durch die Einsicht erkannt wurde, muß nun in der Folge durch die Austragung abgetragen werden. Jetzt hilft der Schmerz, verhärtete Strukturen, die uns an einem schönen Übergang hindern würden, aufzubrechen. Jetzt zeigen die Zerfallserscheinungen an, an welchen Teilen des Körpers welche Themen noch nicht bearbeitet wurden (siehe Heilung von der Seele her, Band 1: Vom Zeh bis zur Haarspitze durch den ganzen Körper). Jetzt zeigten uns die Alterskrankheiten mit ihrer Bedeutung, wo die Strukturen des Denkens verhärtet waren (Parkingson), schief gelegen haben, während man noch auf deren Richtigkeit bestand (Alzheimer). Sie zeigen, wo man vorzeitig aufgehört hat, sich wach den Gegebenheiten zu stellen und lieber in den Rückzug ging (Demenz). Sie zeigen, wo man einfach aufgegeben hat und Todeswünsche in die Luft geschickt hat, statt sich mutig den Gegebenheiten zu stellen und tatkräftig auch einmal Leitplanken zu setzen, also vollbewusst die Herausforderungen des Lebens anzunehmen (Krebs). Sie zeigen genau an, ob man es mit der Wahrheit nicht so genau genommen und auch einmal die scharfe Klinge der üblen Nachrede zur Hand genommen hat: Dann setzt die scharfe Klinge des Chirurgen bei der Hüfte an und ersetzt das abgeschliffene Teil, welches sich nicht regeneriert hat, durch ein künstliches Gelenk, aber ob dadurch der seelische Schaden schon behoben ist? Sicher nicht!

Die Alterskrankheiten sind also nur die Summe der unerledigten karmischen Strukturen, die in der Zeit bis 49 Jahren durch Einsicht, durch Erlebnisse, durch Schicksalschläge und evtl. durch Partner oder Menschen um einen herum gesagt und aufgezeigt worden sind und nicht beachtet und bearbeitet wurden.

Also Hinweise gab es genug bis 49.

Der liebe Gott läßt keinen ohne Hinweise. Er ist nur darauf angewiesen, dass wir unsere Ohren oder andere Sinne aufsperren und dass man sich diese Hinweise anhört und auch befolgt. Wenn ich also durch Einsicht erkenne und anschließend dieses Thema aufarbeite, sind keine Krankheiten nötig.

Und so dürfen wir alle, wenn wir immer noch nicht verstanden haben, aus welchen Themen sich die Alterskrankheiten zusammensetzen, das Buch noch einmal von vorne lesen: Vielleicht verstehen wir es dann beim zweiten, dritten, vierten Mal, so wie der liebe Gott auch eine Engelsgeduld hat und uns unsere Sachen und Themen zwei, drei, viermal durchlaufen lässt, bis wir sie endlich.... verstanden haben!!!

Doch es muß nicht unbedingt so sein: Menschen, die in den ersten 7 x 7 Jahren vieles verstanden haben, erleben ein schönes Altern. Alles wird zwar langsamer, aber die berühmten Alterszipperlein bleiben aus. Der Körper hat zwar seinen Zenith überschritten, aber der Geist bleibt wach und wird weise. Das ist die Zeit, in der in den alten Kulturen die weise gewordenen Menschen das Sagen haben, weil sie eine unendliche Lebenserfahrung gesammelt haben. Sie werden geachtet, gefragt und gehört. Die Kraft lässt zwar sukzessive nach, aber der Geist bleibt hell. Die Augen bleiben strahlend. Da die Augen der Spiegel der Seele sind, sieht man, dass die Seele in Wirklichkeit nicht altert.

Diese Menschen erleben auch meist einen schönen Tod: Eine ganz auf Gott bezogene Schriftstellerin, so erzählte uns ein Pfleger aus ihrem Altersheim, hatte zum ersten Mal in ihrem Leben die Schreibmaschine zugemacht. All die Jahre, wo sie sie benutzte, stand diese immer offen im Zimmer. An dem Abend ging sie sich noch selbständig waschen, legte sich ins Bett und... am nächsten Morgen konnte das Pflegepersonal ihre Leiche wegräumen. Ihr Lebensauftrag war erfüllt, belastet hatte sie sich nicht oder alles bereits aufgeräumt, und so konnte sie einfach den Körper verlassen, ohne zu leiden. Ist das nicht ein schöner Tod? Diese Seele musste bestimmt nicht wiederkommen, denn sie hatte alles gelernt und erfüllt, was es auf dieser Erde zu lernen und zu erfüllen gab. Dann geht die Seele ab nach Hause... ins Vaterhaus.

Anhang: Thema Impfen

Informieren ist süß! Impfen ist bitter!

IMPFEN: Hier finden Sie die Informationen,
die Ihnen 100%ige Sicherheit bei Ihrer Impfentscheidung geben. [1]

Quelle: klein-klein-verlag Inh. Dr. Stefan Lanka, Ludwig-Pfau-Str. 1/B
70176 Stuttgart, Fax: 0711 – 2220600 e: info@klein-klein-verlag.de

Es ist nahezu unvorstellbar, dass die einzig wirksamen Bestandteile in den Impfstoffen die sogenannten Hilfsstoffe und Konservierungsmittel sind. Mütter haben gefragt und die Antwort bekommen, dass in der Tat ohne diese Substanzen beim Impfen keine sichtbaren und messbaren Körperreaktionen erzielt werden können. Rötet und verhärtet sich die Impfstelle, schreit das Kind nach der Impfung, bekommt es Fieber, Krämpfe und Lähmungen, die bis zum Lebensende bleiben können, treten Wesens-Veränderungen auf (Ablehnung der Mutter, Autismus, Hyperaktivität oder gar der Plötzliche Kindstod), wird das als Folge des Erwachens „abgeschwächter", „getöteter" Erreger oder als Überreaktion des sogenannten „Immunsystems" erklärt. Nirgendwo jedoch tauchen in den Erklärungen der kleinen unbemerkten oder der großen Impfschäden die Inhaltstoffe in den Impfungen auf! Bisher noch in keinem Gutachten!

Ist dies seltsam?

---

1 Weiterführend siehe auch:
http://gandhi-auftrag.de/Vogelgrippebetrug_(wichtige_Infozusammenstellung).pdf

Nicht, wenn man weiß, dass diese Inhaltstoffe, wie z.B. Formaldehyd, Quecksilber, Phenole, Aluminium etc. schulmedizinisch nachgewiesene Gifte sind, die z.T. im Körper nicht abgebaut werden können und deswegen lebenslang als Nerven- Fortpflanzungs- und Muskel-Gifte wirken.

Nicht, wenn man weiß, dass es schon lange bekannt ist, dass das Impfen neben der giftigen Wirkung auch eine wissenschaftlich nachweisbare, starke psychosomatische Wirkung hat, die bei vielen Kindern das Urvertrauen in die Mutter und die Umgebung beeinträchtigt, außerdem bis zu Autismus und Tod führen kann.

Nicht, wenn man weiß, dass die zuständigen Gesundheitsbehörden schon lange zugegeben haben, dass die Impfschäden absichtlich nicht registriert werden, um sie so ignorieren zu können, um so auch den Zusammenhang zwischen Impfen und Plötzlichem Kindstod und die durch das Impfen verursachte, extrem steigende Rate von Missbildungen bei Geburt ignorieren zu können.

Nicht, wenn man weiß, dass die zuständigen Gesundheitsbehörden – übrigens auf allen Ebenen – zugegeben haben, dass sie nicht wissen, was eine Risiko- oder eine Nutzen-Analyse ist und im Bundesgesundheitsblatt vom April 2002 zugegeben haben, dass es auch international keine Studien gibt, die den Nutzen des Impfens belegen könnten!

Und nun das Unglaubbare: Die Behörden haben auch zugegeben – allerdings ohne bisher öffentlich die Konsequenzen daraus zu ziehen und das Impfen einzustellen – dass es auch keine Beobachtungen und Beweise dafür gibt, dass Bakterien im Körper Gifte bilden und so Krankheiten verursachen können. Und sie haben zugegeben, dass die Behauptungen über krankmachende Viren unbewiesene Spekulationen des 19. Jahrhunderts sind, welche aus politischen Gründen erfunden wurden und immer noch aufrecht erhalten werden. Dabei werden die Erkenntnisse staatlicherseits unterdrückt, die „Krankheiten“ umfassend erklären und erfolgreich behandeln können. Nur indem Sie Ihre Gesundheitsbehörden nach Beweisen fragen, wie dies Eltern und Mütter vor Ihnen getan haben, werden Sie die Sicherheit finden, ob Sie sich oder Ihr Kind nun impfen lassen sollen oder nicht.

Wir garantieren Ihnen: Wenn Sie nachfragen, bekommen Sie 100%ige Sicherheit. Und das ist ein tolles Gefühl!

Was Eltern, hauptsächlich Mütter schon alles gefragt und getan haben, um Sicherheit zu finden und Missständen abzuhelfen, finden Sie unter: http://klein-klein-aktion.de. Die aufgearbeiteten Informationen hierzu finden Sie in der Broschüre Info-Nr.4 „3 Jahre klein-klein-aktion“ des kleinklein-verlages. Hier finden Sie weitere Broschüren, ein Abo, Videos und Bücher über die Geschichte der Medizin, des Impfens, der Gesellschaft als solcher, AIDS, aktuelle Seuchenpolitik, Krebs, Gentechnik, Wirtschaft und Zins etc. und wie vor allem, was und wie „klein-klein“ getan wurde und getan wird, die Missstände zu überwinden: http://klein-klein-verlag.de

Der Betrug mit der Vogelgrippe"

Auszug aus der Radiosendung bei der „Bergischen Welle" in 51427 Bergisch Gladbach, http://bergtv.de, Mai 2006[1]

(...) *Was meinen Sie damit, dass die Vogelgrippe Betrug sei?*

Es bedeutet ganz einfach, dass das behauptete Virus H5N1 nicht existiert und niemals isoliert und in einer wissenschaftlichen Publikation beschrieben wurde. Eine solche Publikation existiert nicht! Dies kann auch jeder Laie sehr schnell nachprüfen, indem er die Gesundheitsämter nach der eindeutigen Isolation dieser behaupteten Viren fragt. Tausende von Bürgern haben dies bereits getan und haben jetzt die Gewissheit, dass wir hier aufs heftigste belogen werden um die Bevölkerung impfwillig für hochgiftige Impfstoffe zu machen.

Dr. Stefan Lanka hat weltweit als erster diesen Betrug aufgedeckt und genaue Beschreibungen verfasst, was in den Laboren in Wirklichkeit abläuft und wie mit einem indirekten Testverfahren, welches überhaupt keine Viren nachweisen kann, einfach jedes Lebewesen als H5N1 positiv behauptet werden kann. So hat er mit einem wahren Geniestreich nun auch jedem Laien leicht nachprüfbare Fakten an die Hand gegeben, an denen jeder selbst überprüfen kann ob es so etwas wie krankmachende Viren überhaupt geben kann. Normalerweise wird jeder für verrückt erklärt, der behauptet: „Es gibt keine krankmachenden Viren". Nun aber ist jeder in der Lage dies selbst zu überprüfen und es dann klar zu wissen.

---

[1] Weitere Infos: http://klein-klein-aktion.de,Forum bei http://agenda-leben.de, http://gandhi-auftrag.de

Auf meiner Internetseite gandhi-auftrag.de habe ich diese wichtigen Berichte von Dr. Lanka veröffentlicht.

Woran sind denn dann die angeblich an Vogelgrippe erkrankten Vögel wirklich gestorben?

Die Sache ist ganz einfach und hätte eigentlich von jedem Menschen leicht erkannt werden können. Stefan Lanka hat hierzu in seinem mittlerweile berühmt gewordenen Interview auf FAKtuell.de folgendes gesagt:

Seit Ende des 19. Jahrhunderts wurden Erkrankungen bei Geflügel in der Massentierhaltung beobachtet: Blaufärbung des Kammes, Rückgang der Legeleistung, stumpfes Gefieder und manchmal sterben diese Tiere auch. Diese Erkrankungen wurden als Vogelpest bezeichnet. In der heutigen Massengeflügelhaltung, insbesondere bei der Haltung von Hühnern in Käfigen verenden täglich viele Tiere als Folge artfremder Tierhaltung. Später wurden diese Folgen der Massentierhaltung nicht mehr Vogelpest, sondern Vogelgrippe genannt. Seit Jahrzehnten erleben wir, dass als Ursache hierfür ein übertragbares Virus behauptet wird, um von den tatsächlichen Ursachen abzulenken."(Zitat Ende)

Auf Rügen starben einige Schwäne einfach wie jedes Jahr an den Folgen des strengen Winters und an Futtermangel. Bewohner dort sagten aus, das dies jedes Jahr geschehen würde, nur dieses Jahr wären mehr gestorben, weil sie nicht wie sonst über den Winter gefüttert worden wären. Aus irgend einem Grund, den sie auch nicht verstehen, wären die Schwäne in diesem Winter nicht gefüttert worden!

Hierzu auch noch eine interessante Aussage von Til Backhaus, Landwirtschaftsminister Mecklenburg-Vorpommern: Allein auf der Insel Rügen verenden u. a. aus Altersgründen jährlich etwa 300 bis 500 Schwäne."

Was haben denn dann die Mitarbeiter in den Laboren, wie das Friedrich Löffler Institut, wirklich gemacht, um anschließend ein Virus zu behaupten, das es in Wirklichkeit gar nicht gibt?

Ganz einfach. Stefan Lanka beschreibt es überdeutlich, was auch jeder Laborant weiß, nämlich, dass das indirekte Testverfahren, welches zum Einsatz kommt, nach belieben positiv oder negativ voreingestellt werden kann. Hören Sie selbst:

„Der Trick ist einfach zu durchschauen:

Eiweiße aus dem Blut (Globuline) werden einfach als Antikörper ausgegeben. Je nach Laborbedingungen binden Globuline an andere Substanzen oder nicht. Kommt es zur Bindung, wird behauptet dass ein indirekter Nachweis erfolgt sei. Das ist ein historischer Betrug mit dramatischen Folgen.

Jeder Laie kann überprüfen, ob es eine Publikation zu einem behaupteten Virus gibt, in der die biochemische Charakterisierung der Nukleinsäure eines Virus beschrieben und dokumentiert ist. Im Falle der krankmachenden Viren gibt es eine solche Publikation nicht.

Das bedeutet automatisch, dass die sog. indirekten Nukleinsäure-Nachweisverfahren im Falle der als krankmachend behaupteten Viren nur Nukleinsäure nachweisen, die sich schon zuvor im Organismus befunden haben. So einfach ist das!

Mit der indirekten PCR-Nachweismethode, die heute als direkter Virusnachweis behauptet wird, kann beliebig manipuliert werden: Je nach Art der verwendeten Nukleinsäure, ob DNA oder RNA als Ausgangsquelle, kann man Menschen, wie es beim HIV-PCR-Test geschieht, beliebig „positiv" oder „negativ" testen.

Der jetzt verwendete H5N1-PCR-Test testet jedes Tier und jeden Menschen positiv, weil die Nukleinsäure, die hier vermehrt wird und als spezifisch für H5N1 behauptet wird, in jedem Menschen und jeden Tier vorkommt. So wurde heute auch die Katze auf Rügen „positiv" getestet.

So wird, wie ich vermute, in den nächsten Tagen auch der erste Mensch, auf Rügen oder am Bodensee, der zuvor durch Hemmung seiner essentiellen und lebensnotwendigen Neuraminidase-Enzyme im Körper durch Tamiflu-Gabe vergiftet wurde, „H5N1-positiv" getestet werden, damit der Pandemieplan und die Vorhersagen erfüllt werden.

In den Medien werden dauernd Fotos von Vogelgrippe- und Grippeviren gezeigt. Einige dieser Fotos zeigen runde Gebilde. Sind das keine Viren?

Nein! Erstens sind die runden Gebilde, die Grippe-Viren sein sollen, für jeden Molekularbiologen erkennbar, künstlich hergestellte Teilchen aus Fetten und Eiweiß. Der Laie kann das überprüfen, indem er nach einer wissenschaftlichen Publikation fragt, in der diese Bilder abgebildet, beschrieben und ihre Zusammensetzung dokumentiert sind. Eine solche Publikation gibt es nicht.

Zweitens sind die Bilder die Vogelgrippeviren zeigen sollen für jeden Biologen eindeutig erkennbar ganz normale Bestandteile von Zellen oder zeigen sogar ganze Zellen, die sich gerade im Export oder Import von Zell- und Stoffwechselbestandteilen befinden. Der Laie kann das wiederum ganz einfach überprüfen, indem er nach den zugrunde liegenden Publikationen fragt, aus denen diese Fotos stammen: Er wird solche Publikationen nie erhalten. Die Zunft der Angstmacher gibt seine Geschäftsgrundlage, den Betrug mit Labor- und Tierversuchen nicht gerne preis.

Fragt man bei den Bildagenturen und bei dpa nach, woher sie denn ihre Fotos beziehen, dann verweisen sie auf die amerikanische Seuchenbehörde CDC des Pentagons. Von dieser CDC stammt auch das einzige Foto des behaupteten H5N1. Dieses Foto zeigt den Längs- und gleichzeitig den Querschnitt von Röhren in Zellen, die im Reagenzglas zum sterben gebracht werden. Diese Röhrchen heißen in der Fachsprache Mikrotubuli und dienen dem Transport und der Kommunikation in der Zelle und bei der Zellteilung.

Auch am Bodensee wurde mit großem Medienrummel von der Vogelgrippe berichtet. Was ist davon zu halten?

Ich habe hier einen Augenzeugenbericht aus Überlingen von Karl Weiß, welcher deutlich macht, was von diesen Meldungen zu halten ist:

"Ich stand am letzten Freitag auf der Uferpromenade des Bodensees, exakt an der Stelle (Seepromenade vor der Hausnummer 19), an der Feuerwehr und Fernsehteams zusammen kamen, nachdem bekannt geworden war, dass eine hier gefundene tote Ente durch den H5N1-Virus der Vogelgrippe infiziert war. Ich schwöre es: Die anwesenden Enten waren alle im Wasser und munter. Deshalb wurden am Abend im Fernsehen keine Kadaver gezeigt: Es gab keine! Die angeblich infizierte Tafelente wurde auch schon vor zehn Tagen gefunden.

Die Feuerwehr hat in aller Ruhe eine kleine Ecke (keine 30 Meter lang) der Promenade abgeriegelt. Davor hatten viele Spaziergänger und Touristen, so wie ich, die Zeit gehabt, auf dem vermeintlich verseuchten Boden rumzutrampeln, und die Viren waren schon längst bis nach Holland verteilt. Ein Riesenzelt wurde errichtet, zwei Feuerwehrleute mit Schutzanzug und Schutzmaske spazierten dann, willkürlich hier und da sprühend vor den Kameras, während ihre Kollegen und die Fernsehleute ungeschützt umher liefen.

Nach knapp zwei Stunden wurde dann alles wieder abgebaut und eingepackt und weg waren sie. Leider habe ich nur wenige Fotos gemacht, denn mir war nicht klar, was die Medien aus diesem

Theater machen würden! Am Abend habe ich dann mit großem Interesse das Desaster im Fernsehen verfolgt.

Am Samstag waren die zwei Feuerwehrmänner auf der ersten Seite einiger Zeitungen abgebildet. Die "Süddeutsche Zeitung" betitelte das Bild mit: "Seuchenbekämpfung an der Uferpromenade". Weiter heißt es bei der SWR-Internetseite: "Die Behörden bereiten sich auf ein mögliches Massensterben von Wildvögeln am Bodensee vor. Seit dem Vormittag ist deshalb ein Hubschrauber im Bodenseeraum auf Kontrollflug unterwegs." Na dann sind wir ja beruhigt ..."

Bleiben nur noch Fragen: Warum machen uns die Behörden in Zusammenarbeit mit dem Fernsehen etwas vor? Warum nehmen Fernsehjournalisten nicht ihre Aufgabe wahr, die Wahrheit aufzudecken, sondern arbeiten an Fake-Einsätzen mit? Kann man dem Fernsehen noch irgendetwas glauben?

Unser heutiges Thema über die Vogelgrippe möchte zum Nachdenken anregen über die Dinge, welche uns von Außen zugetragen werden, auch wenn dies durch sogenannte „Wissenschaftler" geschieht. Vieles lässt sich direkt mit gesundem Menschenverstand als Lüge erkennen.

Wenn eigentlich eindeutig für jeden nachprüfbar feststeht, dass es keine krankmachenden Viren gibt, warum werden dann immer noch krankmachende Viren behauptet?

Stefan Lanka sagt es deutsch und deutlich:

Im Menschen, im Blut oder anderen Körperflüssigkeiten, im Tier oder in einer Pflanze wurden niemals Strukturen gesehen oder nachgewiesen, die man als Vogelgrippeviren oder Influenzaviren oder irgendein als Krankheitserreger behauptetes Virus bezeichnen könnte. Die Ursachen der Krankheiten, die man als durch ein Virus hervorgerufen behauptet, auch die bei Tieren, die schnell, nacheinander oder gleichzeitig bei mehreren Individuen auftreten können, sind schon lange bekannt. Mehr noch: Für Viren als Krankheitsverursacher gibt es in der Biologie beim besten Willen einfach keinen Platz.

Nur wenn ich die Erkenntnisse z.B. der Neuen Medizin, wonach Schockereignisse die Ursache vieler Krankheiten sind, die Erkenntnisse der Chemie über die Auswirkungen von Vergiftungen und Mangel und wenn ich Erkenntnisse der Physik über die Auswirkungen von Strahlung hartnäckig ignoriere, dann ist Platz für Hirngespinste wie krankmachende Viren vorhanden.

Warum werden dann immer noch krankmachende Viren behauptet?

Die Schulmediziner brauchen die lähmende, dumm machende und zerstörerische Angst vor krankmachenden Phantomviren als zentrale Grundlage ihrer Existenz:

Erstens, um durch Impfen Menschen massenhaft zu schädigen, um sich einen Kundenkreis an chronisch kranken und kränkelnden Objekten aufzubauen, die alles mit sich machen lassen. [Inhaltsstoffe aller Impfungen sind schwerste Depotgift wie Aluminium, Quecksilber oder Nanopartikel. Darauf werde ich noch eingehen]

Zweitens, um sich selbst nicht eingestehen zu müssen, dass sie bei der Behandlung chronischer Krankheiten total versagen und mehr Menschen getötet haben und töten, als alle Kriege dies bisher ermöglicht haben. Jedem Schulmediziner ist dies bewusst, doch nur sehr wenige wagen darüber zu reden.

Die Schulmedizin war und ist die wichtigste Stütze aller Diktaturen und Regierungen, die sich nicht dem geschriebenen Recht, den Verfassungen, den Menschenrechten, das heißt dem demokratisch legitimierten Gesellschaftsvertrag unterwerfen wollen. Das erklärt auch, warum die Schulmedizin wirklich alles machen kann und darf und dabei keinerlei Kontrolle unterliegt. Wenn wir das nicht überwinden, werden wir alle an dieser Schulmedizin umkommen.

Übertreiben Sie da nicht ein bisschen?

Leider nein! Jeder, der die Augen aufmacht, wird das so sehen. Ivan Illich warnte schon1975 in seiner Analyse „Die Enteignung der Gesundheit" davor. Auch heute noch gibt es dieses Buch unter dem Titel: Die Nemesis der Medizin.

Goethe beschrieb den Zustand der Schulmedizin sehr treffend in Faust I und lässt den Arzt Dr. Faustus eingestehen: Hier war die Arznei, die Patienten starben und niemand fragte, wer genas, so haben wir mit höllischen Latwergen, in diesen Tälern, diesen Bergen weit schlimmer als die Pest getobt, ich selbst habe das Gift an Tausende gegeben, sie welkten hin, ich muss erleben, dass man die frechen Mörder lobt.

Goethe nennt Schulmediziner, die Latwerge, das heißt die giftige Substanzen geben, freche Mörder, die auch heute noch gelobt werden.

So sind auch Antibiotika nichts anderes als Gifte zum Abtöten angeblicher Viren bzw. wirklich existierender Bakterien. Wenn es keine krankmachenden Viren gibt, dann macht es auch wenig Sinn, Antibiotika gegen diese nichtexistierenden Viren zu geben.

Viele Menschen sagen aber aus, dass es ihnen nach Einnahme des Antibiotikum ziemlich schnell besser ging. Was ist da geschehen?

Ganz einfach: Der Körper war z.B. mitten in einem Prozess intensiver Entgiftung und hat hierfür auch vermehrt bestimmte Bakterien produziert, welche nun an den benötigten Stellen im Körper den Entgiftungsprozess beschleunigen. Das Antibiotikum tötet tatsächlich diese Bakterien ab. Der Entgiftungsprozess wird unterbrochen, das typische Unwohlsein mit Fieber hört auf. Der Mensch fühlt sich erst einmal besser, die Giftstoffe können aber nicht weiter ausgeschieden werden. Folge: Der Mensch ist nach kurzer Zeit wieder krank und nimmt dann eventuell wieder Antibiotikum. Er begibt sich damit in einen regelrechten Teufelskreislauf bis zum Auftreten ernsthafter Erkrankungen, da sich immer mehr Gifte im Körper ablagern. Es wird hier nicht verstanden, dass z.B. die Grippe keine Krankheit darstellt sondern bereits die optimalste Lösung des Körpers für eine intensive Entgiftung.

Wenn einem dann noch vom Arzt erzählt wird, man hätte jetzt einen ganz gefährlichen Virus, welcher sofort abgetötet werden müsste, ist dieser regelrechte Psychoterror auch nicht gerade förderlich für das Heilungsgeschehen, falls man dieser Theorie glauben schenkt. Angst lähmt bekanntlich das ganze Körpersystem.

Wenn Sie ein Haus brennen sehen und davor steht die Feuerwehr und ist dabei zu löschen, dann wäre es völliger Unsinn zu behaupten, die Feuerwehr ist schuld, dass das Haus brennt. Nein, sie hilft, dass der Brand gelöscht wird. Genau so verhält es sich mit im Krankheitsfall vermehrtem Auftreten bestimmter Bakterien. Sie sind nicht deshalb vermehrt da, wie die Schulmedizin behauptet, weil sie die Ursache der Krankheit sind, sondern weil sie vom Körper extra vermehrt produziert wurden zur Heilung. Was geschieht, wenn man die Feuerwehr nun mit Antibiotika abtötet?

Diese Idee, das Mikroben, Bakterien und Mikropilze krankheitsverursachend sind, wurde erstmals 1796 aufgestellt. Als später einige Ärzte gegen diesen Unsinn protestierten und das Gegenteil bewiesen, wurden einfach die krankmachenden Viren erfunden, welche viel kleiner als Bakterien sein sollten und so natürlich mit dem Lichtmikroskop nicht gesehen werden konnten. Als dann das

Elektronenmikroskop erfunden wurde, hätte man nun eigentlich die Existenz der behaupteten krankmachenden Viren beweisen können. Bis heute gibt es von ihnen kein Foto und die uns präsentierten Fotos sind leicht als plumpe Fälschungen zu entlarven, wenn man weiß worauf man achten muss, so wie uns dass Stefan Lanka nun so plastisch vor Augen führte. Siehe hierzu z.B. den Nachtrag zu seinem Interview welches unter anderem auf meiner Seite gandhi-auftrag.de zu finden ist.

Wenn Sie nun einfach einmal es offen lassen, ob es so etwas wie krankmachende Viren geben kann und sich die Frage stellen, was im Körper bei Krankheit wirklich abläuft, werden sie von der die Vorgänge im Körper genauestens steuernden Intelligenz Antworten erhalten. Antworten, die nun in das Oberbewusstsein aufsteigen können, weil sie nicht mehr von unseren vorgefassten Vorstellungen abgeblockt werden können.

Wenn wir uns so mit der Thematik beschäftigt haben, können wir auch, wenn es darauf ankommt richtig und angstfrei reagieren.

Wir haben in der heutigen Sendung bisher erklärt, wie in der Schulmedizin krankmachende Viren behauptet werde, für die es nie irgend einen wissenschaftlichen Nachweis gab und wie sich jeder von dieser Tatsache überzeugen kann, indem er die Gesundheitsämter und Labore um diese Nachweise bittet, so wie es bereits Tausende von besorgten Bürgern taten.

Was war das Ergebnis dieser Befragung der Behörden?

Diesen Bürgern wurden keine solchen Publikationen genannt. Manchmal wurden Bilder angeblicher Viren präsentiert, die jeder Laie leicht als Fälschung entlarven kann, vor allem jetzt, wenn man sich bei Stefan Lanka einmal durchliest, wie in der Medizin eine ordentliche Virenisolation aussieht. Dr. Lanka hat selbst Viren isoliert. Diese sogenannte Phagen, welche Informationen von einer Zelle zur nächsten transportieren und u.a. beim Zellneuaufbau mithelfen existieren wirklich. Krankmachende Viren dagegen gibt es nicht und stellen sogar eine biologische Unmöglichkeit dar, wie jeder Laborant wissen müsste.

Was ist wirklich in den Impfstoffen enthalten und was geschieht beim Impfen tatsächlich im Körper?

Impfen – ein leicht durchschaubarer Betrug!

Man kann also annehmen, dass in den Impfstoffen hochgiftige Substanzen enthalten sind. Was ist denn nun wirklich enthalten?

Nicht nur annehmen, es ist eine nachprüfbare Tatsache. Die einzig wirksamen Bestandteile in den Impfstoffen sind die sogenannten als Zusatzstoffe getarnten Beigaben. Darunter befinden sich hochgiftige Aluminium- und Quecksilberverbindungen. In dem für die jetzt evtl. zum Einsatz kommende Zwangsimpfung wird nach erhaltenen Hinweisen eine viel giftigere Aluminiumverbindung enthalten sein als in bisherigen Impfstoffen. Ein weiterer Impfstoffhersteller geht einen anderen Weg und benützt dabei extrem starke, neuartige „Hilfsstoffe" in Form von Nanopartikeln. Solche extrem kleinen Teilchen in den Menschen gespritzt führen zu einer lang anhaltenden Zerstörung von Zellen und damit einer entsprechenden hohen Bildung von kleinen Eiweißen, die als Globoline bezeichnet werden. Diese Globoline werden immer dann vom Körper gebildet wenn Zellen vermehrt, repariert und neu gebildet werden müssen. Von den Impfern werden Globuline wider besseren Wissens als Antikörper bezeichnet, weil sich diese Eiweiße sehr leicht mit anderen Eiweißen und Molekülen verbinden. Auf der Bindungsfreudigkeit von Globulinen mit anderen Eiweißen und Molekülen beruht die ganze Impfhypothese. (und jetzt kommts) Die durch Vergiftung gebildeten Globuline werden als Schutz gegen frei erfundene Erreger behauptet, und das sich Verbinden von Globulinen mit Eiweißen aus Hühnerembryonen oder künstlichen Zellen, die als Bestandteile von Viren behauptet werden, wird als

Impfschutz vor Krankheiten ausgegeben, die wiederum wider besseren Wissens als durch Ererger verursacht behauptet werden.

Die starke Zerstörungskraft von Zellen durch Nanopartikel, wie z.B. die sog. „Hilfssubstanz" MF59 im Grippeimpfstoff für ältere Menschen, beruht auf der bekannten Tatsache, dass der Transport zwischen Zellen in Organen und Geweben mit Partikeln in dieser Größenordnung abläuft und die Zelle nicht zwischen „fremd und eigen" unterscheiden kann. Durch das Eindringen der Nanopartikel in die Zellhüllen werden diese beschädigt und die Zellen zerstört.

Dadurch, dass diese Nanopartikel auch im Körper sehr stabil sind, wird erreicht, dass für längere Zeit Zellen im Körper zerstört werden und dieser mit der Bildung von Globulinen als Dichtsubstanz der Zellen reagiert und dieser Anstieg der Globulin-Konzentration von Impfern wider besseren Wissens als Antikörper und als Schutz vor frei erfundenen Erregern behauptet werden. Wenn Globuline in größerer Konzentration vorhanden sind, ist deren Bindung an alle möglichen Eiweiße nachweisbar. Das wird dann als „Kreuzreaktion" bezeichnet und als Schutz, auch gegen „Viren", ausgegeben, gegen die gar nicht geimpft worden ist. Dies ist das Argument, dass der jetzt schon hergestellte Pandemie-Impftstoff gegen denjenigen, erst noch entstehenden H5N1-Typ wirksam sein soll, der dann in der Lage sein soll, von Mensch zu Mensch zu springen.

Soweit aus der von Stefan Lanka herausgegebenen Infoschrift „Leben mit Zukunft", Nr. 1/2006

An dieser Stelle sei auch noch einmal auf das Interview mit Stefan Lanka auf FAKtuell.de zur Vogelgrippe hingewiesen.

In dieser Sendung konnten die Themen nur angeschnitten werden. Auf den genannten Internetseiten kann sich jeder ausführlich informieren und dann auch die Gesundheitsämter nach der wissenschaftlichen Publikation der behaupteten Viren fragen. Informieren sie sich. Hinterfragen und überdenken sie die Dinge neu und treffen sie dann ihre Entscheidung. Wenn sie nachfragen, bekommen sie 100%ige Sicherheit. Und das ist ein tolles Gefühl. Tausende von Menschen haben die Gesundheitsämter, die Labore, das Robert Koch Institut nach den wissenschaftlichen Publikationen der behaupteten Viren gefragt. Niemand kann eine solche Publikation nachweisen. Das sollte uns sehr zu denken geben und uns die Wichtigkeit des eigenen Hinterfragens vor Augen führen.

Vielleicht konnten wir mit dieser Sendung die Angst und Panik vor der Vogelgrippe zum stoppen bringen, da nun jeder in der Lage ist selbst zu verstehen und nachzuprüfen, dass sie in Wirklichkeit nicht existiert. Vielleicht können wir damit auch manchen davon abhalten, sich eine höchst giftige Impfung geben zu lassen, die garantiert sehr viele Nebenwirkungen aber wohl kaum eine erwünschte Wirkung haben wird. Und auch manchen dann davon abhalten andere Impfungen zu sich zu nehmen die im Endeffekt genau so giftig sind und eben so wenig wirken, wie wir das ja vorhin beschrieben haben.

Seelische Ursachen von Krankheiten in Kurzform

Die Zahlen hinter den Beschreibungen geben an, in welchem Buch (Band 1, Band 2 oder Band 3) von „Heilung von der Seele her“ die Krankheit beschrieben wurde.

Krankheit	*Seelische Ursache*
Adipositas – Anorexie	Liebesmangel – Essen aus Frust oder Sperre (3)
Akne	Organschädigung aus Vorleben (3)
Allergien	viele Ursachen, z.B. in Vorinkarnation entweder Organschädigung, von Tieren verfolgt, Abneigung von Bauernarbeit. (Heuschnupfen) (3)
Alzheimer	Verlust der inneren Orientierung, Ausrichtung auf verkehrte Ziele (2)
Angeborene Erkrankungen	Karma – Anschluß an letztes Leben (2)
Apoplex	Unbarmherzigkeit (1)
Arthrose – Arthritis	Stoffwechselablagerungen an den Stellen, wo man andere gequält hat (3)
Asthma	Hartherzigkeit (1)
Augen	Kurzsichtig: sieht nur das Eigene, Weitsichtig: sieht nur das Ferne (1) Star: verschließt sich dem Sehen
Bechterew	siehe *Morbus Bechterew*

Blase	Sitz der Urangst, speichert Ängste (1)
Bluthochdruck	Macht selbst Druck oder bekommt Druck von anderen (1)
Blutniederdruck	ist zu nachgiebig (1)
Darmausgangs-schmerzen	Folterschmerzen aus früheren Leben (1)
Depressionen	eine Menge von Seelen hängt an einem (3)
Diabetes	Huldigungsenergien auf sich bezogen, oder das Gegenteil, zu wenig Anerkennung erfahren; Menschen die ständig nach Aufmerksamkeit verlangen nach (1)
Epilepsie	andere zu Fall bringen (3)
Ekzeme	mit diesem betroffenen Körperteil wurde im letzten Leben gesündigt (3)
Füße	Folterungen vorherige Inkarnation (1)
Gallenblase	staut und lagert Ärger (1)
Gehirntumore	hochgradige Unbarmherzigkeit (1)
Geschlechterwechsel	Vermeidung von Erlebnissen in vorheriger Inkarnation (z.B. Soldatentum) (1)
Gicht	Raffkrankheit, Festhalten am Materiellen (3)
Grippale Infekte	unbarmherziges Handeln fließt aus (3)

Hämorrhoiden	in vorheriger oder jetziger Inkarnation Analkontakt (1)
Herzklappenfehler	mehreren Partnern die Liebe versprochen, aber keinem richtig gegeben (1)
Herzinfarkt	in irgendeiner Weise herzlos gehandelt – kaltherzig (1)
Herzkranzgefäßverengung	zeigt an wie weit- oder engherzig jemand ist (1)
Hüftschäden:	üble Nachrede (1)
Hyperaktivität	alte Krieger, gepaart mit Mangelerscheinungen (2)
Keuchhusten	in vorheriger Inkarnation mussten andere unter seinem Verhalten keuchen (2)
Kinderlähmung	in vorheriger Inkarnation unweise gehandelt (2)
Kinderlosigkeit	mit keiner Seele abgesprochen, mit Kindern noch etwas wiedergutzumachen (1)
Klimakterische Beschwerden	physische Ursache: zuviel Energie, da keine Energie mehr fürs Gebären benötigt wird (1)
Knie	anderen „Stecken zwischen die Beine geworfen", seinen Willen anderen aufgezwungen (1)
Knöchel	evtl. alte Geisha-Inkarnation (1)
Kopfschmerzen	unbarmherzig gehandelt, Druck auf

	Mitmenschen ausgeübt (1)
Krebs	Selbstaufgabe (1 und 3)
Leber	Sitz d. Lebensaufgabe u. Träger d. Kreativität, gekoppelt an Weisheit (1)
Leiste	alte Kampfinkarnation gespeichert (1)
Lunge	links: emotionale Gebundenheiten, rechts: Grausamkeiten gespeichert (1)
Lymphkrebs	Bestrahlung durch Handy-, Fernseh- und Radartürme (1)
Lymphstau	evtl. zu viele Milchprodukte und zuwenig Bewegung (1)
Magen	Sitz des Lebensauftrages; ich bin sauer; dient auch als Lügendetektor (1)
Mandeln	in vorh. Inkarnation üble Nachrede (1)
Masern	brennt feurige Charakterzüge aus (2)
Milz	Schwächung, wenn man ungöttlich handelt (1)
Mittelohrentzündung	im letzten Leben nicht auf die Innere Stimme gehört, zu viel auf Menschen und Befehle gehört (1)
Morbus Bechterew	in vorheriger Inkarnation z.B. Folterungen oder Scheiterhaufenverbrennung nicht verziehen, tiefsitzender Groll (3)
Morbus Parkinson	Zitterkrankheit - andere mussten vor einem zittern (2)
Mongolismus	in vorheriger Inkarnation hochgradige

	Lüge (3)
Multiple Sklerose	vorherige Inkarnation: Vertreibungssyndrom (3)
Mumps	Geduldsschulung (2)
Muskelschwund	andere innerlich getötet (3)
Nacken	Sitz der Geduld im Beruf (1)
Neurodermitis	Berührungsängste (3)
Niere	links: Sitz der Partnerschaften, rechts: Kollegialniere (1)
Ohren	normales Hören und Hellhören (1)
Pankreas	Weisheitszentrum (1)
Parkinson	siehe *Morbus Parkinson*
Pericarditis	massiv nicht auf die Innere Stimme gehört, so daß sich Wasser (Eigenwille) im Körper ansammelte (1)
Plötzlicher Kindstod	Abbau von großer Karmalast (2)
Psoriasis	Berührungsängste (3)
Polyarthritis	Klammerkrankheit (3)
Rheuma	durch Fleischkonsum, oft Menschen mit materieller Gier, Dominanzverhalten, ähnlich wie bei Arthrose, Arthritis, Gicht (3)
Rippenfellentzündung	von anderen geweinte Tränen um einen, auch geweinte Tiertränen (1)
Rücken	Sitz des Grolls (1)

Röteln	Geduldsschulung (2)
Schilddrüse	Sitz der Geduld (1)
Schmerzen	haben Signalwirkung, beim entsprechenden Organ nachschlagen (1, 2, u. 3)
Schwindel	dieselbe Ursache wie Depressionen: viele Seelen hängen an einem, die man noch um Verzeihung bitten muss (3)
Skoliose	krumme Haltungen (3)
Stottern	Autoritätsproblem (1)
Sexuelle Probleme	in vorheriger Inkarnation evtl. Vergewaltigungen (1)
Tinnitus	Innere Stimme zu lange überhört (1)
Träume	zeigen Karmastrukturen oder Lebensauftrag an (1)
Tuberkulose	Selbstaufgabekrankheit, wenn man Kadavergehorsam geübt hat (1)
Unterleib	zeigt Untreue an und Aufgabe in der Beziehung zueinander (1)
Wadenkrämpfe	Sportlersyndrom, alte Kampfkünste und Philosophien (1)
Wasser i. d. Beinen	sich nicht annehmen können (1)
Weichteilrheumatismus	subtile Verletzungen anderer (3)
Windpocken	Piraterie, Enteignungen (2)

Zerebral geschädigt	andere in ihrer Bewegung eingeschränkt (3)
Zähne	Jeder Zahn hat eine Verbindung zu einem Organ, und zeigt somit dortige Störungen an (1)

Heilung von der Seele her

Band 3: Über allem steht die Liebe

Ganzkörperkrankheiten

Behinderungen

psychische Krankheiten

Dieses Buch beinhaltet den Inhalt des dritten Wissenbereiches:

Zuerst werden die Ganzkörperkrankheiten besprochen: Warum haben Menschen Krankheiten, die den gesamten Körper in Mitleidenschaft ziehen? Fibromyalgie, Neurodermitis, ALS, Multple Sklerose und viele andere Krankheiten mehr kommen hier zur Sprache.

Im zweiten Abschnitt werden die Behinderungen besprochen: Warum kommt ein Mensch behindert zur Welt oder sucht sich im Laufe seines Lebens eine Behinderung aus? Welche Voraussetzungen liegen dort zugrunde? Was hat es mit dem Autismus auf sich?

Der dritte Abschnitt befast sich mit den geistigen Krankheiten: Warum gibt es Menschen, die Schreikrämpfe bekommen, wenn sie eine winzige Spinne sehen? (Phobien). Woher kommen Schizophrenien? Was steht hinter manisch-depressiven Menschen? Woher kommen Neurosen und Süchte?

Über all diese Fragen gibt Band 3 Auskunft.

Erscheint voraussichtlich Nov. 2009
Vorbestellungen können bereits bei der Buchauslieferung gemacht werden:
Ramona Meybohm, Tel./Fax: (0049) (0)421-8061923
E-Mail: ramona.meybohm@nord-com.net

Stichwortverzeichnis